MENTAL HEALTH

こころの健康シリーズ

最新版 自律神経失調症の治し方がわかる本

日本大学板橋病院心療内科科長
村上正人
横浜創英短期大学教授
則岡孝子

主婦と生活社

あなたも、こんな症状で悩んでいませんか——★はじめに

体のふらつきや微熱、めまい、肩こり、慢性的な疲れなどがあって、いつも体の調子がよくない、そのために毎日の生活がとてもつらい——。このような症状に悩んでいる人が、最近、女性を中心に非常に増えています。

これらは、いわゆる「自律神経失調症」と言われている心身の異常で、これを治すためには専門的な心と体の治療が必要です。

内科・婦人科・整形外科などの一般科を受診しても、明らかな異常は発見されないことが多く、「気のせいですよ」「ストレスのせいですから、ゆっくり休めば治りますよ」と説明されるだけで的確な治療がなされないケースがよくあります。また、自律神経失調症の背景にはさまざまな病態が関係しているため、診断がむずかしいこともあります。

そのような方のために、自律神経失調症とは何か、そして私たちの心療内科で行っている、心と体の両方の健康を取り戻すための治療法とはどんなものかを理解していただきたいという思いから、2003年、『最新版　自律神経失調症を治す本』を執筆いたしました。お蔭様で、ロングセラーにしていただきましたが、近年の医学・社会状況に則して加筆・改変を加え、このたび最新版として発行することになりました。

この本ではまず、自分で心身の不調やライフスタイルのゆがみに気づき、自分に合った

治療や生活の方法を見つけ出すために、「ストレス調査表」をはじめ各種のチェックリストを掲げています。その結果、中等度以上のストレス状態の人や、自律神経失調症と自己診断した人は、いちど心療内科で受診してみましょう。

また、気軽に心療内科での受診ができるように、心療内科ではどんな検査や治療が行われるか、についてくわしく説明しています。

対人関係をよりよくするための方法や、心と体の科学的なリラックス法など、ストレス社会に生きる人ならだれにでも役に立つ情報も紹介しています。なじみの薄い「心理療法」も、イラストを見ながら理解して、「心」の治療を始めてほしいものです。きっとあなたの「心」をいやす治療法が見つかるはずです。

「日常生活」については、ストレスと免疫力との関係など、新しい話題を数多く掲載しています。肩の力を抜いて、少しずつ目標に近づく努力をしてください。

「食事と栄養」については、長年いっしょにストレスの研究をしている則岡孝子さんにご助力をお願いしました。彼女の「食」に対する豊かな感性によって築き上げられた研究成果が、心身の健康を回復するためのよきアドバイスとなるでしょう。

1日も早く自律神経失調症を治し、以前とはひと味違った自分を発見して、幸福度の高い人生を築いていただくことを願っています。

村上正人

もくじ

●第1章 あなたは、どれだけ知っていますか？

第2章 上手な病院選びと診察の受け方

第3章 効果的に治療を受けるためのポイント

●第4章
ストレスに強くなる「心」のトレーニング法

●第5章 日常生活を改善して自律神経失調症を治す

第6章 自律神経失調症を治す食事と栄養

第7章　ストレスをなくして快適に過ごすために

本書は『最新版　自律神経失調症を治す本』（主婦と生活社・二〇〇三年発行）を全面的に見直し、最新情報を加えてリニューアルしたものです。

第1章

あなたは、どれだけ知っていますか?

●あなたは、どれだけ知っていますか？

自律神経失調症とは、心と体の不調和状態

体調が悪いのに原因がわからない！

「体がふらふらして、外出するのが怖い」「ときどきめまいがして、手足も冷える。その上に胃腸の調子もよくないし……」「体中悪いところだらけなのに、病院で診てもらっても異常はないと言われた」――こんな人が、最近非常に増えています。

このような症状が出てくると、内科や整形外科、耳鼻科、婦人科などの一般科を受診する人が多いようです。

しかし、検査を受けてもこれといった異常は見つからず、「気のせいですよ」と言われたり、「低血圧症」「更年期障害」「慢性胃炎」「メニエル症候群」などの病名がつけられて、対症療法（表面に出ている症状に合った治療をすること）が行われたりします。

しかし、どんなに熱心に病院に通ってもよくならないために、結果としてドクター・ショッピング（何回も医師を変えること）を繰り返すことになりがちです。

偏った生活習慣が自律神経失調症を招く

最初に挙げたような症状に対しては、〝自律神経失調症〟という診断名がよくつけられます。

自律神経失調症は、内臓や器官には異常はなくても、その人の生活習慣の偏りによって、体を働かせる自律神経の機能が調和を崩すために起こるものです。

そのために、臨床検査では異常が現れないこ

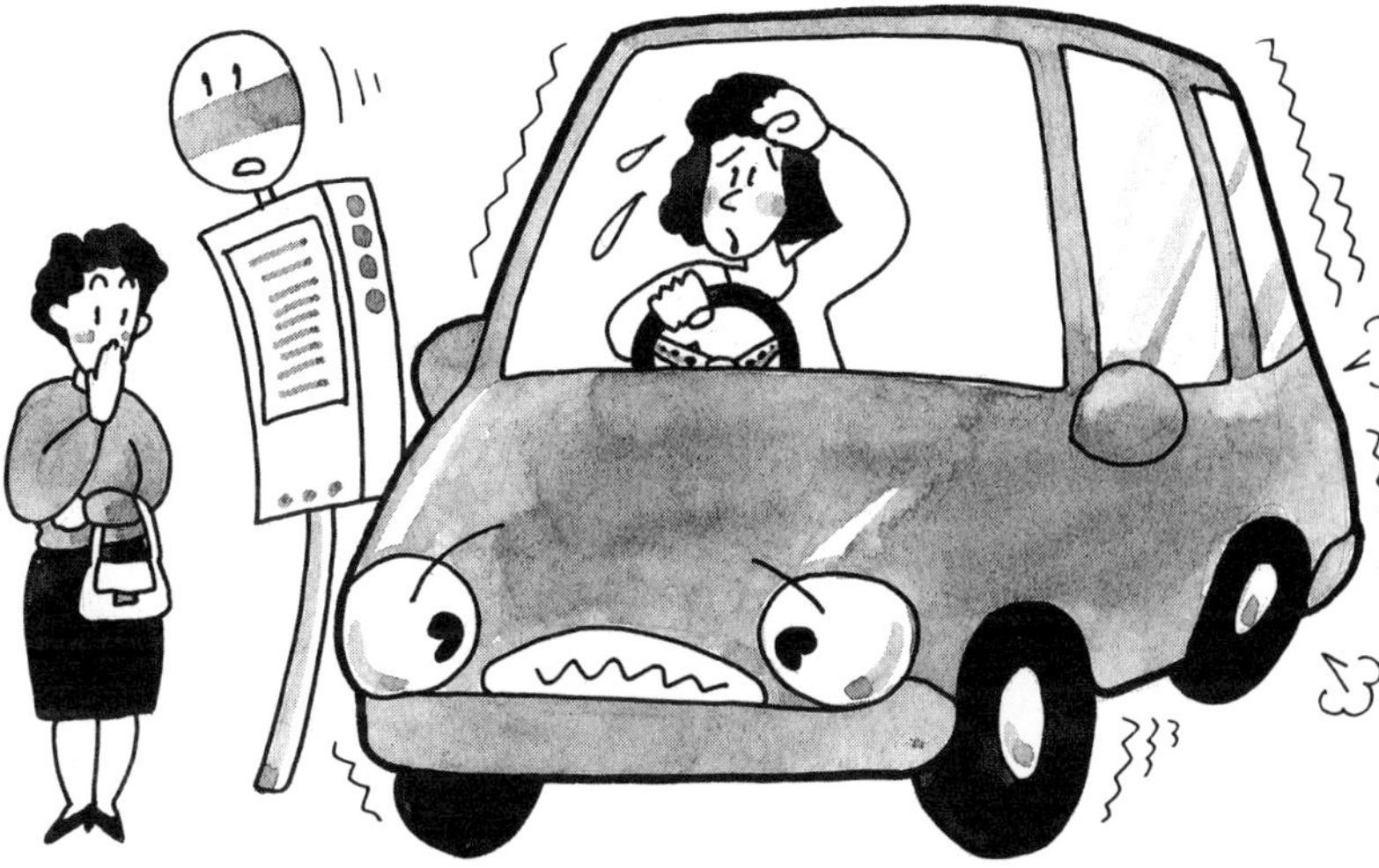

人間の体は自動車と同じ。運転(生活習慣)のクセによって、
車は快調にもなり、不調(自律神経失調症)にもなる

とが多いのです。

たとえば、新車のときにはどれも同じだった車が、乗る人の運転のクセによって、故障とまではいかなくてもギクシャクしたり、きしみだしたりするのと同じです。

その人の運転法が悪い、というわけではありません。

スピードを楽しむ走り方も、「景色を楽しみながらのんびり運転する」という走り方も、運転する人の個性です。

自律神経失調症にかかる人の生活習慣にも、さまざまなクセが見られますが、それはその人の感性から生まれてくるもので、決して「よい・悪い」の問題ではありません。

個性的な性格は、その人の能力を伸ばす反面、その人を傷つけることもあります。その傷ついた部分が、〝自律神経失調症〟という症状になって現れてくることがあるのです。

重く、長く続くストレスで自律神経失調症に

自動車は、運転する人のクセの影響を大きく受けることもあれば、そうでもないこともあります。同じように、自律神経失調症が起こる要因にも、その人の生活のしかたと感受性、その人が感じるストレスの強弱などが関係していることが多いのです。

ストレスも、軽いうちなら、比較的楽に処理することができます。

しかし、それが重く、長く続くと、精神的にも肉体的にも疲労困憊《こんぱい》した状態に陥り、ホメオスターシス（生体の恒常性維持機能）が崩れ、やがては体調のリズムの異常（つまり、自律神経失調症）として現れてくるのです。

女性に自律神経失調症が多いのは

自律神経失調症にかかりやすい世代には、ばらつきがあって、どの年代に多いかということは、はっきりとは区別できません。ただ、男女の別では、女性のほうが多くなっています。

女性の体は、月経、妊娠、出産、閉経など、男性にはない複雑な内部環境（ホルモンや自律神経）の変化にさらされています。

さらに、社会的役割が評価されにくいこともあって、職場・家庭生活、育児、介護などの中で、不安や葛藤、緊張、欲求不満の状態に陥りやすいのです。

自律神経失調症にかかる人が、男性よりも女性に多いのは、このような女性特有の体のリズムと、女性の置かれている心理的、社会的状況という2つの要因があるからです。

自律神経失調症は「心身症」の1つ

近代の西洋医学では、人間を「体」と「心」の2つに分けて、病気を「身体疾患」と「精神

心身症の種類

機能的疾患

一般的な検査をしても異常が見つかりにくい疾患

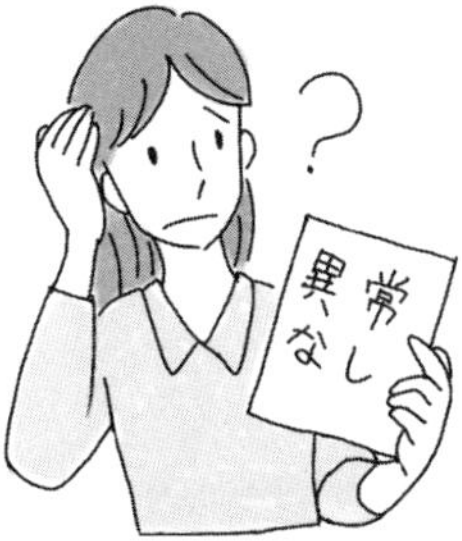

自律神経失調症、過敏性腸症候群、機能性胃腸症、緊張型頭痛、過換気症候群、PMS（月経前症候群）、更年期障害、起立性低血圧、子どものOD（起立性調節障害）、線維筋痛症、不整脈の一種

器質的疾患

臨床検査や画像検査で異常が認められる疾患

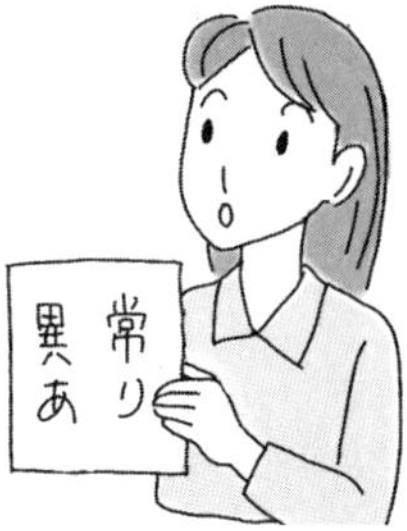

胃潰瘍、十二指腸潰瘍、潰瘍性大腸炎、気管支喘息、アトピー性皮膚炎、糖尿病、じんましん、本態性高血圧、円形脱毛症、関節リウマチなど

疾患」に分類しています。多くの病院では、病気はそのどちらかに分けられ、その範囲の中だけで診断と治療がなされているのが実情です。

しかし、最近の社会の複雑化や人間関係の希薄化、それに伴う人々の心の変化によって、ストレス関連疾患がますます増加し、「身体疾患」か「精神疾患」かという分け方では対応できない病気も多くなりました。

そこで、「心身症」という病気の概念が出てきたのです。心身症とは、発症や経過に心理社会的なストレスが密接に関与していて、器質的異常（臨床検査や画像検査で異常が認められる疾患）や機能的異常（一般的な検査をしても異常が見つかりにくい疾患）が認められる身体疾患を総称します。ただ、神経症やうつ病など病名のついた精神疾患に伴う症状は含まれません。

自律神経失調症は、心身症の中の機能的疾患に含まれます。

●あなたは、どれだけ知っていますか?

自律神経失調症が引き起こす体の〝異常〟

ストレスによって自律神経のリズムに変調をきたして起こる「自律神経失調症」になると、次のような症状が現れるのが一般的です。

体のあちこちに、いろいろな症状が出てくる

頭が痛いと思えば、胃の調子も悪い、夜眠れなくて、体もだるいなど、自律神経失調症の患者さんは、1人でいくつもの症状を抱えています。

これは、自律神経が全身にくまなく張り巡らされているために、ある部分が変調をきたすと、一見関連性のないほかの臓器にまで影響を及ぼすためです。

次ページのイラストのように、自律神経失調症状はあらゆるところに現れます。

ストレスによる倦怠感が現れることもある

「体がだるい」「気分がすっきりしない」「何もやる気がしない」などの症状が、少々の休養ぐらいでは解消できなくなり、現実の生活に支障をきたしていることがあります。

「対人交流がおっくう」「悲観的に考える」などの抑うつ症状が出ていることもあります。

体や心の変調に無自覚になっていることも

心や体にたまったストレスを知性で抑え込んでいるうちに、体の疲れや痛みの感覚をなくす「失体感症」や、ストレスをストレスと感じなくなる「失感情症」に陥って、体や心の変調に無自覚になっていることもあります。

各臓器に現れる自律神経失調症

いくつかの症状が一見関連のない臓器に現れることが多い

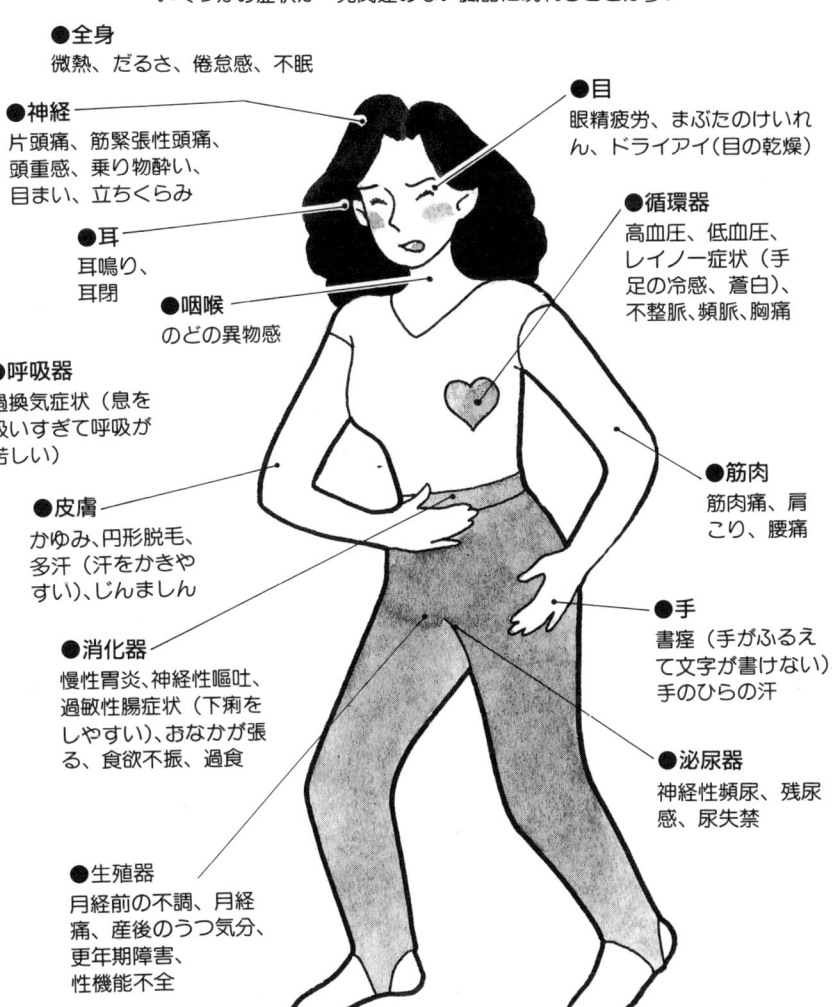

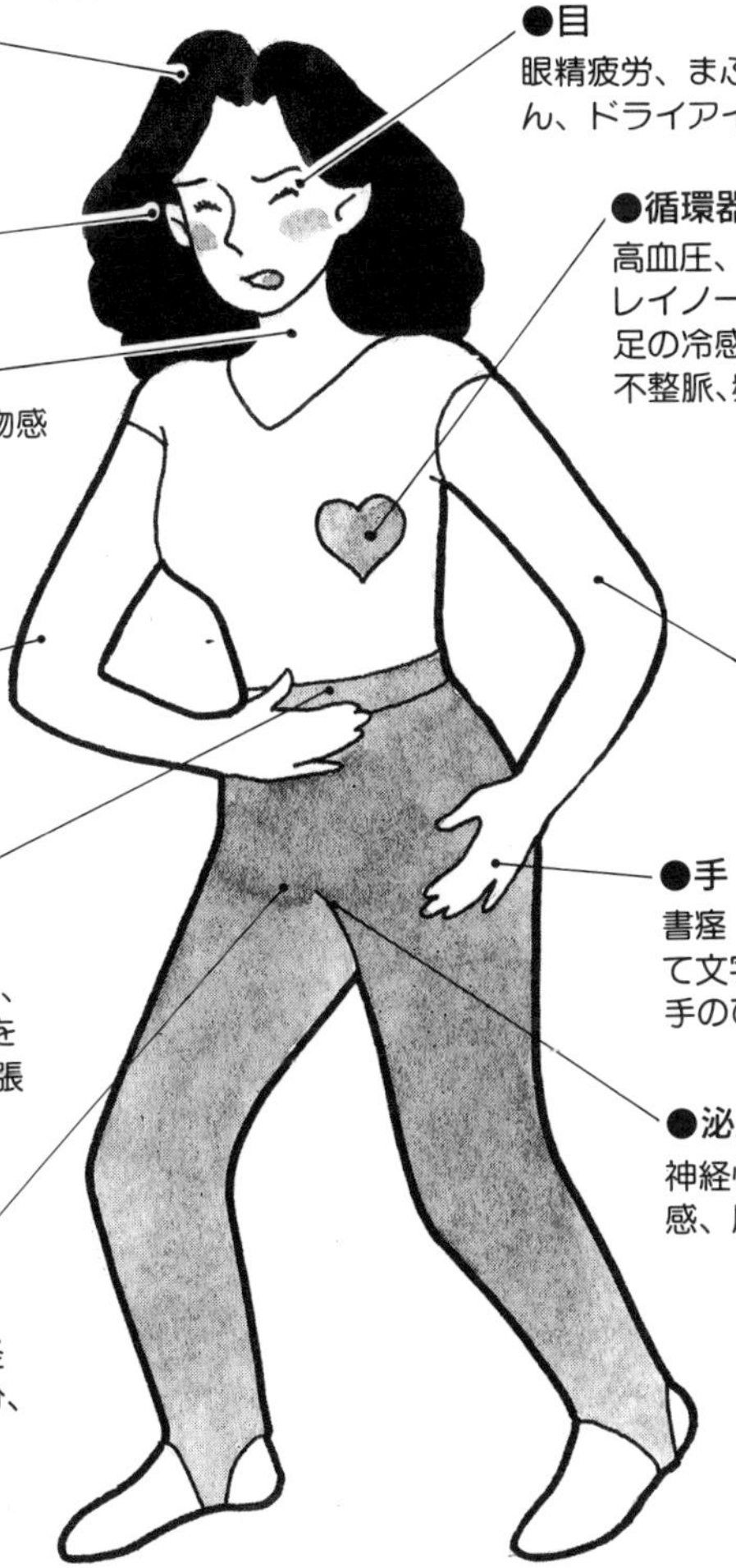

●あなたは、どれだけ知っていますか？

「自律神経」とは、どんな神経？

体の働きをコントロールする自律神経

私たちの体は、外部環境に適応するために、一定の体温や血圧を維持し、心臓を休みなく動かしながら生命活動を続けています。眠っていても、このような活動は続けられています。

こういう活動ができるのは、私たちの体に、ホメオスターシス（生体の恒常状態を維持する機能）という不思議な力が働いているからです。

このホメオスターシスを保つために、全身をコントロールしているのが、自律神経です。自律神経は、人間の意思とかかわりなく活動するために「植物神経」とも言われ、意思によって動かすことのできる「動物神経」と区別されています。

2つの神経が調和して体の働きが円滑になる

自律神経は、交感神経と副交感神経の2つに分けられます。交感神経は、「活動する神経」と言われ、仕事や運動をするときに心臓の動悸や血圧を高め、精神活動を活発にさせます。

副交感神経は、内臓や器官の働きをリラックスさせる神経で、「休む神経」と言われ、睡眠、休息などをとるときに働きます。

体をスムーズに働かせるために、2つの神経は、お互いにリズムをとり合っているのです。なお、副交感神経は消化器の活動や消化液の分泌もコントロールし、緊張によって交感神経が強く働くと副交感神経の働きが抑えられ、「食事ものどを通らない」ということになります。

交感神経・副交感神経の働き

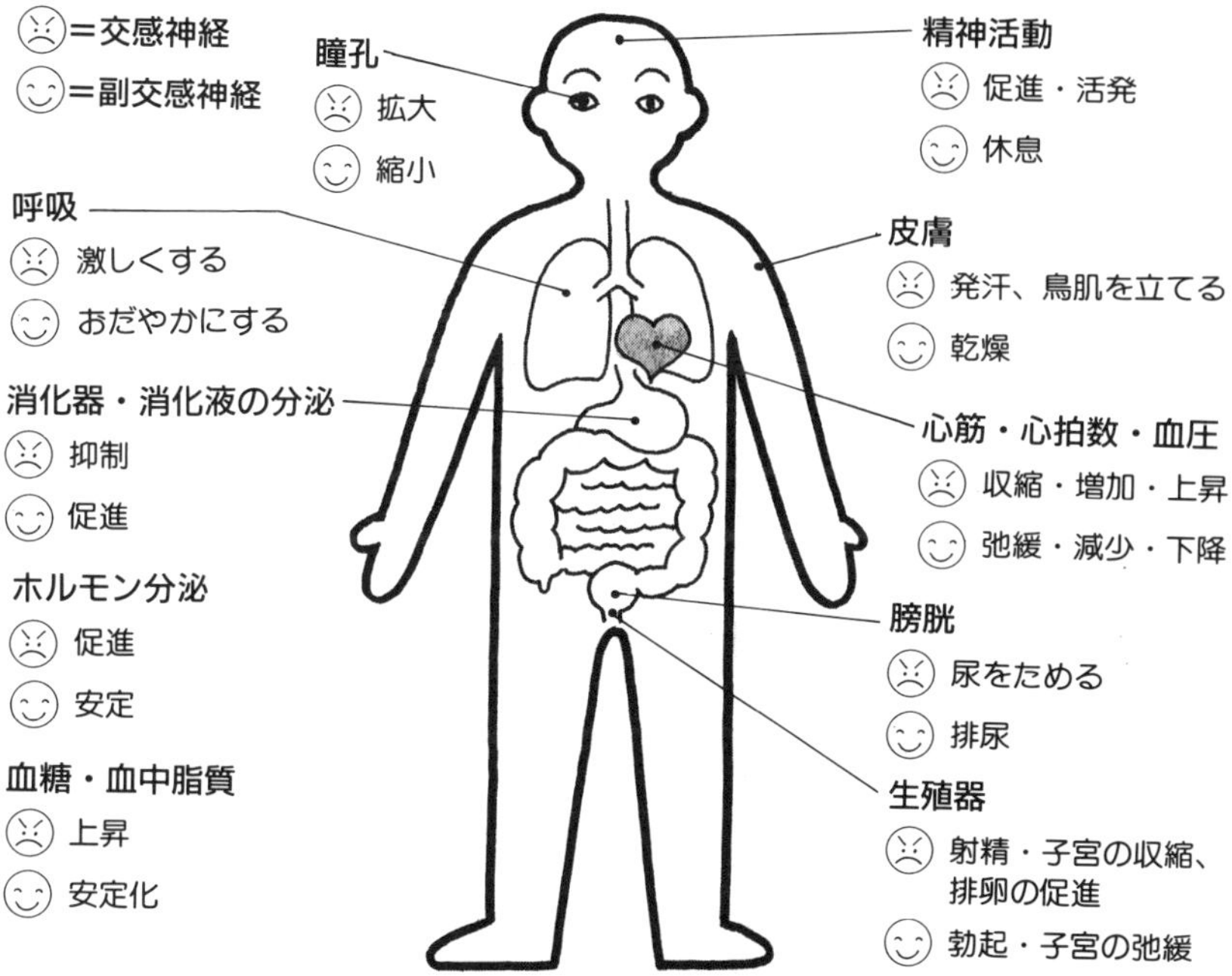

感情の変化と自律神経の働き

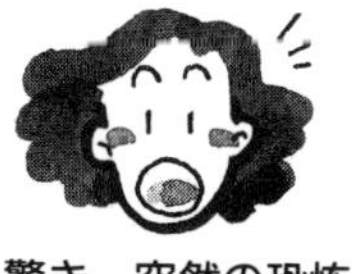 交感神経が極度に興奮する 驚き、突然の恐怖、激しい怒り	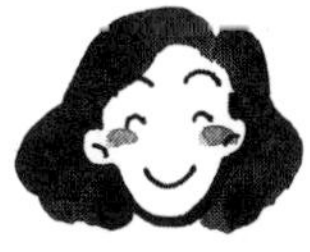 交感神経と副交感神経がバランスよく働く 平安、休息
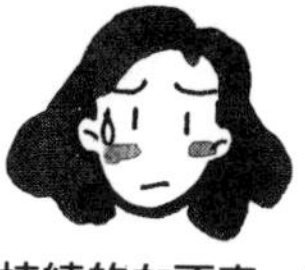 交感神経と副交感神経の両方がバラバラに興奮する 持続的な不安、緊張、怒り、興奮	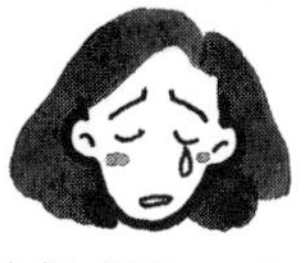 交感神経と副交感神経の両方の働きが抑制される 失望、抑うつ、悲哀、憂愁、疲弊状態

自律神経に作用する大脳の働き

脳は、内側から視床下部、大脳辺縁系、大脳皮質という構造になっています。自律神経の中枢は、視床下部にあります。

人間の高度な精神活動は、いちばん外側の大脳皮質が行っています。

その下の大脳辺縁系は、喜怒哀楽、食欲、性欲、睡眠欲、集団欲（同種の仲間と集団を作りたい欲求）など、動物に欠かせない本能的な欲求を生み出すところです。

大脳辺縁系で出された欲求は、視床下部から自律神経に伝わり、最終的には循環器や消化器、呼吸器などにたどり着きます。

欲求を抑えられると、自律神経のリズムが狂う

人間は、大脳皮質の働きによって、ものを考えたり、感動したり、記憶を蓄積して将来に起こることに備えたりすることができます。

これらの能力は、他の動物にはないものですが、同時に、自分の本能的な欲求まで抑えることにもなってしまいます。

そして、「食べたい」「眠りたい」「（異性と）愛し合いたい」などの本能的な欲求や、喜怒哀楽の感情を抑えているうちに、大脳皮質と大脳辺縁系、視床下部の間のコミュニケーションが乱されます。その結果、本来順調に働くはずだった自律神経のリズムが乱されることになるのです。

条件反射を作りやすい臓器はストレスによる影響を受けやすい

「条件反射」というと、ロシアのパブロフの犬の実験を思い出す人が多いでしょう。

食事の時間に、いつもベルの音を聞かされていた犬は、ベルの音を聞いただけでヨダレを垂らす、というものです。

脳の働きと自律神経

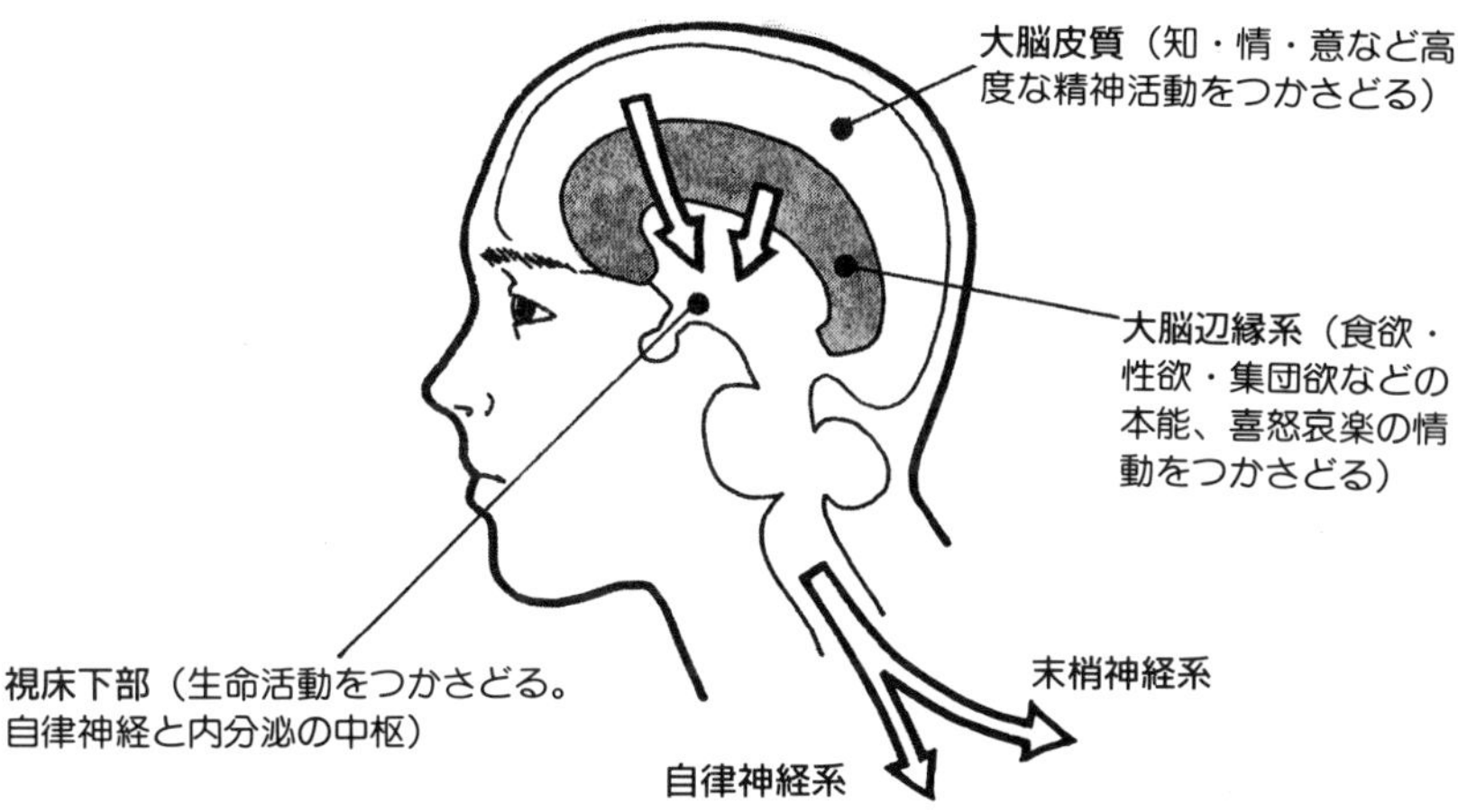

大脳辺縁系から出された欲求は、視床下部を通って自律神経に伝わるが、大脳皮質の働きによって欲求を抑えているうちに、自律神経の働きが乱れてくる

この反射は、大脳皮質で作られます。大脳皮質でも、食欲に反応する部位と、音に反応する部位とは、別々のところにあります。

しかし、同時に2つの部位に刺激を与えていると、それぞれが反応し合って音を聞いただけで食事の中枢を刺激するようになります。これを「条件反射」と言います。

飛行機事故のニュースを聞いた人が、飛行機に乗ることを考えるだけで動悸がしたり、心臓神経症を起こしたりするというケースもありますが、これらも条件反射の1つです。

特に、心臓の鼓動や血管の拡張・収縮、胃や大腸の運動、呼吸のリズムなどは条件反射の結果形成されやすい身体反応です。不安なときに心臓がドキドキしたり、呼吸が激しくなったり、ストレスによって胃がキリキリ痛んだり、便秘になったりするのは、大脳皮質が介した条件反射が働いているからです。

●あなたは、どれだけ知っていますか?

自律神経失調症の原因になる「ストレス」とは?

「ストレス」という言葉は、もともと機械工学で使われていたものです。

ボールに圧力をかけると、そのボールはゆがみます。ストレスとはそのように、外的な刺激によって、心や体がゆがんだ状態を言います。

怖いのは慢性的なストレス

では、ストレスが持続すると、人間の体の反応はどう変化するでしょうか。

ボールに圧力をかけると、跳ね返そうとするように、人間の体もストレスに対して抵抗を示しますが、このような時期に「眼精疲労」「肩こり」「筋肉痛」「手足の冷感」「めまい・立ちくらみ」などのストレス初期の症状が現れます。

さらに圧力がかかるとボールは凹みますが、中の空気圧によってかろうじて持ちこたえます。

さらに持続的に圧力が加えられると、ボールは凹んだままで弾力性をまったく失ってしまい、人間の体は「疲れやすい」「疲れがとれない」「腹痛・下痢・便秘」「不眠」「イライラしやすい」という、日常生活にも支障をきたす症状が出てきます。

特に「人とつき合うのがおっくう」「意欲や気力がわかない」などのうつ状態が表れてくると、深刻です。

ストレスの感じ方には個人差がある

ある人には悪いストレスであっても、別の人にはよいストレスになることもあります。

また、Aの人には50ぐらいにしか感じられないストレスが、Bの人には100にも200にも感じられることもあります。

人の顔と形がそれぞれ違うように、ストレスの感じ方や影響にも個人差があるのです。

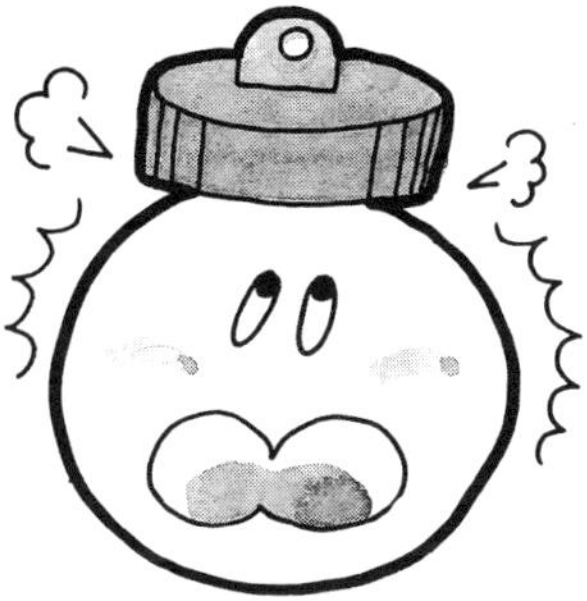

Ⅰ期　警告反応期（アラーム）

ストレスに対する防御反応として、カテコラミン（アドレナリンやノルアドレナリン）、副腎皮質ホルモンが分泌される時期

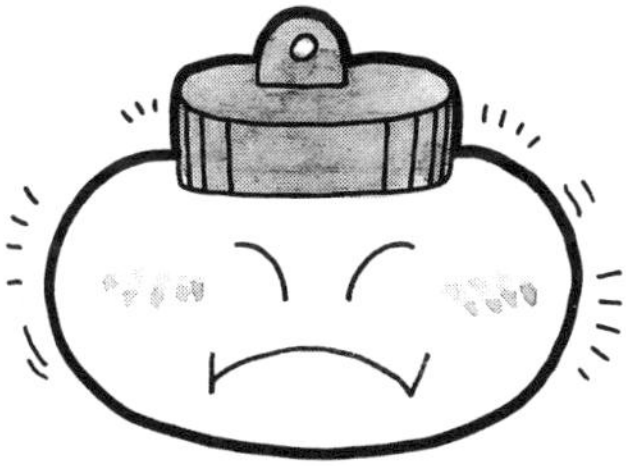

Ⅱ期　抵抗期（レジスタンス）

ストレスに対して、かろうじてバランスを保っている時期

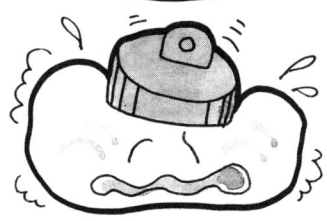

Ⅲ期　疲憊《ひはい》期（イグゾースト）

もはや適応状態を維持できなくなり、ボロボロになった状態

（ハンス・セリエの学説による）

●ストレス（ストレッサー）の種類

物理的ストレス	温熱、寒冷、高気圧、低気圧
環境的ストレス	公害、騒音、照明、空気汚染
社会的ストレス	仕事、残業、夜勤、責任度、多忙
肉体的ストレス	病気、けが、睡眠不足、不規則な生活
精神的ストレス	家族や身内の病気・死・不幸、失恋、失敗、挫折、仕事や責任に対する精神的負担、健康・将来に対する不安
人間関係のストレス	まずい人間関係、他人とのトラブル

●あなたは、どれだけ知っていますか？

自分のストレス度をチェックしてみよう

心と体の健康状態を測ろう

自分のストレス状態を把握して、ストレスに対処する方法を見つけ出すことは、自律神経失調症などの心身症を予防するためにたいへん重要なことです。

次のチェックリストで、あなたのストレス度をチェックしてみてください。

●あなたのストレス度と対応法は？

次ページのチェックリストのＱ１は、あなたの自覚しているストレス度です

Ｑ２の症状をチェックして、○の数がいくつあるかによって、あなたのストレス度を判定してみましょう

0〜5個	まず問題ありません （ストレスはほとんどない） この状態を維持するために、本書の５章〜７章の事項を実行して、人生をエンジョイしよう
6〜10個	軽いストレス症状です （軽度（初期）のストレス状態） 食事、休養、睡眠などに気をつければ、すぐに回復する。４章から７章を読んで、自分に合ったストレス対策を見つけよう
11〜20個	本格的なストレスに突入中 （中等度ストレス状態・一部病的状態） 慢性ストレスが半分以上あるときは、すぐに心療内科で相談を（→次項〜７章参照）
21個以上	日常生活に支障をきたすほどのストレス状態〔重度（慢性）ストレス状態〕 心身症の可能性も大きいので、すぐに心療内科で相談を（→次項〜７章参照）

ストレス度チェックリスト（日大の桂・村上らの開発による）

次のＱ１では３つのうちの１つに、Ｑ２ではあなたにあてはまるものに、○印をつけてください（Ｑ２は、いくつつけてもかまいません）

Ｑ１　あなたは現在

1	まったくストレスを感じていない
2	ときどきストレスを感じる
3	慢性的にストレスを感じている

Ｑ２

	症　　状
1	よくかぜをひくし、かぜが治りにくい
2	手、足が冷たいことが多い
3	手のひらや、わきの下に汗をかくことが多い
4	急に息苦しくなることがある
5	動悸がすることがある
6	胸が痛くなることがある
7	頭がスッキリしない（頭が重い）
8	眼がよく疲れる
9	鼻づまりがすることがある
10	めまいを感じることがある
11	立ちくらみしそうになる
12	耳鳴りがすることがある
13	口のなかが荒れたり、ただれたりすることがよくある
14	のどが痛くなることが多い
15	舌が白くなっていることがある
16	好きなものでも食べる気がしない
17	いつも食べ物が胃にもたれるような気がする
18	腹が張ったり、痛んだり下痢や便秘をすることがよくある
19	肩がこりやすい
20	背中や腰が痛くなることがよくある
21	なかなか疲れが取れない
22	このごろ体重が減った
23	なにかするとすぐに疲れる
24	気持ち良く起きられないことがよくある
25	仕事をやる気が起こらない
26	寝つきが悪い
27	夢を見ることが多い
28	夜中に目が覚めたあと、なかなか寝つけない
29	人とつき合うのがおっくうになってきた
30	ちょっとしたことでも腹がたったり、イライラしそうになることが多い

★ストレス初期に出やすい症状……２・７・８・10・11・17・19・20・24・27
★慢性的にストレスを感じる後期に出やすい症状……１・４・13・15・16・18・21・22・23・25・28・29・30

ストレス番付の1位は独身女性

私たちが25ページのチェックリストでストレス状態を調査したところ、Q2のストレス症状を最も多く感じているのは独身女性の5・8個、年齢別で最も多い層は、40代（男性5・4個、女性5・1個）でした。

●ストレス度チェックリストの結果による健康人のストレス状態

背景因子			例数	平均愁訴数
全体			293	4.6
年齢	男性	20～29歳	29	4.2
		30～39歳	47	4.4
		40～49歳	33	5.4
		50～59歳	18	3.8
	女性	20～29歳	43	5.0
		30～39歳	61	4.5
		40～49歳	30	5.1
		50～59歳	32	4.6
結婚状況	男性	未婚	29	4.4
		既婚	41	4.6
	女性	未婚	97	5.8
		既婚	125	4.4

（桂・村上ら）

若い世代は〝イライラする〟〝意欲がわかない〟などの情緒的な訴えが多く、中・高年層では〝肩こり〟〝腹部の不調〟などの身体症状が多くなる、という傾向が見られました。

若い世代は現実に適応するのが未熟なために、ストレスを自分から生み出し、中・高年層は、現実に過剰に適応するためにストレスを抱え込んでいるようです。

慢性ストレスに陥りやすい性格は？

慢性的にストレスを感じている人の性格には、〝非常に几帳面〟〝神経が細やか（一部の人は非常に神経質）〟〝無理をしがち〟〝自分を犠牲にする〟〝完全欲を持っている〟などの特性があります。一方、ストレスを感じることの少ない人には、〝他人の評価があまり気にならない〟〝あまり悩まない〟〝自由に感情表現をする〟などの特性が見られます。

ストレス耐性を高めることも必要です

ストレス耐性（ストレスに耐える力）の低い人ほど、慢性ストレスに悩まされている、という傾向があります。

ストレスに強くなるために、ストレス耐性度を高めることも大切です。自分のストレス耐性度もチェックしましょう。

ストレス耐性度チェックリスト(STCL)

（桂・村上・折津らによる開発）

下の各項目で、最もよくあてはまると思われる段階を選び、その数字に○をつけてください

	項　目	めったにない	ときどき	しばしば	いつも
1	冷静な判断をする	1	2	3	4
2	明朗である	1	2	3	4
3	表現するほうである	1	2	3	4
4	楽しい	1	2	3	4
5	人の顔色が気になる	4	3	2	1
6	前向きである	1	2	3	4
7	うらやましがる	4	3	2	1
8	動くことが好き	1	2	3	4
9	人をとがめる	4	3	2	1
10	人の長所をみる	1	2	3	4
11	融通がきく	1	2	3	4
12	手紙の返事をすぐ書く	1	2	3	4
13	のんきである	1	2	3	4
14	事実を確かめる	1	2	3	4
15	配慮をする	1	2	3	4
16	感謝できる	1	2	3	4
17	友人が多い	1	2	3	4
18	家庭内不和	4	3	2	1
19	仕事がきつい	4	3	2	1
20	趣味がある	1	2	3	4

	1	2	3	4	合計
○の数					
点　数					

20	40	50	80
ストレスに弱い		ストレスに強い	

●あなたは、どれだけ知っていますか？

自律神経失調症は自分で発見できる

身体症状と生活状態を自己チェックしてみよう

内科、婦人科、整形外科……といろいろ回り道をして、やっと心療内科にたどり着く患者さんは多いものです。「もっと早くわかっていたら、こんなに長いこととつらい思いをしなくてもよかったのに」という声も聞かれます。

いろいろな精密検査を受けて、体の異常を正確に判断することも大切ですが、自分でもある程度、自律神経失調症かどうかを判断することも必要です。

次ページに、自律神経失調症のチェック項目を挙げておきました。これは、日大板橋病院の心療内科で、患者さんに対して行っているテストを簡略化したものです。

自律神経失調症はこうして見つける

チェックリストで自分の「身体症状」と「生活状態」の両方をチェックしたら、次のことを点検してください。

① 「身体症状」と「生活状態」のどちらか、または両方に、３つ以上○がついている。

② 身体症状が、「頭と皮膚」「頭部と腹部」など、一見関連性のないところに出ている。

③ ②のような身体症状が、少し体を休めたり気分転換をはかったりしても、なかなかよくならない。または、徐々にそれが固定化、悪化していく。

これらにあてはまるときは、あなたの症状は「自律神経失調症」だと考えてよいでしょう。

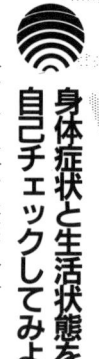

自律神経失調症の自己チェックリスト

下の「身体症状」と「生活状態」の各チェック項目の当てはまるものに、○をつけてください

身体症状	1	疲れのために体がグッタリしたり、なかなか疲れが取れない、ということがよくありますか
	2	胸が締めつけられたり、息苦しくなることがよくありますか
	3	心臓がドキドキしたり、速く打って気になることがよくありますか
	4	あまり寒くないのに手足がひどく冷たくなったり、しびれや痛みを感じることがありますか
	5	食べると胃がムカムカして胃にもたれたり、食欲がなくなったりすることがよくありますか
	6	便秘と下痢を繰り返したり、腹が鳴る、腹が張る、というような症状がよくありますか
	7	よく肩や首がこったり、そのために頭が痛かったり重かったりして、憂うつな気分になりますか
	8	緊張すると、手やわきの下に汗を多量にかいたり、体がカーッとなって汗をたくさんかくことがありますか
	9	耳鳴りがしたり、立ちくらみ、めまい、のぼせをよく経験しますか
	10	皮膚に発疹が出やすかったり、すぐに赤く、かゆくなることがありますか
生活状態	1	家庭・職場・学校など、日常の生活場面でいつも気にかかる未解決の問題をかかえていますか
	2	自分の明日の生活、将来の生活にあせりや不安があり、いつも精神的に不安定な状態にありますか
	3	仕事・家事・対人関係などで、いつも精一杯のことをやろうとして、疲労困憊してしまうことがありますか
	4	できるだけ他人からはよく思われたいと思って、他人の評価や視線をいつも気にして行動していますか
	5	他人の意見や、テレビ、雑誌の記事などで気持ちが動かされやすく、影響を受けやすいほうですか
	6	いつも顔を合わせる人に対して気を許すことができず、心の交流が少ないですか
	7	職場、学校、家庭など生活空間の中に、どうしても自分と相容れない感情的に対立する人がいますか
	8	幼少時より病気がちで、身体的に自信がないため、いつも消極的ですか
	9	気分のよいときは頑張りすぎたりはしゃぎすぎたりしがちでも、調子が悪いときはやる気がなくなってしまいますか
	10	毎日の生活にいきいきした感動がなくなり、どうして生きているのか自分でもわからないことがありますか

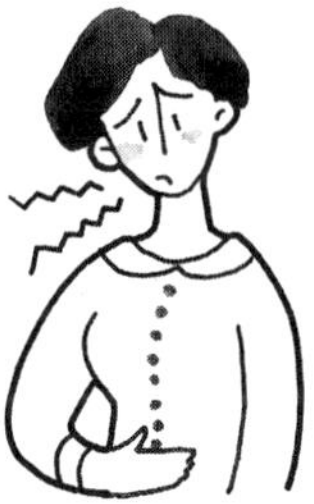

身体症状	
○の数	

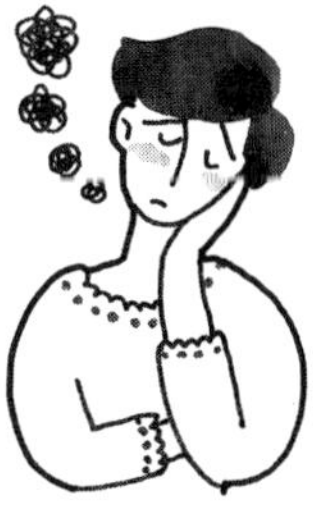

生活状態	
○の数	

●あなたは、どれだけ知っていますか?

現代社会はストレス症候群でいっぱい

変化の激しい現代社会そのものがストレスに

健康を損ねる最大の原因は、昔は外傷や感染症など、外的な要因によるものが中心でした。

ところが、高度成長期からバブル崩壊を経て世の中が合理化、スピード化されるにつれて、外的な要因よりも内的な要因が重要視されるようになり、〝心理的ストレス〟が大きくかかわっているとして注目されるようになりました。

実際、大学病院の内科を受診する患者さんの40パーセント前後は、ストレスがからんでいる体の病気(心身症)とみられています。

交感神経を使いすぎる生活がストレス性の病気を引き起こす

複雑でテンポの早い現代社会は、朝早く起きて、夜になったら休むという、本来のライフサイクルに合わせて生活することが難しくなってきています。

また、不況に伴うリストラや倒産、不本意な配置転換、対人関係のトラブル、育児や介護の問題など、さまざまなストレスにさらされ、交感神経が絶えず緊張していなければならないような状況下に置かれています。

このように、副交感神経の出番が少なく、交感神経優位の生活が続くと、体のあちこちに自律神経症状(17ページ参照)が現れてきます。

ストレス性の病気は医師にも判別しにくい

不眠や食欲不振、動悸などの身体症状があって内科を受診し、検査の結果、器質的な異常が

自律神経失調症は氷山の一角

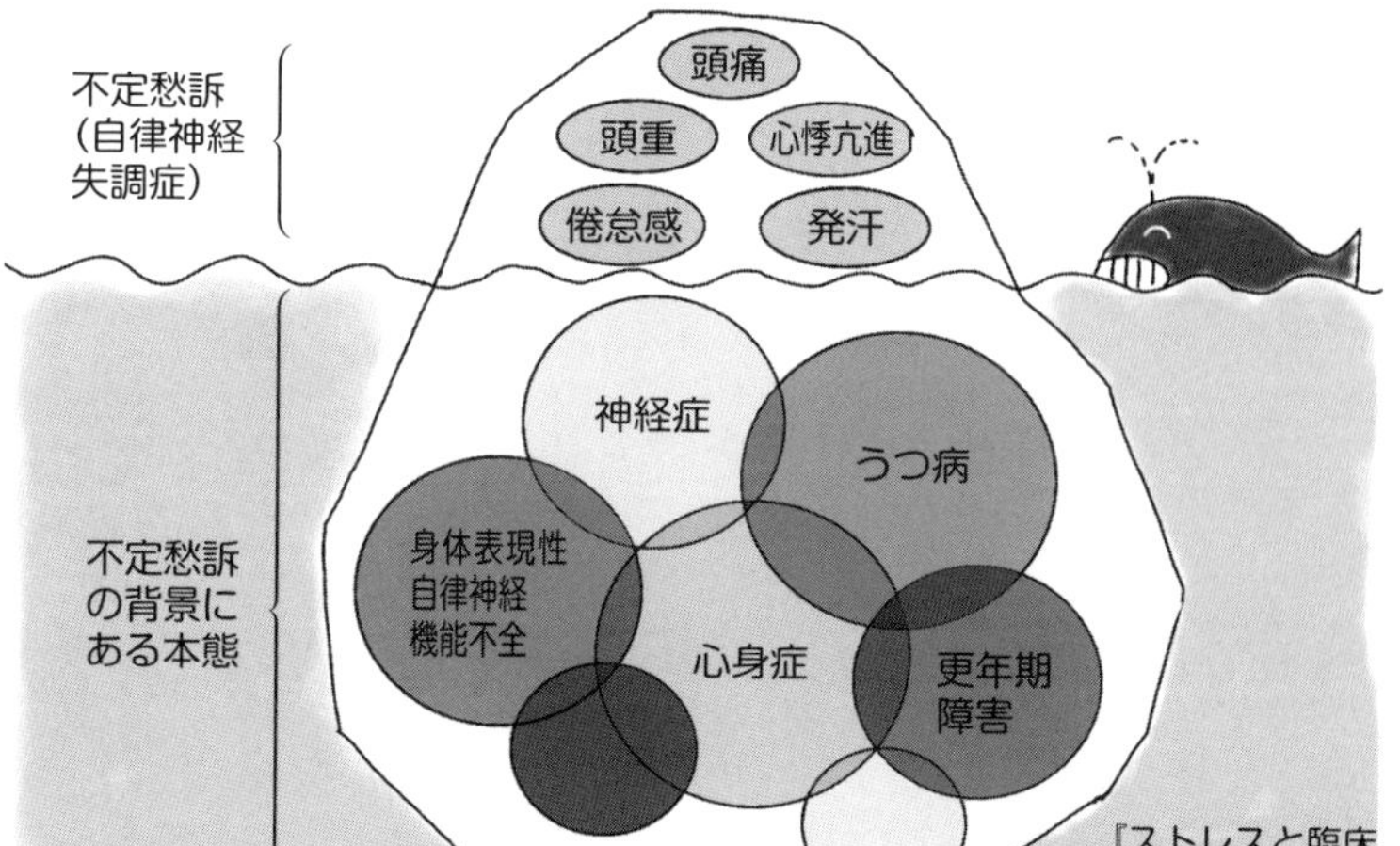

『ストレスと臨床 1：8-11, 1999』より一部改変

認められない場合は、「自律神経失調症」と診断されることが多いようです。しかし、なかにはうつ病や神経症（ノイローゼ）など、心の病気が背後に隠れているケースもあります。

その場合は、心の病気を優先して治療を行わないと、身体症状はいつまでも消えません。

内科の医師は、自律神経失調症と診断した患者さんに、抗不安薬や睡眠薬をよく処方しますが、うつ病が背後にある場合は、そうした薬はあまり効果がありません。抗うつ薬をきちんと服用することで、不快な身体症状が改善され、精神症状も落ち着いてくることが多いのです。

このように、ストレス性の病気は、症状が同じでも治療法が異なるものがありますから、専門的な診断を受け、適切な治療を受ける必要があります。

次ページ以降で、自律神経失調症と似た症状が現れる心の病をいくつかあげてみましょう。

●あなたは、どれだけ知っていますか？

精神症状、身体症状ともに強く現れる「うつ病」

気分の落ち込みが長く続く場合は、うつ病が疑われる

仕事や人間関係などのストレスで、気分が落ち込むことはだれにでもありますが、しばらくすると立ち直るものです。ところが、いつまでたっても落ち込んだままで、何事にも無気力・無関心になってしまうことがあります。このように、心身のエネルギーが極度に低下した状態が「うつ病」です。

仕事や家事はもちろん、人に会うのもおっくうになり、それまで好きだったことにさえも興味が失せてしまいます。

そして、「私はダメな人間だ。生きる資格がない」などと自分を責め、「これから先どうなるだろう」という強い焦燥感や不安感を抱くようになります。希望が見いだせないため、衝動的に自殺に走るケースも少なくありません。

身体症状が強く現れる「仮面うつ病」

うつ病は、気分の落ち込みや不安、焦りといった精神症状（抑うつ気分）が中心ですが、さまざまな身体症状を伴うことが多いものです。頭痛、動悸、極度の疲労感、不眠などの症状が前面に現れ、精神症状が軽度の場合は、内科などでは「仮面うつ病」と診断されることがあります。うつ病が身体症状という仮面をかぶっているという意味でつけられたものですが、実体はうつ病にほかなりません。

これらの症状は、朝方が強く、夕方にかけて楽になっていく「日内変動」が特徴的です。

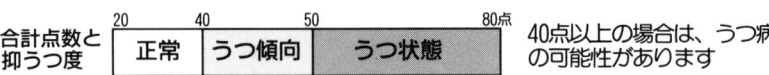

あなたの抑うつ度をチェックしてみよう

下の各項目の中で、最もよくあてはまると思われる段階を選び、その数字の合計を出してください（ツングのSDSより）

	チェック項目	ないかたまに	ときどき	かなりの間	ほとんどいつも
1	気が沈んで憂うつだ	1	2	3	4
2	朝がたはいちばん気分がよい	4	3	2	1
3	よく泣いたり、泣きたくなる	1	2	3	4
4	夜よく眠れない	1	2	3	4
5	食欲はふつうである	4	3	2	1
6	まだ性欲がある。異性に対する関心がある	4	3	2	1
7	やせてきたことに気がつく	1	2	3	4
8	便秘をしている	1	2	3	4
9	ふだんよりも動悸がする	1	2	3	4
10	何となく疲れる	1	2	3	4
11	気持ちはいつもさっぱりしている	4	3	2	1
12	いつもと変わりなく仕事をすることができる	4	3	2	1
13	落ち着かず、じっとしていられない	1	2	3	4
14	将来に希望がある	4	3	2	1
15	いつもよりイライラする	1	2	3	4
16	たやすく決断できる	4	3	2	1
17	役に立つ、働ける人間だと思う	4	3	2	1
18	生活はかなり充実している	4	3	2	1
19	自分が死んだほうがほかの者は楽に暮らせると思う	1	2	3	4
20	日ごろしていることに満足している	4	3	2	1

合計点数と抑うつ度

20〜40	40〜50	50〜80点
正常	うつ傾向	うつ状態

40点以上の場合は、うつ病の可能性があります

●あなたは、どれだけ知っていますか？

心の持ち方が影響する「神経症性障害」

うつ病ほど重くはないが強い不安や恐怖にとらわれる

「神経症性障害」は、日常的なささいなことに対しても強い不安や緊張を覚えるのが特徴で、「不安性障害」「強迫性障害」「適応障害」などもこれに含まれます。

疲労感、不眠、食欲不振、体重減少などの身体症状や、憂うつ感、自責の念などの精神症状を伴いますが、いずれもうつ病ほど重くはありません。症状が朝から夕方にかけて楽になっていくといった日内変動も少ないようです。

また、不安症状とうつ状態を併せもつ症例は多く、「混合型不安抑うつ障害」と診断されることもあります。実は、自律神経失調症の患者さんの約30パーセントはこの範疇に入ります。

感情をうまくコントロールできない人に多くみられる

従来、神経症は大きく2つのタイプに分けられてきました。概念的には少し古いのですが、臨床的には今も十分通用します。

①**性格神経症**……性格のゆがみ、考え方のクセなどが原因で、強い不安や恐怖にかられ、現実生活に適応できなくなるもの。これには、体はどこにも異常がないのに重い病気にかかっていると思い込む「心気神経症」、高所・閉所・尖端・赤面などの「恐怖症」、手を何度も洗わずにいられないような「強迫神経症」などがある。

②**器官神経症**……神経質な性格や、不安・恐怖などの心理的要因で、心臓や胃、腸などの

特定の器官に症状が現れるもの。

どちらの場合も、性格や生活習慣、自分の感情をうまくコントロールできないことが発症の根底にあり、感情の激しい揺れがさまざまな症状を引き起こします。

治療は、抗不安薬やセロトニン作動薬などを服用しながら、心理療法も行って、現実への適応力を高めていきます。

心気神経症の特徴

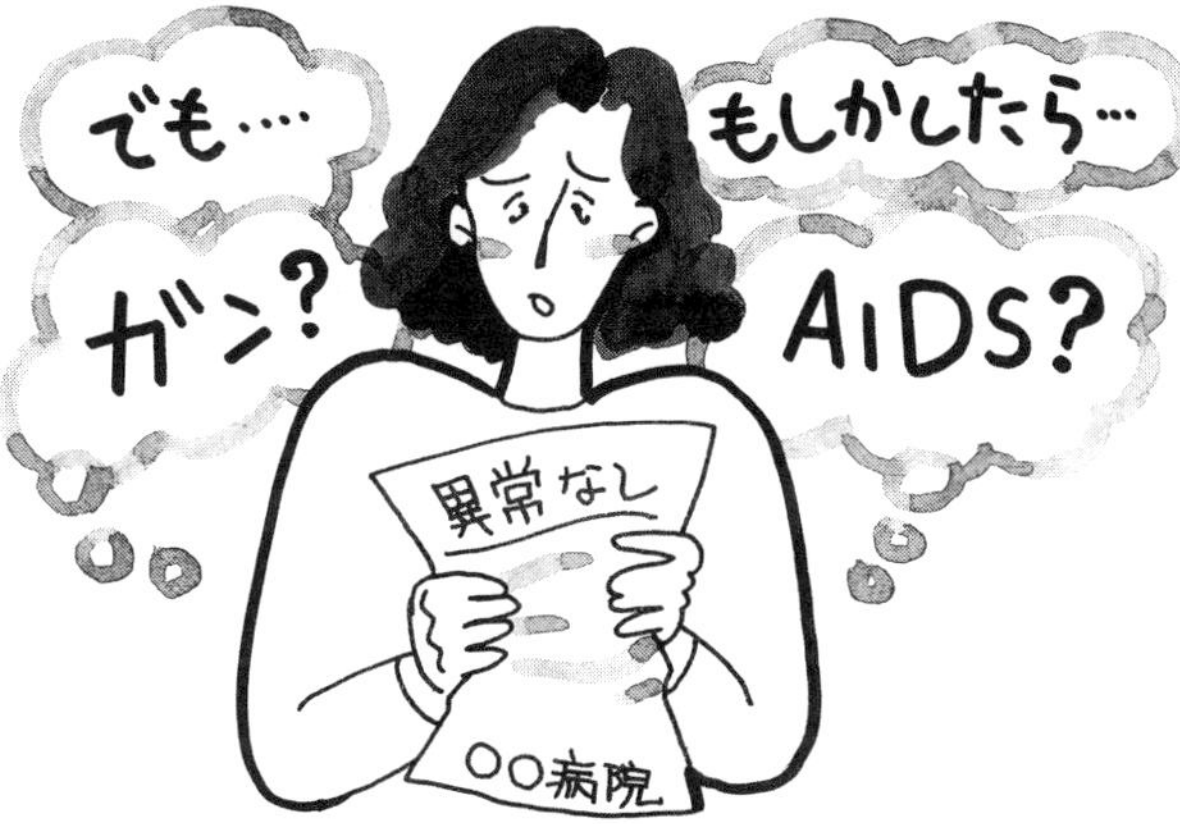
でも….
もしかしたら…
ガン？
AIDS?
異常なし
〇〇病院

検査の結果、医師から「異常なし」といわれても、その診断にさえ疑いをもち、「重い病気にかかっているのでは」と思い悩む傾向がある

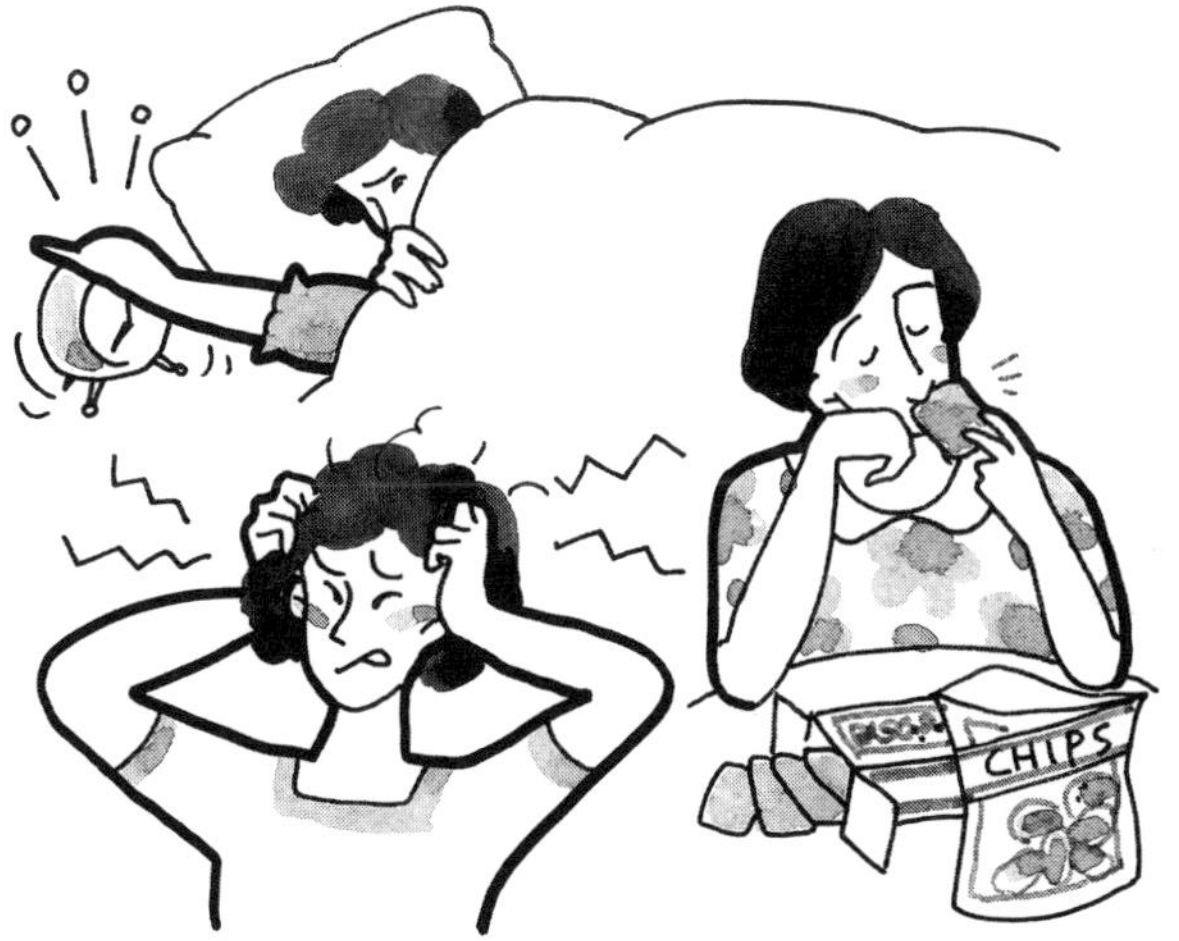
CHIPS

生活習慣、性格・感情のコントロールがよくないことが原因

突然、激しい発作が起きる「パニック障害」

強い不安や恐怖で外出さえ困難になる

「パニック障害」は、満員電車や混雑したデパート、映画館、地下鉄など、逃げ場のない場所に身を置いたとき、突然、動悸や息苦しさ、窒息感など強い発作に見舞われるもので、不安障害に含まれます。「このまま死ぬのではないか」「気が変になるのではないか」という恐怖心にかられ、救急車で病院に運ばれるケースも少なくありません。ときには、就寝中や仕事中に発作が起きることもあります。

病院で心電図や血液検査、CTスキャンなどの検査を受けてもどこにも異常は発見されないため、「治療は必要ありません」と言われることが多いようです。

本人は、発作に対する不安が強く、乗り物や混雑場所に近寄れなくなり、なかには家から一歩も出られない状態になる人もいます。

これをアゴラフォビア（空間恐怖）といい、アメリカでは、外出困難になることから「ハウス・バウンド・ワイフ（家に縛られた妻）」とも呼ばれています。

心身ともにタフで活動的な人に多い

パニック障害は、ストレスに強く、心の病などとは無縁と思われるような人がかかりやすいといわれています。

しかし、パニック障害の患者さんに共通するのは、物事を完璧にやり遂げなければ気がすまない、やり始めたらとことんやってしまう、空

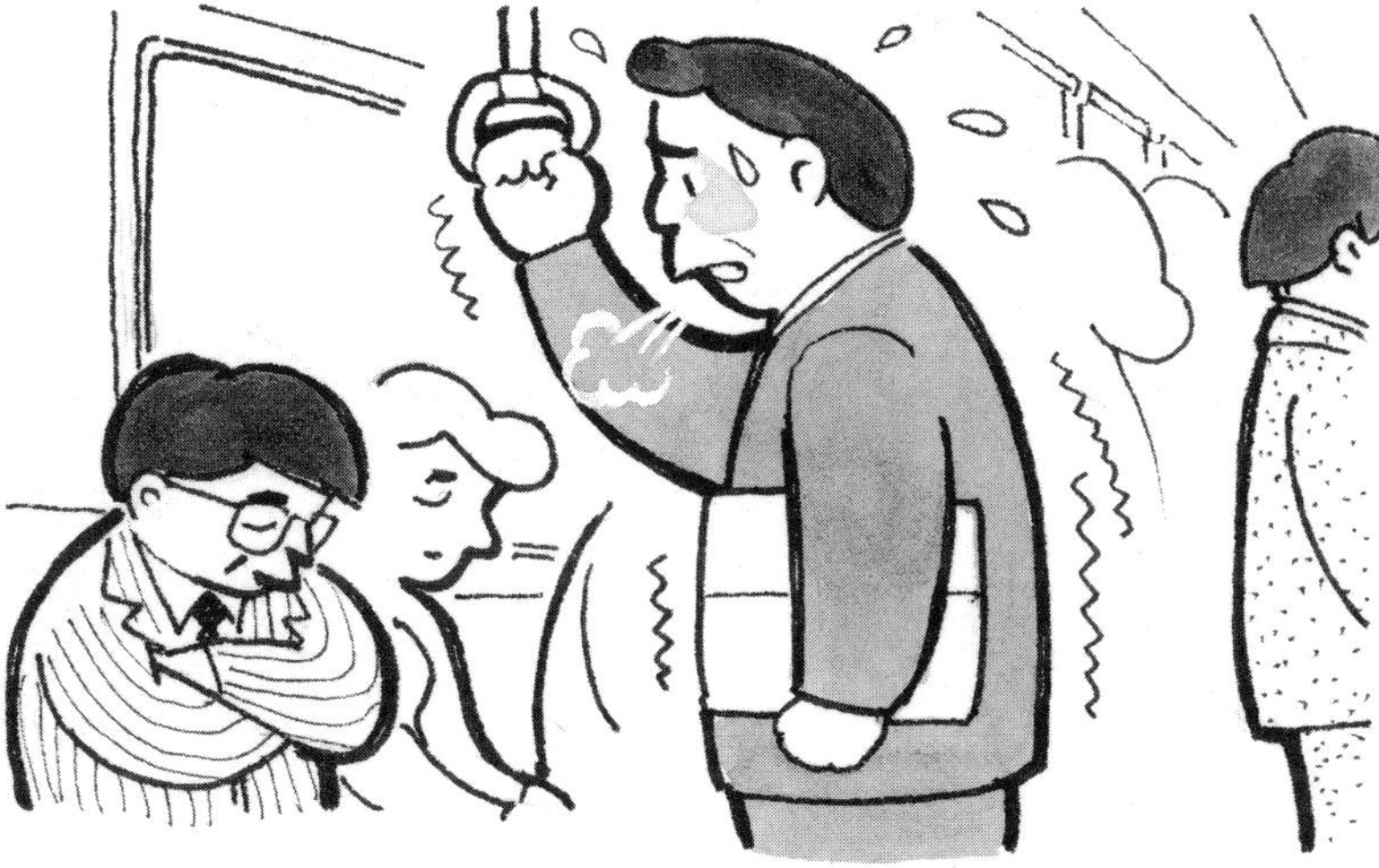

満員電車に乗ると激しい動悸や息苦しさを覚え、その恐怖心から通勤できなくなるサラリーマンやＯＬが少なくない

腹や眠気、疲れを無視してしまうといった、強迫的ともいえる行動パターンです。交感神経の緊張状態が続くため、ノルアドレナリンやセロトニンなどの脳内の神経伝達物質に異変が起こり、パニック発作を引き起こしてしまうのです。

適切な治療を受けないといつまでも発作を繰り返すことに

パニック障害は、放置すると数年から20年も症状が続くことがありますから、早めに治療を受けることが大切です。幸いなことに、発作を起こすメカニズムが解明され、セロトニン作動薬などの効果的な薬も開発されています。

また、薬剤だけの治療ではなく、不安を徐々に解消させていく行動療法や、緊張を取り除いてリラックスさせる自律訓練法なども取り入れる必要があります。さらに、ストレスへの対策や心理的な問題を解決するために、カウンセリングが必要になる場合もあります。

●あなたは、どれだけ知っていますか?

20～40代の働き盛りに多い「慢性疲労症候群」

原因不明の疲労感が6か月以上続く

「慢性疲労症候群」は、日本ではあまりなじみのない病気ですが、20～40代の人がかかりやすく、約18万人の患者さんがいると推測されています。

厚生省(現・厚生労働省)が提示した診断基準によると、「日常生活に支障をきたすほどの強い疲労感が6か月以上持続し、再発を繰り返すこと」を主症状として、頭痛、リンパ節の腫れ、関節痛、微熱、咽頭炎、睡眠障害その他の副症状があることとされています。

これは、かぜや下痢などの症状が現れたのちに疲労感が激しくなっていくことが多いため、ウイルス感染が原因という説が有力視されています。EBウイルス、パルボウイルス、ヘルペスウイルスなどが疑われていますが、どのウイルスによるものかは、現段階では明らかにされていません。

症状がひどくなると、朝起きようとしても鉛のように体が重い、箸をもつのもつらい、体重も減るなど、周りの人にもその変化がはっきりわかるようになります。

ストレスがたまり過ぎて抵抗力が落ちているときが危ない

不規則な生活、睡眠不足、過労などで体が疲れているときや、悩みや心配事などによる心理的な疲労があるときは、慢性疲労症候群を招きやすくなります。その意味では、ストレス病の典型であり、現代病ともいえます。

慢性疲労症候群の診断基準

A 大クライテリア（主症状の基準）

1 日常生活が著しく損なわれるような強い疲労が少なくとも6か月以上持続するか、6か月のうち50％以上の期間、再発を繰り返していること。この疲労とは、月に数日は社会生活や労働ができず、自宅で休息が必要なほど強いものであること。

2 病歴、身体所見、検査所見により、身体的病気、精神的病気が除外されていること。ただし、心身症、神経症、うつ病については、慢性疲労症候群と同時か、慢性疲労症候群の発症後に現れた場合は、除外しない。とくにうつ病は、精神性病であることが明らかになるまでは、慢性疲労症候群として扱う。

B 小クライテリア（副症状の基準）

1 症状クライテリア

次の症状が6か月以上にわたり持続または繰り返し生じている。

① 微熱ないし悪寒（熱は腋下計で37.2〜38.3度）
② のどの痛み
③ 頚部あるいは腋窩のリンパ節の腫れ
④ 原因不明の筋力低下
⑤ 筋肉痛ないし筋肉の不快感
⑥ 軽く動いたあとに24時間以上続く全身倦怠感
⑦ 頭　痛
⑧ 腫れや発赤を伴わない移動性関節痛（同じ関節が痛むのではなく、時間によって場所が変わる）
⑨ 精神神経症状（いずれか1つ以上）
・まぶしい・一過性暗点（一時的に見えない部分が生じる）・物忘れ・興奮・昏迷・思考力低下・集中力低下・うつ状態
⑩ 睡眠障害（過眠・不眠）
⑪ 主な症状が数時間から数日の間に出現する

2 身体所見クライテリア

次の身体症状を少なくても1か月以上の間隔をおいて2回以上医師が確認している

①微熱 ②非侵出性咽頭炎 ③リンパ節の腫大（頚部・腋窩リンパ節）

診断：次のいずれかを満たす場合は慢性疲労症候群と診断する
① Aの2項目＋B1の8項目
② Aの2項目＋B1の6項目＋B2の2項目
Aを満たすがBが当てはまらない場合は「疑いあり」とする

●あなたは、どれだけ知っていますか?

自律神経症状を引き起こす女性特有の病気

ストレスの影響が大きい更年期障害

更年期は、一般的に閉経をはさんで前後約5年間ずつの計10年間、年齢的には45~55歳ごろまでをさします。

この時期は女性ホルモンのバランスが急激に変化するため、身体的・精神的な不調、いわゆる更年期障害が起こりやすくなります。

しかし、婦人科心身症の専門医によると、女性ホルモン分泌の変化によって症状が起きるケースは半数にも満たず、ほかは、心理・社会的なストレスが原因になっているといいます。

更年期に多いストレスとしては、次のようなものがあげられます。

●子どもが独立して母親としての役割をなくしたという喪失感や孤独感。
●職場での不安定な立場。
●夫の定年退職。
●老いの自覚や、親の病気、介護、死などに対する危機感。
●老後の経済的なことや健康に対する不安。

子育てに対する不安が心を乱すマタニティーブルー

妊娠、出産は、女性にとって最大のライフイベントです。喜ばしい出来事に違いないのですが、肉体的な外観の変化や、行動の制限などがあいまって、微妙な心理的変化が起こることがあります。さらに、出産後はホルモン分泌の変化によって、ストレスに弱くなる傾向がありますす。調査によると、初産の妊婦の約38パーセントが、マタニティブルーといわれる自律神経症状を体験しています。

マタニティブルーを招きやすいのは、几帳面で責任感が強い性格が特徴ですが、裏返すと融通性や柔軟性に欠けるタイプともいえます。

軽いマタニティブルーは自然に治りますが、なかには「産褥《さんじょく》期うつ病」に陥る人もいます。

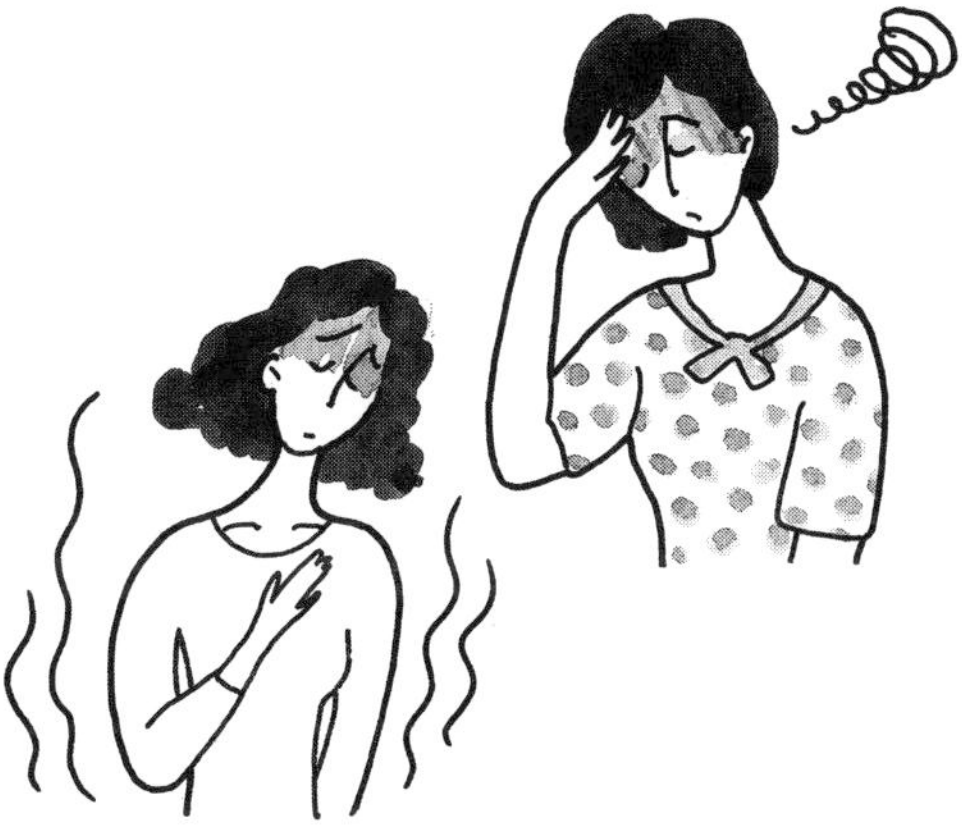

出産後や更年期はホルモンの分泌が急激に変化するため、ストレスに弱くなる。そこへ不安や心労などが重なると、さまざまな自律神経症状が起きやすくなる

これは、抗うつ薬などを用いる専門的な治療を受けないと、育児や家事に対する意欲・気力をまったく失ってしまうこともありますから、周囲の人も注意が必要です。

性ホルモンが関係する月経前症候群（PMS）

月経が近づくと、不眠、不安、頭痛、筋肉痛、吐き気などの症状が現れ、月経開始とともに軽くなっていくものを「月経前症候群（PMS）」といいます。

環境の変化などによるストレスに性ホルモンが影響されて起きると考えられています。精神的な不安定さや現実社会への不適応など、心理的要因もかかわっていることもあり、ときには万引きや虐待といった衝動的・強迫的な行為におよぶことがあります。

このような症状も、漢方薬やセロトニン作動薬などの抗うつ薬で改善することが可能です。

●あなたは、どれだけ知っていますか？

思春期だけでなく成人にも増えている「摂食障害」

過食症には、根深い問題がからんでいることが多い

過食症には、おいしそうな食べ物に脳の摂食中枢が刺激されて起きる「外因性過食」と、心理的なストレスに刺激される「情緒的過食」があります。

前者は、適切な食事制限や気分転換を行うことである程度解消できますが、後者は、状況に適応できにくい、消極的、神経過敏など、特有の心理が働いているので、そうした過食要因を取り除くための専門的な治療が必要になってきます。

次の項目にあてはまる場合は、一度専門医に相談してみましょう。

- むちゃ食いを繰り返す。
- 体重増加を防ぐために、自己誘発性嘔吐、下剤の乱用、極度の食事制限または絶食、ときには激しい運動を行う。
- 3か月の間、少なくても1週間に平均2回、むちゃ食いをする。
- 体型や体重を過剰に意識し、自己を極端に低く評価する。

（アメリカ精神医学会ＤＳＭ－Ⅳ「神経性大食症診断基準」より）

体型や体重への過度のこだわりが招く拒食症

一方の拒食症は、体重や体型に対して歪んだ認知をもっていることが主な原因とみられています。ファッションモデルのようにやせているのが美しい、という思い込みがあり、過激なダ

イエットを続けているうちに、少しの食事で満足するようになる、食べられなくなる、無理して食べると苦しくなって吐く、という悪循環に陥ります。

やせが進行して重症化すると、強迫性障害、人格障害などをきたすことがあります。最悪の場合は、低血糖や脱水症状、意識消失状態などに陥って死に至ることもあり、その頻度は5パーセントともいわれていますから、事態は深刻です。

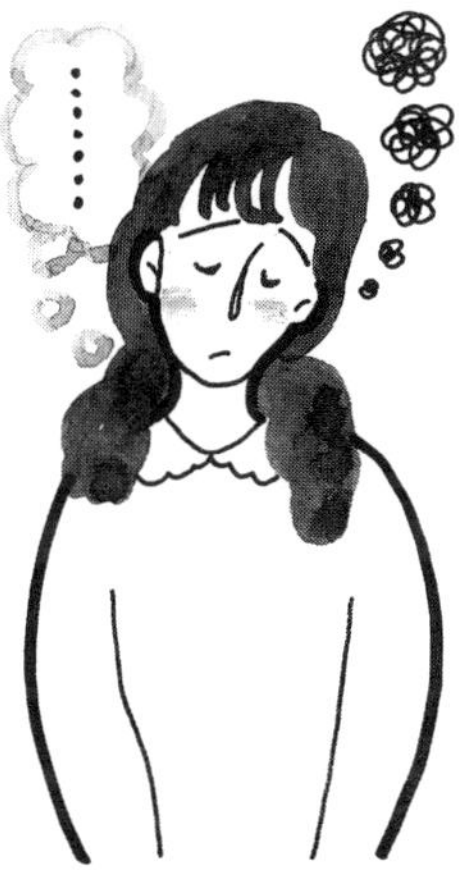

摂食障害の患者さんは、自己像、身体像に対して強い不満をもっている人が多い

家族間の葛藤が摂食障害の大きな原因とみられる

過食症・拒食症ともに共通している心理的特徴は、「自己評価の低さ」です。

最近の研究によると、これは家族における愛情の希薄さ、信頼感の欠如など、親の養育態度によるところが大きいと指摘されています。

親の言動に子どもを否定するようなメッセージが隠れていると、子どもは親の愛情を受けたいがために、いわゆる「いい子」を演じます。

否定的メッセージには、暴力や虐待といった攻撃的な態度と、放任や無関心、無視などの拒絶的な態度があります。いずれも子どもは情緒不安を引き起こし、愛情や信頼感に対する葛藤を強めることになります。

そうした葛藤と若い女性特有の審美的欲求が屈折した形で表現され、一部は過食に、一部は拒食に追い込まれるものと考えられています。

最近増えた「非定型うつ病」は、自律神経の失調を伴うことが多い

"非定型うつ"は自律神経の失調を伴うことが多い

今までの典型的なうつ病の症状は、無気力で何にもやる気がなくなるのが特徴で、かかる人の性格は几帳面で責任感が強く、病気になったことや仕事を休むことに罪悪感を感じていることが多かったのです。

このようなタイプのうつ病は、SSRIやSNRIなど、脳内のセロトニンやノルアドレナリンなどの再取り込みを抑える働きをする抗うつ薬がよく効きます。そのため、治療を始めて2年ほどで改善するのが普通です。

しかし最近、今までのうつ病とは少し違った「非定型うつ病」が注目されています。自律神経の失調を訴える患者さんの中には、非定型うつ病の人が見られることがあります。非定型うつ病には次のような特徴があります。

- 出勤前や仕事中にはうつ症状が強く出るが、趣味などのときには症状が表れない。
- 「うつ病」にかかったことや仕事を休むことに罪悪感を持たず、療養と称して海外旅行に出かけるなど、共感できない行動がある。
- 「うつ病になったのは会社のせい」と他人を責めやすく、プライドを傷つけられると強く反応する。
- 過眠(1日に10時間以上眠る日が週に3日以上ある)、過食などに陥りやすい。

非定型うつ病は、SSRIやSNRIなどの抗うつ薬が効きにくく、症状が長引きがちですが、最近、セロトニン、ノルアドレナリンにド

ーパミンの作用が加わることで治療効果が出てくることがわかりました。

うつ病の中に躁が隠されていることも

抗うつ薬などの治療を続けていても、なかなかよくならない〝うつ〟があります。そのような人は、うつが単独で起こっている「単極型」のうつ病ではなく、うつの他に躁も併せ持っている「双極型」であることが少なくありません。

「双極型」の中でも、「双極Ⅰ型」の躁の場合は、うつよりも躁が強く表れます。何日も続けて徹夜してもエネルギッシュに行動し、頭の回転も早くなりますが、ところかまわず周囲の人に議論をふっかけたり、浪費をしたりして、トラブルが絶えません。

しかし、躁が軽く、うつが重い「双極Ⅱ型」の場合は、躁が目立たないために単極型のうつと間違われやすいのです。軽躁状態に入ると気分が高揚して精力的に活動しますが、双極Ⅰ型のように逸脱することはないので、周囲からよい評価を受けがちです。ただ、躁の時期に無理をして疲労が蓄積すると、エネルギーが枯渇し、うつに陥ってしまいます。うつ病の人の約6割は双極Ⅱ型であるという報告もあります。

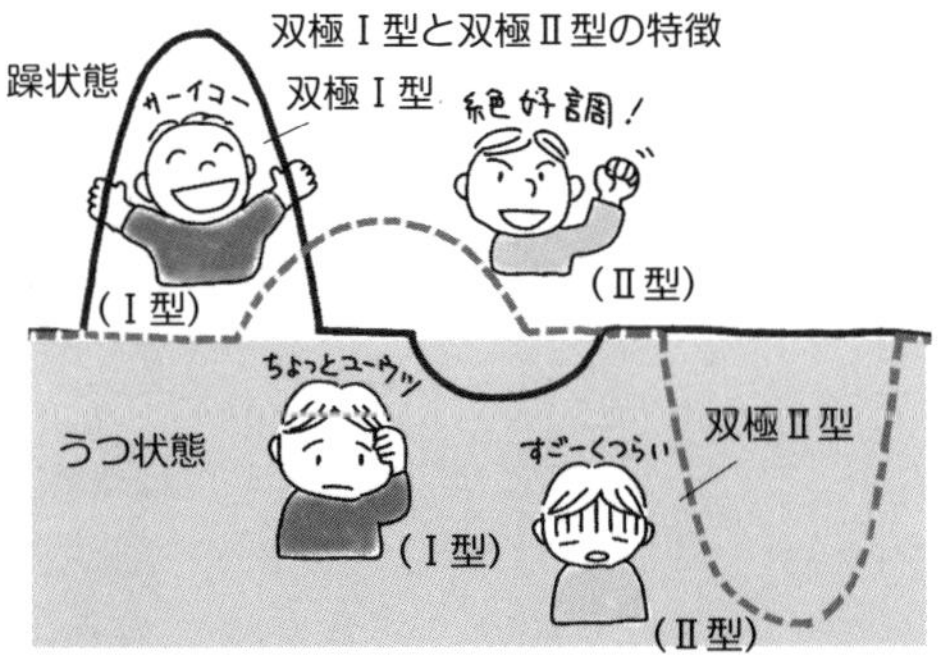
双極Ⅰ型と双極Ⅱ型の特徴
躁状態
サーイコー
双極Ⅰ型
絶好調！
（Ⅰ型）
（Ⅱ型）
ちょっとユーウツ
うつ状態
双極Ⅱ型
すごーくつらい
（Ⅰ型）
（Ⅱ型）

双極Ⅱ型のうつ病には、抗うつ薬だけでなく抗躁薬も使って躁状態を抑え、がんばりすぎによる疲労を少なくして、うつの時期の落ち込みを予防します。

●あなたは、どれだけ知っていますか?

ストレスが原因で起こる慢性の痛み「慢性疼痛」と「線維筋痛症」

原因不明の痛みが長期間続く慢性疼痛

はっきりとした原因が特定できないけれど、激しい痛みが数か月から数年にわたって続く状態を、慢性疼痛といいます。

過去に起こった病気やけがなどが「痛みのきっかけ」となり、家庭や職場でのトラブルや睡眠不足、過労などのストレスが加わって痛みが増幅し、慢性化します。慢性の倦怠感、疲労感、不眠、食欲不振などの症状も表れます。

慢性の疲弊感や、うつ状態に陥っていたりすると、痛みを抑制するセロトニンやノルアドレナリンなどの分泌が減少するため、痛みが強くなります。うつ病患者が慢性疼痛になる率は、健康人の約4倍も高いといわれます。

抗うつ薬や抗けいれん薬、漢方薬などを使った薬物療法と、心理療法、理学療法、生活指導などで治療します。

中年女性に多く見られる線維筋痛症

線維筋痛症は慢性疼痛の一種で、ある日突然全身に激しい痛みが起こり、蛇口をひねったり、足を踏ん張ったりしただけで強い痛みが全身に走るようになります。日本に約200万人いるといわれる患者さんの多くは女性で、50歳代をピークに子どもから高齢者まで幅広く見られます。

手術や出産、外傷、心身のストレスが引き金になって起こり、痛みだけでなく、頭痛、肩こり、ふらつき、睡眠障害、下痢、月経異常、抑うつ気分などの自律神経失調症状も見られます。

第2章

上手な病院選びと診察の受け方

自律神経失調症の人は、どの科で受診するのか

症状が軽い人は、対症療法で改善することもある

自律神経失調症のつらい症状が出てきたら、がまんしないで、近くの医院や病院の内科、整形外科、耳鼻科、婦人科などの一般科で、一とおりの検査と治療を受けたほうがよいでしょう。健康診断を受ける機会の少ない自営業の人や主婦などは、つとめて受けてください。

ごく初期のレベルの自律神経失調症なら、ゆっくりと体を休めて、一般科で対症療法を受けているうちに症状が改善してきます。また、重大な疾患がないということがわかるだけでも、一般科での受診は意味のあることです。

一般科での検査結果は、心療内科や心身医療科での診断にも役立ちます。

心療内科や心身医療科はこんなところ

一般科を受診しても原因が見つからない場合や、〝自律神経失調症〟という診断名はつけられたものの、少しも症状が改善しない場合は、心療内科や心身医療科を受診してください。

心療内科や心身医療科は、ストレスが絡むすべての病気を守備範囲にしている科です。

心療内科や心身医療科では、薬剤による治療法と並行して、ストレスの軽減やリラックスのための心理治療や生活指導なども行います。つまり、心身の両面から治療を進めてきます。

心療内科での受診が適切なケース

初診には電話予約が必要な病院が多いのです

が、普通は電話を通して患者さんから症状を聞いて、心療内科での治療が適切かどうかを判断します。そのポイントは、次の3点です。

●全身に症状があって、不定愁訴がみられる。

●「内科を何軒、整形外科を何軒」と、さまざまな病院や科で受診しているが、はっきりした疾患が見つかっていない。

●対症療法で症状がなかなか改善しない。

この3つに該当するときは、心療内科や心身医療科に電話してみましょう。

心療内科では

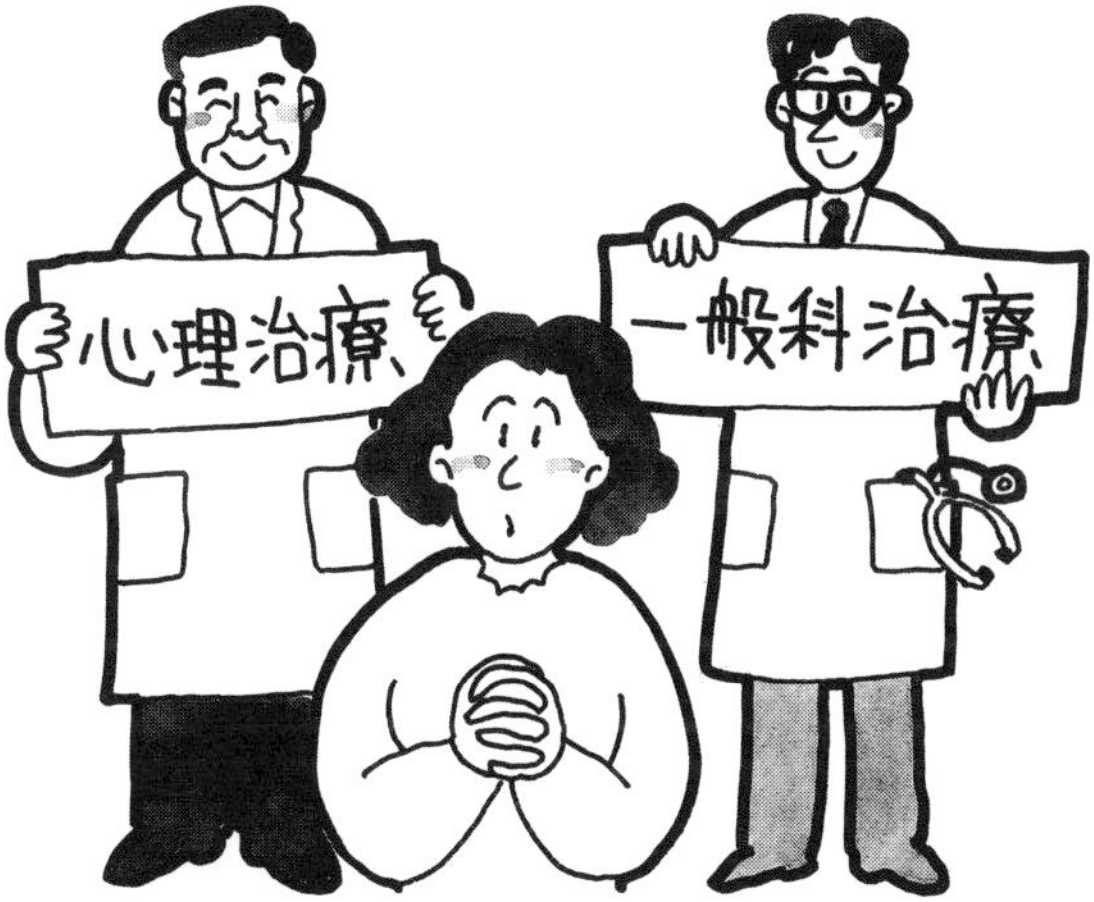

頭痛、肩こり、全身の疲労感などの身体症状、不安、うつなどの精神症状を総合的に治療する(全人的医療)

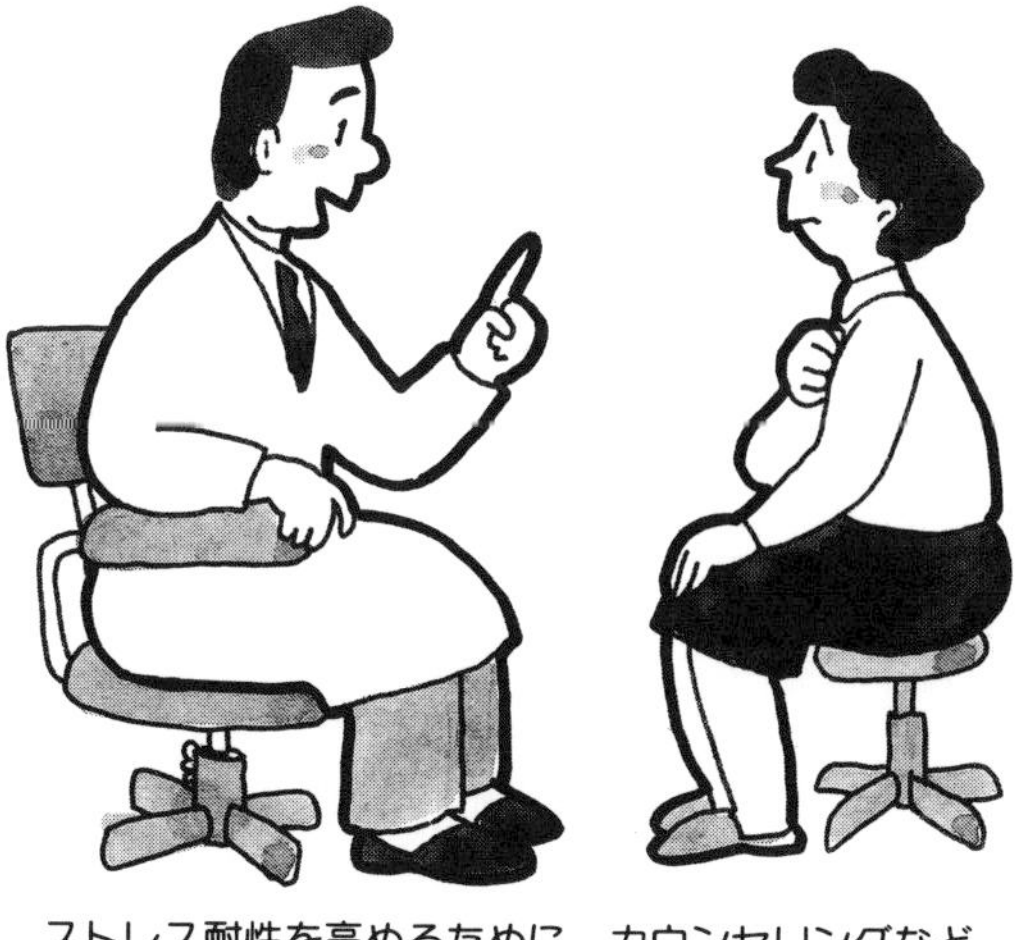

ストレス耐性を高めるために、カウンセリングなどの心理療法も治療に取り入れる

自律神経失調症とまちがいやすい病気

症状がよく似た病気がある

自律神経失調症の症状と、よく似た症状が現れる病気があります。次に、その主なものを挙げておきましょう。

●貧　血

体がだるい、疲れやすい、顔色が青白い、動悸や息切れがする、などの自律神経失調症状が、貧血が原因で起こっていることがあります。

鉄欠乏性貧血、溶血性貧血、再生不良性貧血など、さまざまな貧血がありますが、内科で赤血球数と血色素量（ヘモグロビン量）を検査して、異常がなければ心配はありません。

●糖尿病

血液中のブドウ糖をエネルギーに代謝する、インスリンの分泌異常によって起こります。

疲れやすい、だるい、手足がしびれる、のどが渇くなどの症状があり、重症になるとやせてきて、失明、動脈硬化、心臓病などの合併症も出てきます。内科で行う尿糖や血糖の検査で、異常がなければ心配はありません。

●バセドー病

甲状腺刺激ホルモンの分泌異常によって起こる病気です。発汗、頻脈、動悸、血圧上昇、精神不安、手のふるえなどの症状があります。

眼球の突出、甲状腺の腫れなど、特有の症状もあります。内科で採血して甲状腺機能を検査すれば、病気の有無がわかります。

●脳腫瘍

体の平行感覚をつかさどる脳幹部にできた脳

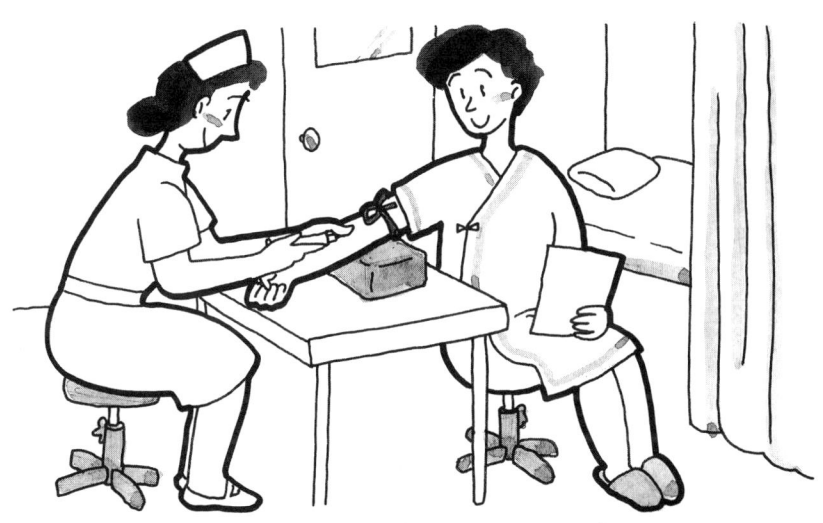

貧血、糖尿病、ガンなどの病気が隠れていないことを確認するために、一度は病院で検査を受けよう

腫瘍は、頭痛、ふらつき、めまい、耳鳴りなどの症状を見せることがあります。

大人になって初めてけいれんの発作が起こった場合は、この病気が疑われます。脳外科の検査で、病気の有無がわかります。

●ガン

うつを引き起こすホルモンを出すガンがあり、「うつ病を見たらガンを疑え」といわれているほどです。ガンが原因のうつによって、自律神経失調症状が起こることもあり、内科や心療内科でも、一度はガンを疑い、検査します。

検査で異常がないときは ストレスが原因の自律神経失調症

前述の病気の存在を否定するためにも、病院で検査を受けることをお勧めします。

検査の結果、これらの病気が見つからなかった場合は、ストレス病としての自律神経失調症の治療を始めてください。

自律神経の検査は、こんな方法で行われる

一般科での検査では「異常なし」という結果が出ることの多い自律神経失調症ですが、しかるべき検査をすると、〝自律神経の異常〟が見つかることがあります。

以下に述べる検査は、交感神経系と副交感神経系のアンバランスを見つけ出すために有効な方法です。検査の結果が陽性であっても、それがすべて自律神経失調症というわけではありませんが、その人の自律神経機能を評価するうえで、役に立つものです。

血圧が示す自律神経の異常

最も身近なバイタルサイン（体の調子を知らせるサイン）として、血圧があります。

静かに横になって血圧を測り、その後、立ち上がった状態で10分間、1分ごとに測定します。血圧でわかる自律神経の異常は、次の2つのパターンに分けられます。

①最高血圧が21㎜Hg以上下がり、最低血圧も16㎜Hg以上下がる……立ちくらみ、めまいなどの起立性低血圧症状を起こしやすい。

②最高血圧は下がるが、最低血圧は上がって血圧の差が縮まる……手足の静脈還流（心臓に戻る血液の流れ）が不十分なために起こる現象。手足がだるい、脱力感が強い、疲れやすい、などの症状が現れやすい。

脈拍数の変化で副交感神経の働きを観察する

右の検査で、最高血圧と最低血圧の差が縮まる人には、同時に脈拍数の増加もみられます。

自律神経失調症のサイン

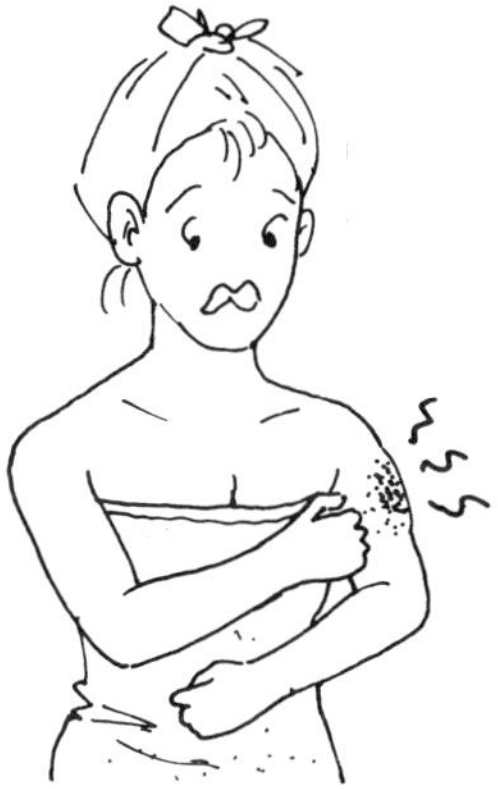

ひっかいた部分が大きく盛り上がり、かゆみが生じたり、広がったりして、なかなか消えない

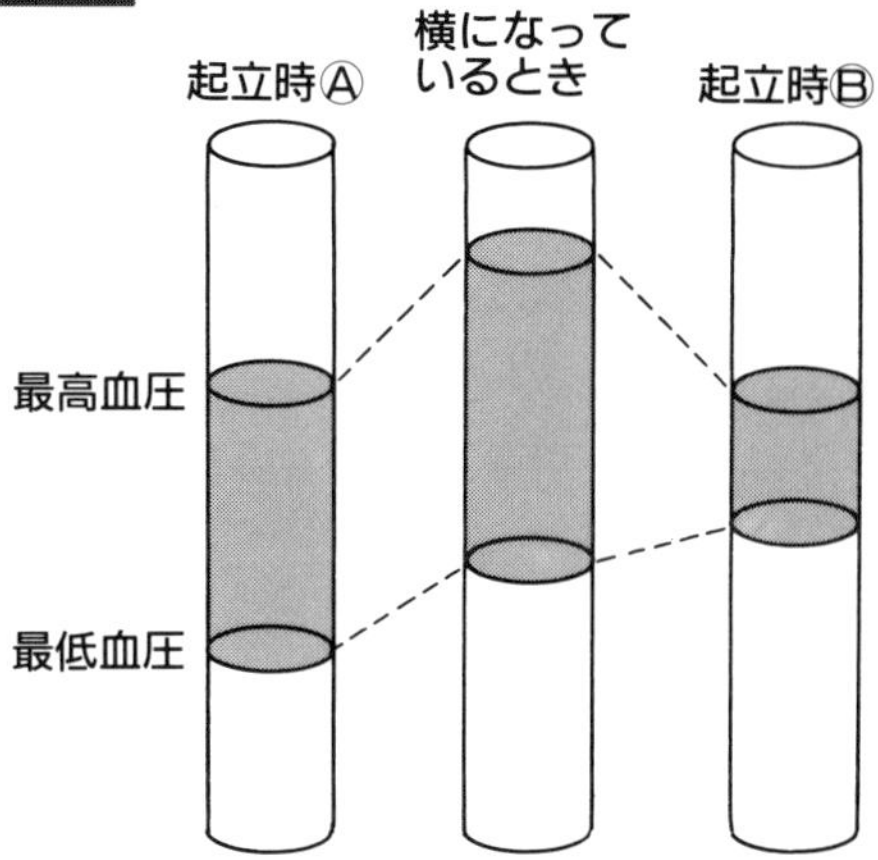

血圧では、立ち上がったときに最高血圧も最低血圧も下がるタイプと、最高血圧は下がるが、最低血圧は上昇するタイプとがある

深呼吸をゆっくりと繰り返して、息を吸ったときに脈拍数が増加し、吐いたときに減少するという呼吸性不整脈が出ることもあります。

これは、副交感神経系の働きが強くなる自律神経失調症に特徴的なものです。

皮膚を引っかくとかゆみが広がるか？

健康な人でも、爪やスプーンの先で胸や背中の皮膚を引っかくと、10秒から15秒後に白い筋が浮き上がってきますが、これは正常な反射で、数分で消えるものです。

ところが、自律神経失調傾向があると、引っかいた部分が大きく盛り上がり、じんましんのようなかゆみが生じたり、なかなか消えないで、ほかの部分にまでかゆみが広がることがあります。これを〝皮膚紋画症〟と言います。

この傾向は、特に副交感神経系優位の自律神経失調症の患者さんに見られます。

心電図に見られる自律神経失調症

正常な心電図

最初の低い波をＰ波、次の高い波をＲ波、最後のなだらかな波をＴ波という。
自律神経失調症患者の場合は、しばしばＲ波とＲ波の間隔に乱れが出ることがある

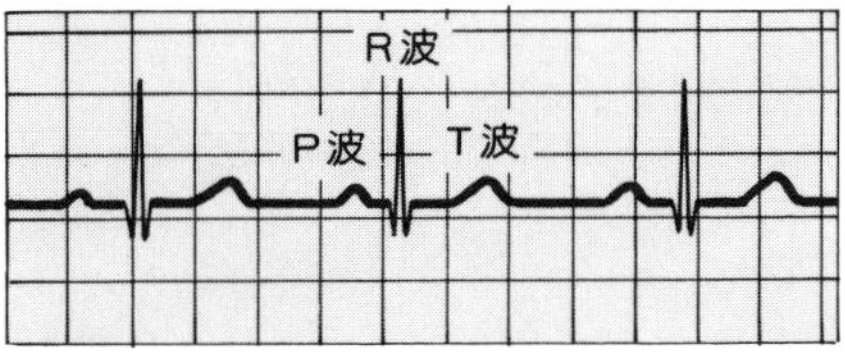

静かに横になっているときの自律神経失調症患者の心電図。Ｔ波の山は正常

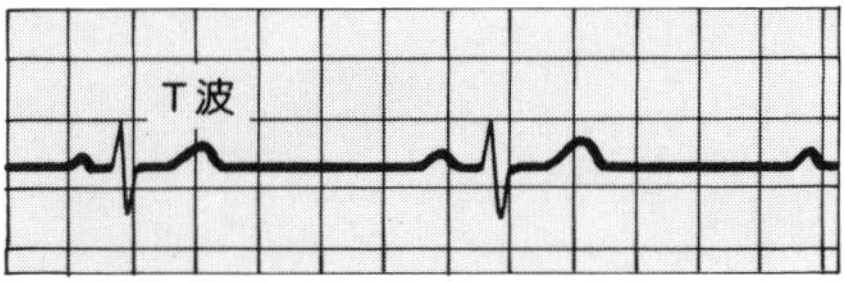

立ち上がって２、３分後の自律神経失調症患者の心電図。
Ｔ波にくぼみが見られ、心臓に戻ってくる静脈血の流れが悪くなっていることがわかる

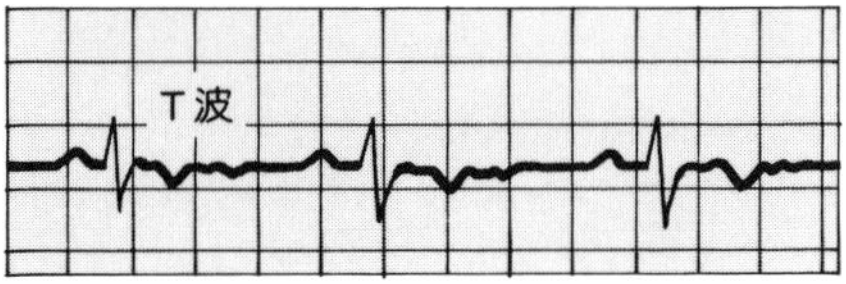

心臓や血管の神経の働きをチェックする心電図

静かに横になった状態で心電図をとり、立ってから3～7分後にもう一度記録します。

自律神経失調状態では、血管の運動神経や心臓の洞調律の動きが低下しているために、立ったときの静脈の流れが悪くなり、心電図のT波が低くなります。

心電図のいちばん高い山を〝R波〟と言いますが、R波とR波の間隔の変化を見ることで、自律神経の働きに異常があるかどうかを観察することもできます。

基礎体温で女性の自律神経失調症の診断ができる

女性の月経周期、月経量、月経前症候群（PMS）や月経困難症などの症状は、自律神経の機能に大きく影響されます。したがって、女性の自律神経失調症の診断では、基礎体温が非常

基礎体温に見られる自律神経失調症

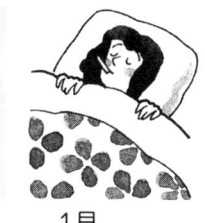

正常な基礎体温は、月経の１日目から低温期が約２週間続き、排卵で最も体温が下がったのち、約２週間の高温期に入るというサイクルを繰り返す。
基礎体温の測定は、「起きがけの毎日一定の時間に」と言われていたが、起きてすぐでなくてもよく、時間も１〜２時間の幅をもたせてよい

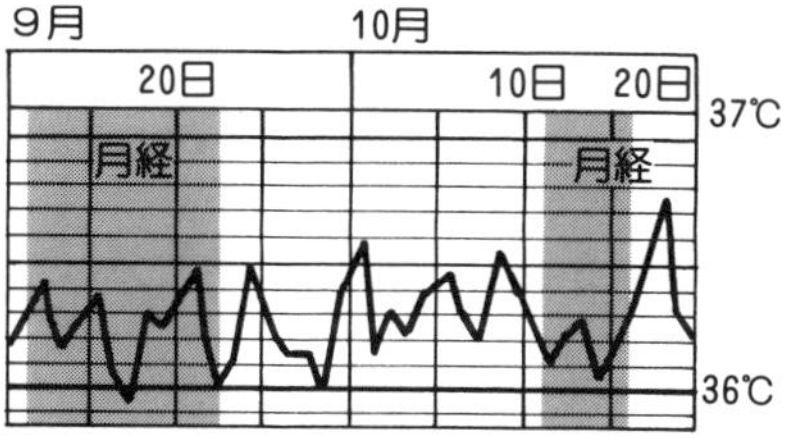

自律神経失調症の治療前の基礎体温。月経が不順で、基礎体温も低温期と高温期との変化が見られない

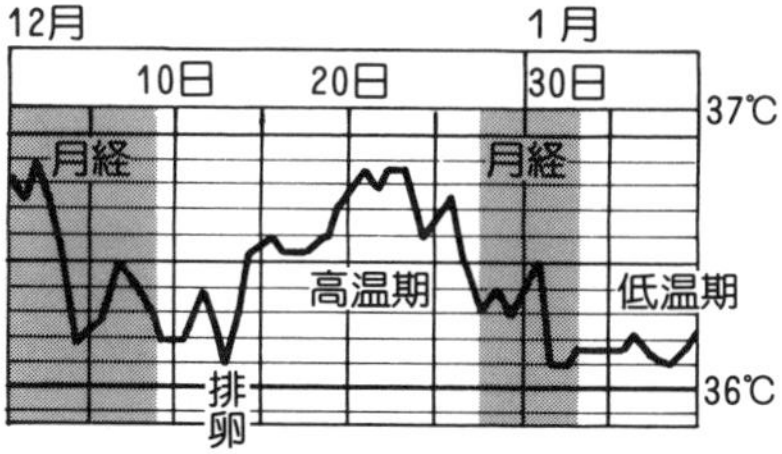

自律神経失調症状が改善してきたころの基礎体温。低温期と高温期の２相性の正常リズムに回復している

に重要な手がかりになることがあります。

女性の更年期障害のうち、ホルモンの分泌障害があるのは45パーセント程度です。

そのほかは心理的背景が関係しているとも言われていますが、心理治療を含めた自律神経失調症の治療を進めることで、基礎体温も正常に戻ってきます。

心理テストは治療の方針を決める手がかり

第1章でしていただいたテストは、病院で行っている心理テストを簡略化したものですが、実際には、不安の度合いや抑うつ状態を調べるテストなど、ほかにもいくつかの心理テストがあります。

これらのテストを総合的に評価して、患者さんのライフスタイル、行動様式、価値観などを把握し、その人にもっとも適した治療方針を決めていきます。

初診から快方に向かうまでの治療スケジュール

「病院通いが長く続くのだろうか」「どのくらい通えばよくなるのだろうか」と不安に思われる方も多いでしょう。

そこで、私が適切と考える〝通院の期間と治療の目安〟をお教えしましょう。

薬でつらい症状を取り除く時期（症状改善期）

心療内科への外来の患者さんには、まず薬を処方して、表面に現れている体の症状を取り除きます。

その人の精神症状に合わせて、抗うつ薬、抗不安薬、睡眠薬、自律神経調整薬などを併用していきます（↓65ページ）。

初診から少しずつ、一般心理療法やカウンセリングなども取り入れていきます。

このころは、症状に合わせて1週間に1〜2回の通院が必要です。

薬で症状を落ち着かせている時期（不安定期〜安定期）

きちんと薬をのんで通院していると、3か月目ごろには、つらい症状がとれてきて、医師との信頼関係（ラポール）が生まれてきます。

生活のクセや性格に対する医師のアドバイスを患者さんが無理なく受け入れて、効果が上がるころです。

一般科では、これから先の治療は行われないことが多いのですが、心療内科ではさらに、ストレスに対する本格的な治療に進みます（↓74ページ）。

症状が安定したといっても、まだ薬で症状を

自律神経失調症の治療の目安

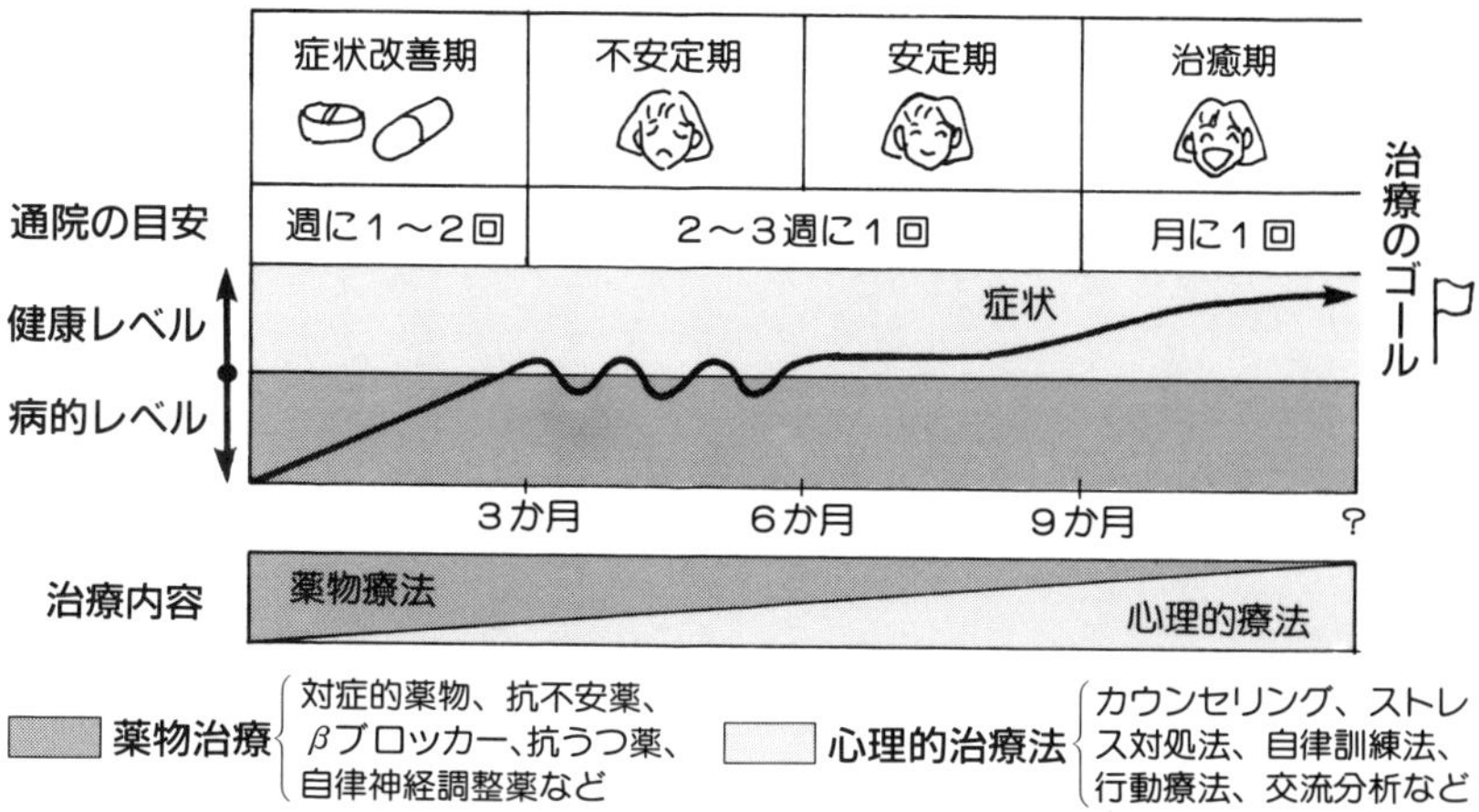

最初の3か月は薬剤を使った治療が中心。その後は、カウンセリングなどの心理的治療の比重が大きくなる

抑えている段階ですから、服薬は続けます。通院は2～3週間に1度ぐらいになります。

心身ともに落ち着き、1歩成長した自分を見つけ出す時期（治癒期）

医師や心理療法士によるカウンセリングが効を奏し、治療のゴールに向かうころです。

人によっては少量の薬が必要ですが、治療のゴールは決して薬をやめることではなく、今までとはひと味違う〝1歩成長した自分〟を発見することです（↓71ページ）。このころになると、月に1度ぐらいの通院でよくなります。

すっかりよくなっても、1～2年に1度、自発的にカウンセリングを受けに来る患者さんもいます。

心身ともによい治療を行うには、患者さんと治療者との二人三脚が必要です。自律神経失調症は必ずよくなる病気ですから、治療者に心を開いてがんばってください。

自律神経失調症の治療は、医師選びがポイント

ドクターショッピングを繰り返さないために

私どもの心療内科に来る患者さんは、1人で平均5軒、多い人では何十軒もの病院に通ったという経歴をもっています。

どの患者さんも、検査の結果は「異常なし」。「ストレスのためですよ」「リラックスすれば治りますよ」などという説明はされても、適切な治療がなされないために、ドクターショッピングを繰り返していました。

ドクターショッピングを最小限にとどめて、早く適切な治療を受けるためには、どうしたらストレスの解消やリラックスができるのかを、その人の生活のしかたや心の状態に合った方法でアドバイスしてくれる医師が必要です。

患者の生活パターンを把握して実生活に基づく治療をしてくれる医師を

そういう点で、心療内科での治療が最も好ましいのです。

しかし、一般の家庭医でも評判のいい医師の中には、心療内科での心理療法のようなことを行っているケースもあります。

「あまり無理しちゃいけないよ」

「怒ってばかりいないで、夫婦仲良くやりなさいよ」

「ちゃんと睡眠をとりなさいよ」

と、患者の生活のクセをつかみ、成育歴、家族歴、家庭状況なども把握して、生活に基づいた治療をしてくれる医師のもとであれば、安心して治療を受けられるでしょう。

よい医師を見つけるには……

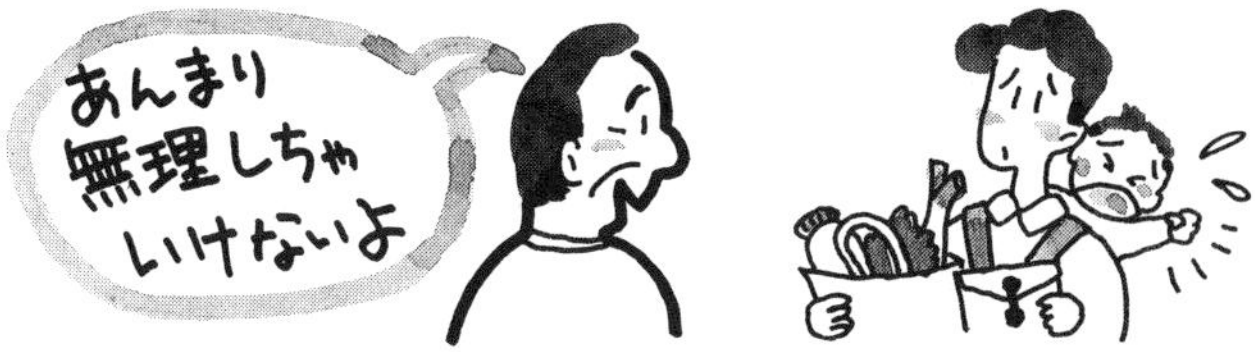

その人の生活のクセを見破り、実生活に基づいた治療をしてくれる

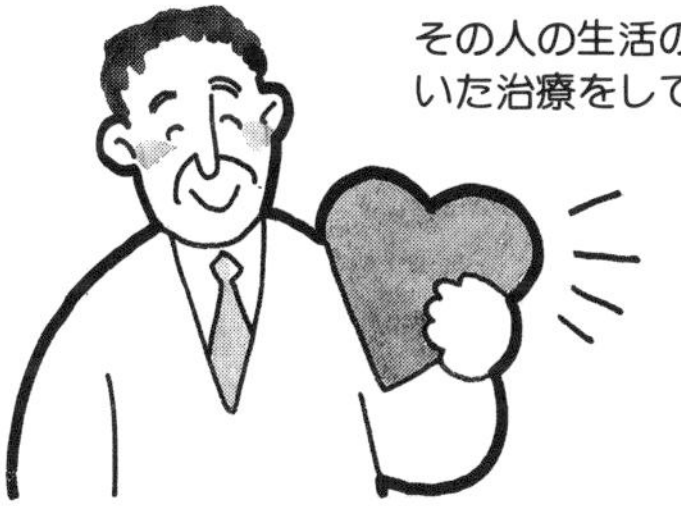

患者を理解する目(心)を持ち、患者の訴えを温かみと共感を持って聴いてくれる

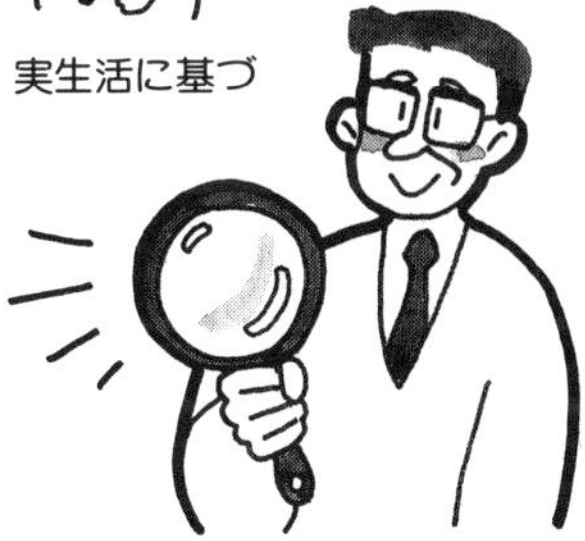

医師自身が豊富な人生経験を積んで、人間に対する洞察力を深めている

自律神経失調症の治療に好ましい医師

どんな病気にも当てはまることですが、特に自律神経失調症の治療に関しては、医師と患者さんの間のラポール（信頼関係）が大切です。

そのために、患者さんが医師を選ぶポイントを、お教えしましょう。

① 患者さんの心や立場に対して、理解する目（心）をもっているか。

② 患者さんの訴えを、人間的な温かみと共感をもってよく聞いてくれるか。

③ 患者さんがかかえている問題を冷静に、安定した心理状態で聞き出しているか。

④ 医師自身が、豊富な人生経験を積んで、人間に対する洞察力を深めているか。

これらのすべてがそろわなくても、1つでも該当していれば、〝安心して治療を受けられる医師〟と言えるでしょう。

コラム

心療内科を受診するときはここに注意！

近年の心の病の増加に伴い、心療内科を受診する人が増えています。精神科よりも抵抗なく受診できることが、心療内科を受診する人が増えた理由の1つでもありますが、受診する科をめぐって混乱も生じているようです。

それは、精神科を専門とする医師も、「心療内科」を標榜することが多くなった、ということです。「同じ心の病を診るのだから、大した問題はないのでは」と思われがちですが、けっしてそんなことはありません。

心療内科は心の治療もしますが、あくまでも内科が主体になっていますから、身体的な検査や治療を並行して行います。ですから、頭痛や胃痛、血圧上昇などの身体症状が出ているときは、心療内科医を受診する方が適切です。がんやホルモン疾患などの重大な体の病気が心の症状を起こしていることもありますから、ひととおりの内科の検査を受けておくと安心です。日本心療内科学会のホームページで、学会の専門医を探すこともできます。

一方、精神科を専門とする医師が「心療内科」を標榜している場合は、身体的な検査を他の医療機関で行わなければならないこともあります。

看板に「心療内科」と書いているけれど、その横や下に小さく「精神科」や「神経科」と書いているときは、精神科を専門とする医師が行っている可能性が大です。

精神科医はおもにうつ病や躁うつ病、統合失調症、神経症などの精神疾患を専門とします。したがって、うつ病で自殺の危険のある場合、躁病とうつ病が交互に現れている場合、幻覚や妄想が出ている場合などは、精神科を専門とする医師を受診する方が適当です。

第3章

効果的に治療を受けるためのポイント

治療の効果を最大限に上げるには

自律神経失調症の患者さんは、多種多様な症状をかかえているために、ある人は「重大な病気ではないか」と考え、またある人は自分の病気の原因がストレスであることがわからないまま対症療法を進めています。

ここでは、最小限の治療で最大限の効果を上げるために、医師として患者さんに知っておいていただきたいことを取り上げます。

「重大な病気ではない」ということを理解する

患者さんは、本書の第1章で述べた自律神経失調症の概念について、よく理解する必要があります。ガンなどの悪い病気があるのではないかと不安がっていると、ますます症状が複雑になっていくことがあります。

症状をコントロールできなくなったら治療が必要

「心療内科での治療が必要なのは、どの程度の症状からですか」とよく聞かれますが、私は「症状を自分でコントロールできなくなったら治療が必要です」と答えています。

「どんな手段を講じても、眠れない」「気力を振り絞れば絞るほど気持ちが落ち込む」「落ち着こうとしても、落ち着かない」「取るに足らないことで、自分でもおかしいと思いながらも、不安や恐怖にかられる」など、自分でどうすることもできない症状が出てきたら、心療内科での治療が必要です。

そんな症状が出てきたら「自分には治療が必要なのだ」と納得して、医師の治療を受けてく

治療の効果を上げるためには

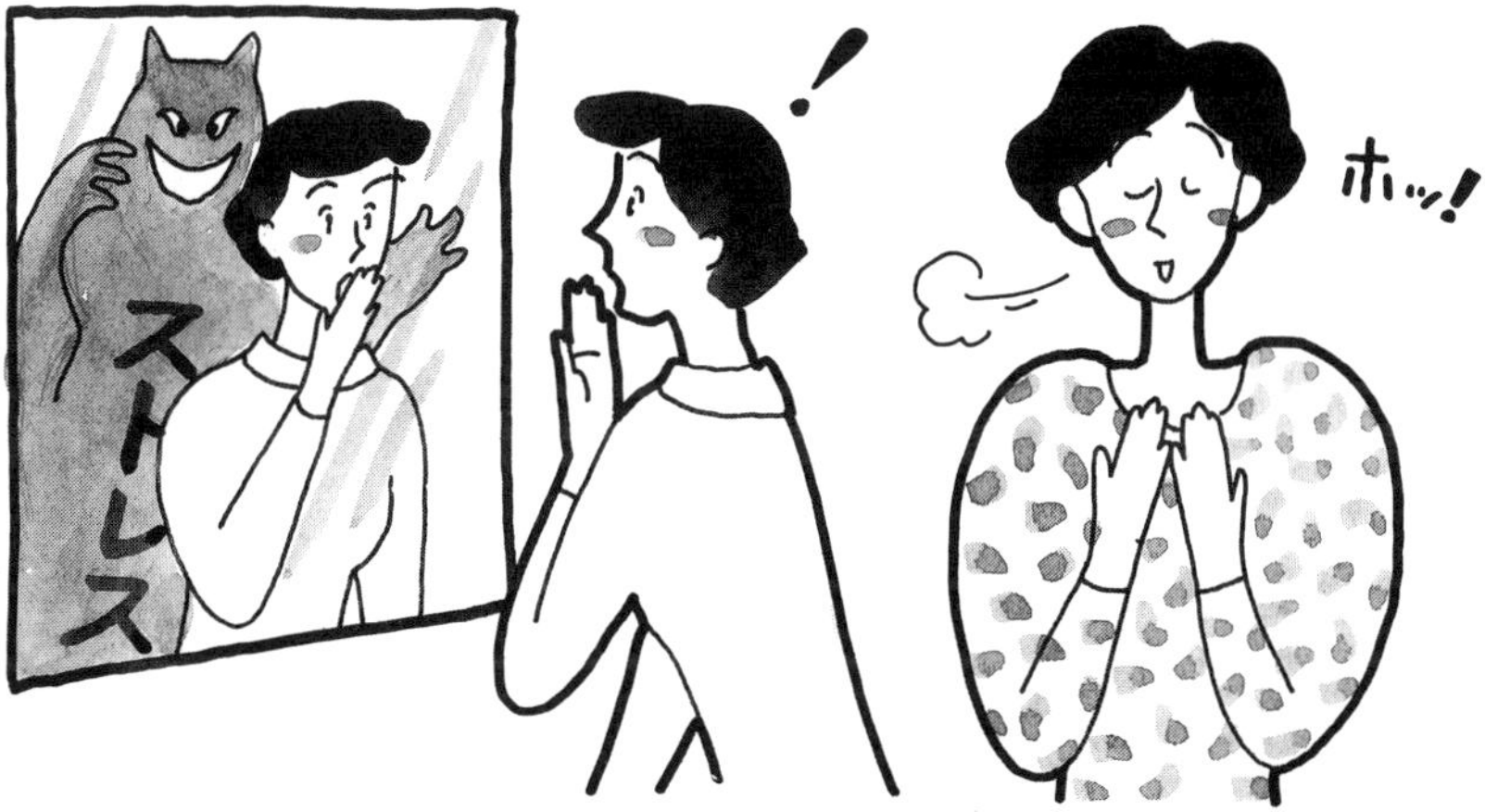

ストレスが原因で病気になったことを理解する

自分の病気が、重大な病気ではないことを理解する

ださい。

病気の原因は生活パターンや性格にある

患者さんの訴えは、ほとんどの場合「体がつらい」「眠れない」などの身体症状です。

そのため、ストレスの原因を医師が患者さんに積極的に聞き出さなければ、明確にならないことがよくあります。

患者さんは、自分の病気が日常生活の行動パターンと関係しているとは思ってもみないか、あるいは、身近な人から指摘されても無視していることが多いものです。

自分の病気が、自分の行動パターンや性格によって生じたものだということを、しっかりと認識して、生活の改善を心がけてください。

身近な人の忠告に耳を傾け、自分の考え方や行動パターンの問題点に気づくことも、治療の効果を上げるポイントです。

●効果的に治療を受けるためのポイント

心理療法の第一歩は薬を信頼することから

自律神経失調症の患者さんは、だれでも身体的にも精神的にも苦しい思いをしています。その苦痛を軽くして日常生活への支障を取り除くための手段の1つに薬物療法があります。

患者さんが自分ののむ薬について知識をもつことは、治療のプロセスを理解し、治療効果を十分に上げるために大切なことです。

自律神経失調症にはこんな薬が使われる

抗不安薬　マイナートランキライザーとも呼ばれ、大脳辺縁系のベンゾジアゼピン系受容体や青班核に作用して、不安や緊張の緩和、感情興奮の鎮静、催眠、自律神経調整作用、抗パニック作用などの効果を発揮する薬です。ベンゾジアゼピン系の薬には鎮静作用や筋弛緩作用があり、筋肉の緊張や疲労、肩や首のこりや張り、頭重感や頭痛などを軽くして、心身症状を緩和する作用が期待できます。しかし、めまいやふらつき、立ちくらみ、眠気などが現れることがあるので、高齢者や危険な作業をする人は注意が必要です。また、長期服用の際の依存性もあるので、専門医の指示を守ることが必要です。

副作用や依存性の少ない薬として、神経伝達物質のセロトニンの受容体に作用して抗不安作用や抗うつ作用を発揮する、クエン酸タンドスピロン（セディール）があります。

睡眠薬（睡眠導入薬）　睡眠障害（不眠）は、一般成人の20パーセントにあるといわれるほどよくみられる症状です。睡眠薬として安全性の面からもっともよく使用されているのは、ベン

自律神経失調症に使われるおもな薬剤

薬の種類	薬名と薬効など	注意が必要な副作用
抗不安薬	① 作用が比較的軽いもの リーゼ、セレナール、レスミット、バランス、コントール ② 中等度の作用のもの コンスタン、ソラナックス、ホリゾン、エリスパン ③ 作用が比較的強いもの デパス、ワイパックス、レキソタン、メイラックス ④ セロトニン１Ａ受容体に作用するもの セディール	めまい、ふらつき、立ちくらみ、眠け、脱力感 ＊近年、依存症が問題になりつつある
睡眠薬 （睡眠導入薬） （短）短時間作用 （中）中間型 （長）長時間作用	① ベンゾジアゼピン系 リスミー・ハルシオン（短） ベンザリン・ネルボン（中）ユーロジン（中） サイレース・ロヒプノール（中）ドラール（長） ② 非ベンゾジアゼピン系 アモバン（短）、マイスリー（短） ③ メラトニン受容体作動薬 ロゼレム ④ その他 レスリン、デジレル	長時間作用型はハングオーバー（翌日への持ち越し）に注意 精神的な依存性 脳内のメラトニン受容体に作用して自然な眠りを誘う
抗うつ薬	① 三環系 トリプタノール、アナフラニール、トフラニール、アモキサン、プロチアデン ② 四環系 ルジオミール、テシプール、テトラミド ③ ＳＳＲＩ デプロメール、ルボックス、パキシル、ジェイゾロフト、レクサプロ ④ ＳＮＲＩ トレドミン、サインバルタ ⑤ ＮａＳＳＡ リフレックス、レメロン ⑥ その他 ドグマチール、アビリット	便秘、口の渇き、眠け、大量服用で心機能抑制 眠気 吐きけ、食欲不振、眠け 動悸、発汗、排尿障害、眠気 女性は月経不順、乳汁分泌
自律神経調整薬	グランダキシン、セディール、リズミック	
βブロッカー （自律神経末梢作用薬）	インデラール、ミケラン、ロプレソール、セロケン、テノーミン、アーチスト、トランデート、アルマール、トラサコール	徐脈、血圧低下、ふらつき 喘息の人には不可

ゾジアゼピン系の薬です。短時間作用型、中間型、長時間作用型などがあり、不眠のタイプに合わせて処方されています。

抗うつ薬　倦怠感、睡眠障害、不眠、胃腸障害、微熱、頭痛など、ストレスによる諸症状のなかに、「うつ」が潜在するケースが増加してきています。症状の背景に「うつ」があるケースでは、たとえば睡眠薬の効かない不眠などがあり、抗うつ薬の投与によって改善するケースが少なくありません。

抗うつ薬には、最初に導入された三環系抗うつ薬、その次世代の四環系抗うつ薬、１９９９年に適応を受けた選択的セロトニン再取り込み阻害薬（ＳＳＲＩ）、選択的セロトニン・ノルアドレナリン再取り込み阻害薬（ＳＮＲＩ）、ノルアドレナリン・セロトニン作動性抗うつ薬（ＮａＳＳＡ）、その他などがあります。

ＳＳＲＩやＳＮＲＩは副作用が少なく、抗強迫作用、抗パニック作用などもあって焦燥感や衝動性を緩和させるので、注目されています。

最も新しいＮａＳＳＡは、ＳＳＲＩやＳＮＲＩとは異なる作用機序でセロトニンとノルアドレナリンの放出を促し、またセロトニン受容体へも働きかけます。従来の抗うつ薬は、効果が表れはじめるまでに2週間くらいかかりましたが、ＮａＳＳＡは、それよりも早く効果が表れ、意欲や気力の回復が期待できます。

薬が治療のすべてではないことを知っておこう

自律神経失調症に関する薬は、日々開発が進められていますが、どんなに薬の効果が高まっても、薬物療法はあくまでも補助療法であり、根本的な治療ではないのです。

薬で症状をやわらげながら、心理療法や生活改善などで自分のライフスタイルを見直していくことが大切です。

新しい抗うつ薬SSRIのしくみ

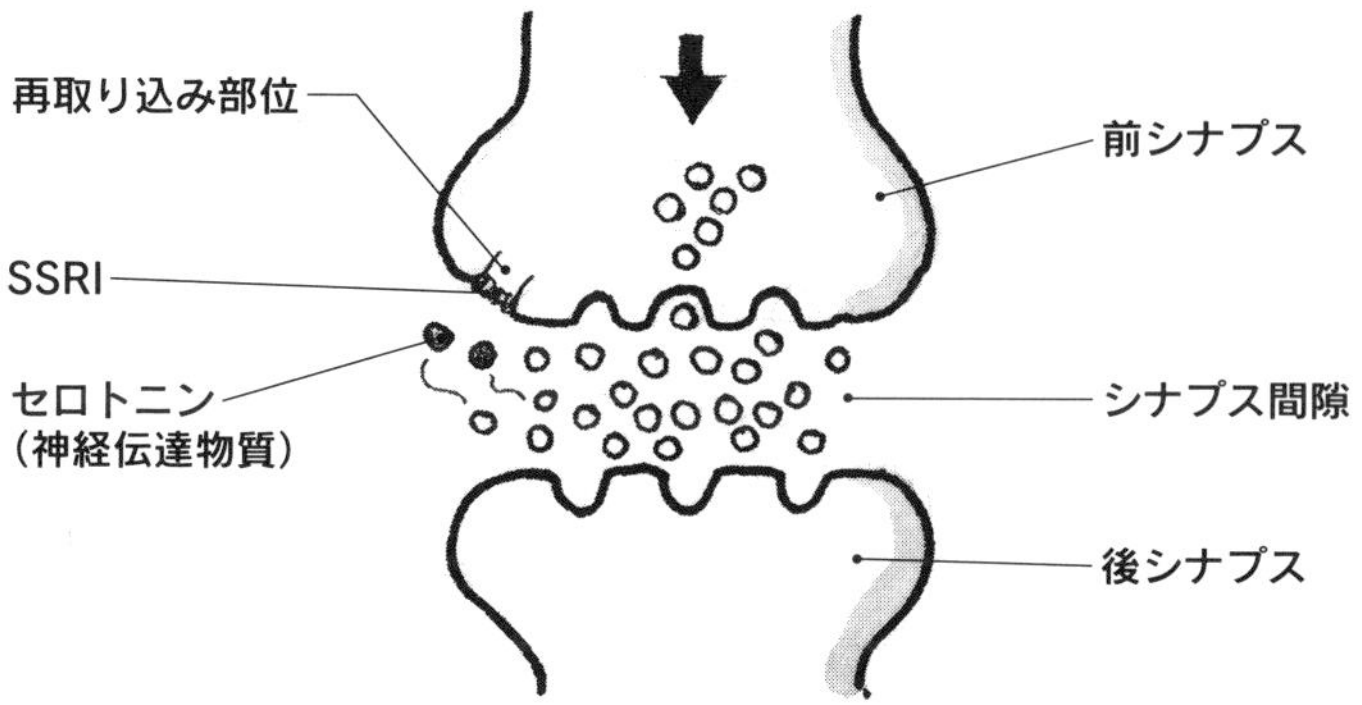

SSRIが前シナプスへの再取り込みをブロックすることでシナプス間隙のセロトニン濃度をあげて、後シナプスへの刺激伝達を増加させる

薬は効果を信じて のむことが大切

不安や警戒心の強い患者さんの中には、せっかく処方された薬を最初からまったくのまなかったり、2~3日のんだだけでやめてしまったりする傾向があります。ビクビクしながらのんでいるケースもあります。

そんな状態では、せっかくの薬も効かないどころか、望ましくない作用ばかり出てくることにもなりかねません。

心配な点は積極的に医師に質問すべきです。半信半疑で服薬するよりも、そのほうがずっと薬の効果があります。

発疹、かゆみ、呼吸困難などのアレルギー反応、過敏性、激しい不快感などの副作用が出てこなければ、あとは「薬はありがたくいただく」ということが、薬の効果を最大限に引き出すコツです。

●効果的に治療を受けるためのポイント

薬は正しく使えば強い味方になる

薬は症状を改善し性格まで明るくする

意味もなく薬を怖がっている患者さんや、潔癖性が強く、薬をのむことに罪悪感をもっている患者さんは案外多いものです。

一般に、薬を拒否する患者さんは、薬に限らず何事に対しても潔癖感が強く、好き嫌いする傾向があり、そういう性格も病気の一因になっています。そして、薬をのまないことは、症状を治せないばかりか、かえって症状を悪化させてしまうのです。薬によって動悸や呼吸困難などのつらい症状を断ち切ることができると、これまでの不安が強く、物事をクヨクヨと考えるという性格にも変化が現れます。かたくなな気持ちを変えて、いきいきと生活するために、薬物療法は必要な治療法なのです。

また、たとえば、「抗うつ薬や抗不安薬などをのんでいると、将来認知症になる」と信じ込んでいて、どんなに説明してもなかなか薬をのんでくれない患者さんもいます。

しかし、認知症の多くは動脈硬化によって起こり、抗精神薬をのんでいても、将来認知症になることはありません。むしろ、家の中に引きこもるほうが、認知症を招きやすいのです。

眠け、ふらつきは薬効であることも

抗うつ薬やトランキライザーの服用を始めると、初めのうちは眠け、ふらつき、倦怠感などの症状が出ることもあるのですが、これらを「副作用ではないか」と心配する人がいます。

しかし、これらの症状は全身の緊張や倦怠感が一挙にほぐれてくる時期に現れるもので、「快方に向かっている」サインです。十分に緊張や疲労がとれたら（人によるが、3～4日から10日ぐらい）、眠けやふらつきも治まってきます。

ただ、昼間も眠くて仕事ができない、何週間服用してもいっこうに症状が改善しない、というときには、医師に相談してください。

特に高齢者は注意したい薬の重複服用

肩がこる、胃腸が痛む、血圧が高い、頭痛やめまいがするなど、自律神経失調症の患者さんは、1人でいくつもの症状をかかえ、複数の病院に通っていることが多いものです。そのため、薬の重複服用による弊害が考えられます。

特に、高齢者が薬を重複服用するのは危険です。医師は、肝臓や腎臓で薬を代謝する機能が衰えている70歳以上の高齢者に対しては、薬の量を加減しています。1つの科、1つの病院で治療することがよいのですが、ほかの病院にかからざるをえないのなら、ほかの病院でどんな薬をもらっているのか、必ず医師へ報告してください。

ただ、「かぜ薬をのんでいる間、自律神経失調症の薬をやめていて、調子が悪くなった」と訴える人もいますが、薬局で売っているかぜ薬や胃腸薬、下痢止め、鎮痛薬などとの併用にはあまり神経質にならなくてもよいでしょう。

薬をのんでいて妊娠したらどうする？

薬によって障害児が生まれる可能性があるのは、妊娠初期の胎児が臓器や手足をつくっていく時期です。薬には、催奇形性があるものとないものとがありますから、医師と相談してください。妊娠を知らずに薬をのんでいても、すぐに薬をやめればふつうは心配いりません。

薬で症状が落ち着いてきたときの注意点

薬を勝手にやめれば再発を繰り返す

自律神経失調症の症状が改善してくると、自分の判断で薬の量を減らしたり、服薬をやめてしまう患者さんがいます。

これでは快方に向かっていた症状が後戻りしてしまうことになります。再発を繰り返さないためには、一定期間、薬をのむことが大切です。

薬によって得られた安定状態が少なくとも2~3か月は持続されなければならない、というのが、私の考えです。

薬で症状が安定してきたら本当の治療の始まり

自律神経失調症の本当の治療は、薬で症状がある程度治まってから始まります。このころから、症状やライフスタイルに合わせた心理療法や生活指導などが本格的になります。

症状が安定したときこそ休養を

薬によって症状が安定してくると、すぐに以前の生活を再開しようとしがちですが、ここは十分に休養をとってほしいものです。

私はいつも、症状が改善したときこそ積極的に休養をとり、レクリエーション、旅行、遊びなどを取り入れるようにお勧めしています。

体調がよいときでなければ、これらのリラクゼーションは健康面には役に立たないことが多いのです。「悪いときには休めない、よいときには休まない」では、体がまったく休養をとれない状況に陥ってしまいます。

症状が落ち着いても、勝手に薬の量を加減しないで医師に相談を

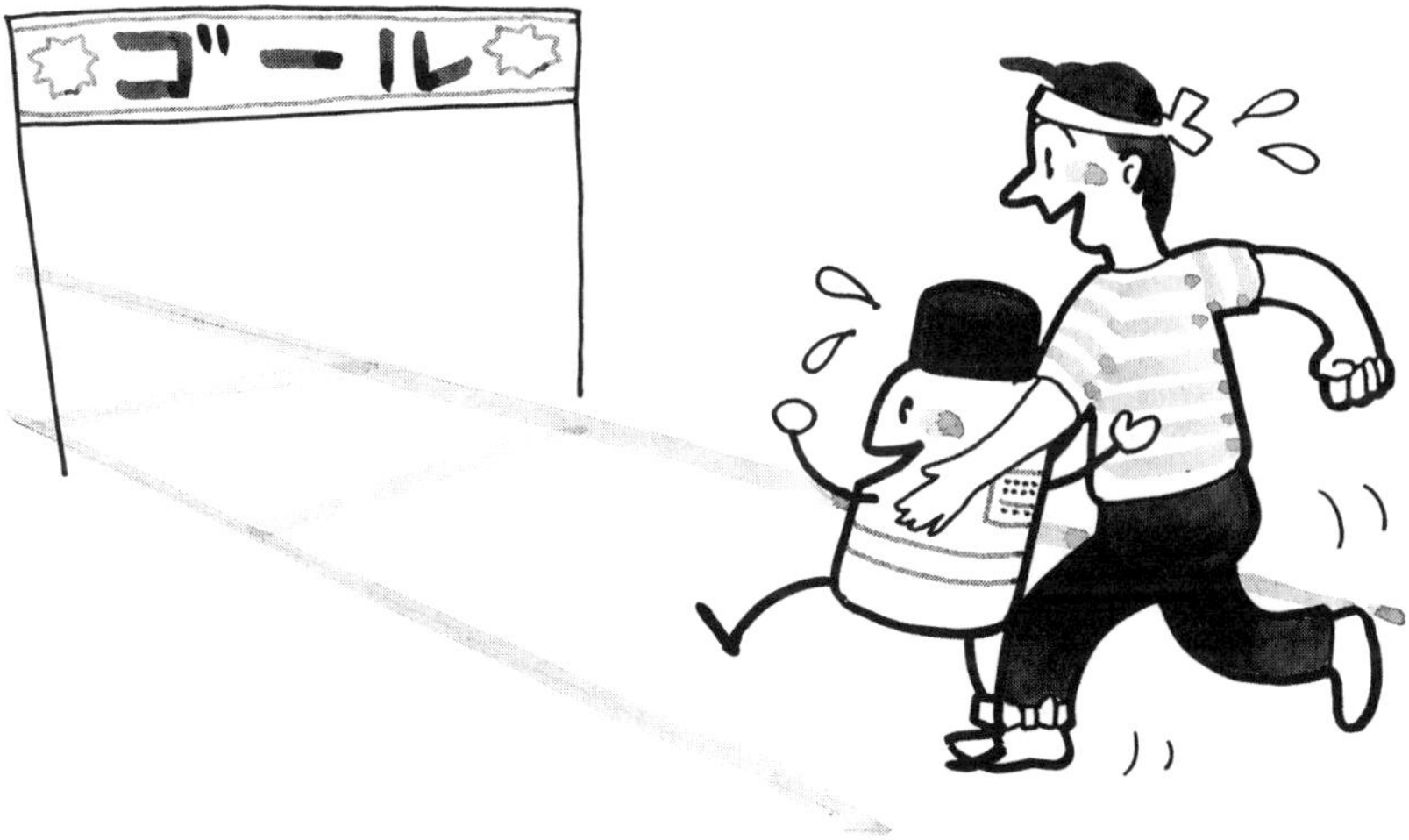

薬と「二人三脚」で治療のゴールに

「治療のゴール」は薬が不要になったときではない

患者さんは、薬を使わない、病院に通わない状態を〝治療のゴール〟にしがちですが、もっと柔軟に考えてほしいものです。

治療のめざすところは、薬がまったく不必要になることではありません。

多少の薬をのんでいても、心や体の変調を感知して、たまったストレスを上手に処理できるようになり、自分で症状をコントロールし、それが改善できるようになればよいのです。

私たち医師が、いつも理想に描いている〝治療のゴール〟は、「病気がよくなっていくに従って、今までの自分とは異なる1歩成長した自分」を患者さんが自分の力で作り出し、生活や人生をより豊かなものにすることです。

薬をのんでいるか否かは、そう重要な問題ではないのです。

●効果的に治療を受けるためのポイント

心身のリズムを回復させる「漢方療法」

心と体を総合的にとらえる漢方療法

西洋医学では、病気の原因や正体を究明し、その結果、明らかになった病名に従って治療を考えていきます。これに対して東洋医学では、病気の原因を「内因」(感情の変化)と「外因」(環境)、「不在外因」(生活習慣)の3つが重なり合うことと考え、心と体を総合的にとらえて治療します。そのため漢方療法では、体質、食欲、栄養状態、病気の成り立ち、精神状態、生活態度など、その人に関するものすべてが診察のポイントになります。

東洋医学の病気のとらえ方と自律神経失調症の治療には大きな共通点があります。今後、漢方療法はさらに多く用いられることでしょう。

自分に合った漢方薬を見つけるには

漢方薬は、人間が本来持っている自然治癒力に働きかけて、心身のリズムを調和させていくものです。そのため漢方薬は、現代薬に比べて効き方がゆっくりしているので、長期間の服用が必要です。

漢方療法は、患者さんを総合的に見て適切な薬を処方する技術が必要です。その人の体質や生活態度なども処方の重要なポイントですから、自分に合った漢方薬を見つけるためには、経験を積んだ漢方専門医の診察を受けることをお勧めします。医師の処方せんがあれば、健康保険も使えます。なお、その人の体質や症状によって現代薬を併用することもあります。

自律神経失調症によく使われる漢方薬

	症　状	薬剤名
体力をつける補剤	虚弱で消化作用が弱い	桂枝加芍薬湯《けいしかしゃくやくとう》
	虚弱で消化作用が弱く、便秘する	桂枝加芍薬大黄湯《けいしかしゃくやくだいおうとう》
	全身的に虚弱	補中益気湯《ほちゅうえっきとう》
	虚弱で動悸がある	桂枝加竜骨牡蛎湯《けいしかりゅうこつぼれいとう》
	虚弱で不眠がある	酸棗仁湯《さんそうにんとう》
体に有害なものを取り除く祛邪剤《きょじゃざい》	不眠でイライラ感がある	竹茹温胆湯《ちくじょうんたんとう》
	湿熱症体質	竜 胆瀉肝湯《りゅうたんしゃかんとう》
	熱感とイライラ感がある	黄連解毒湯《おうれんげどくとう》
	のぼせ、血行のとどこおる体質	桃核承気湯《とうかくじょうきとう》
体調を調節する薬剤	のぼせ、めまい、生理不順	女神散《にょしんさん》
	ほてり、疲労、生理不順	加味逍遥散《かみしょうようさん》
	イライラする	抑肝散《よくかんさん》
	のどの異物感がある	半夏厚朴湯《はんげこうぼくとう》
	イライラし動悸がする	柴胡加竜骨牡蛎湯《さいこかりゅうこつぼれいとう》
	イライラし腹部膨満感がある	四逆散《しぎゃくさん》
	頭痛、めまいがする	釣 藤散《ちょうとうさん》

漢方薬と組み合わせて、鍼灸、瞑想、ヨガ療法（→210ページ）、坐禅（→212ページ）、森田療法（→120ページ）、内観法（→122ページ）なども行うと効果的です

症状が安定してきたら「心理療法」を深める

薬の効果によって症状が改善してきたら、「もう大丈夫」とすぐに治療をやめてしまいたくなるものですが、薬で症状が安定してきてからが治療の本番です。

病気の原因となっていたそれまでの生活パターンや考え方を修正して、「もとに戻らない1歩成長した自分」にするためには、心理療法を受けることが大切です。

たび重なる病院通いを「めんどうだ」と思う人もいるでしょうが、ここは「もとから治す」と思って、いま少し通院を続けてください。

心理療法は〝心〟にアプローチするすべての治療法

心理療法は、広い意味では〝心〟にアプローチするすべての治療法が含まれます。一般の開業医でも実施している生活指導や生活上の諸注意も、心理療法の第1歩と言えます。

もう少し専門的なものに、一般心理療法・カウンセリング（↓78ページ）、自律訓練法（↓113ページ）や交流分析（↓84ページ）、認知行動療法（↓116ページ）などがあります。

これらの心理療法では、患者さん自身が「自己洞察（気づき）」を深めていくことを目的としています。

日常生活のどこに問題があったために病気になったのかを知り、それを少しずつ変えていくためのガイダンスも行います。

自分では気づかずにもっている〝対人関係をまずくする性格〟や、それによるひずみに対処していくためのガイダンスも行います。

心理治療の効果を上げるためのポイント

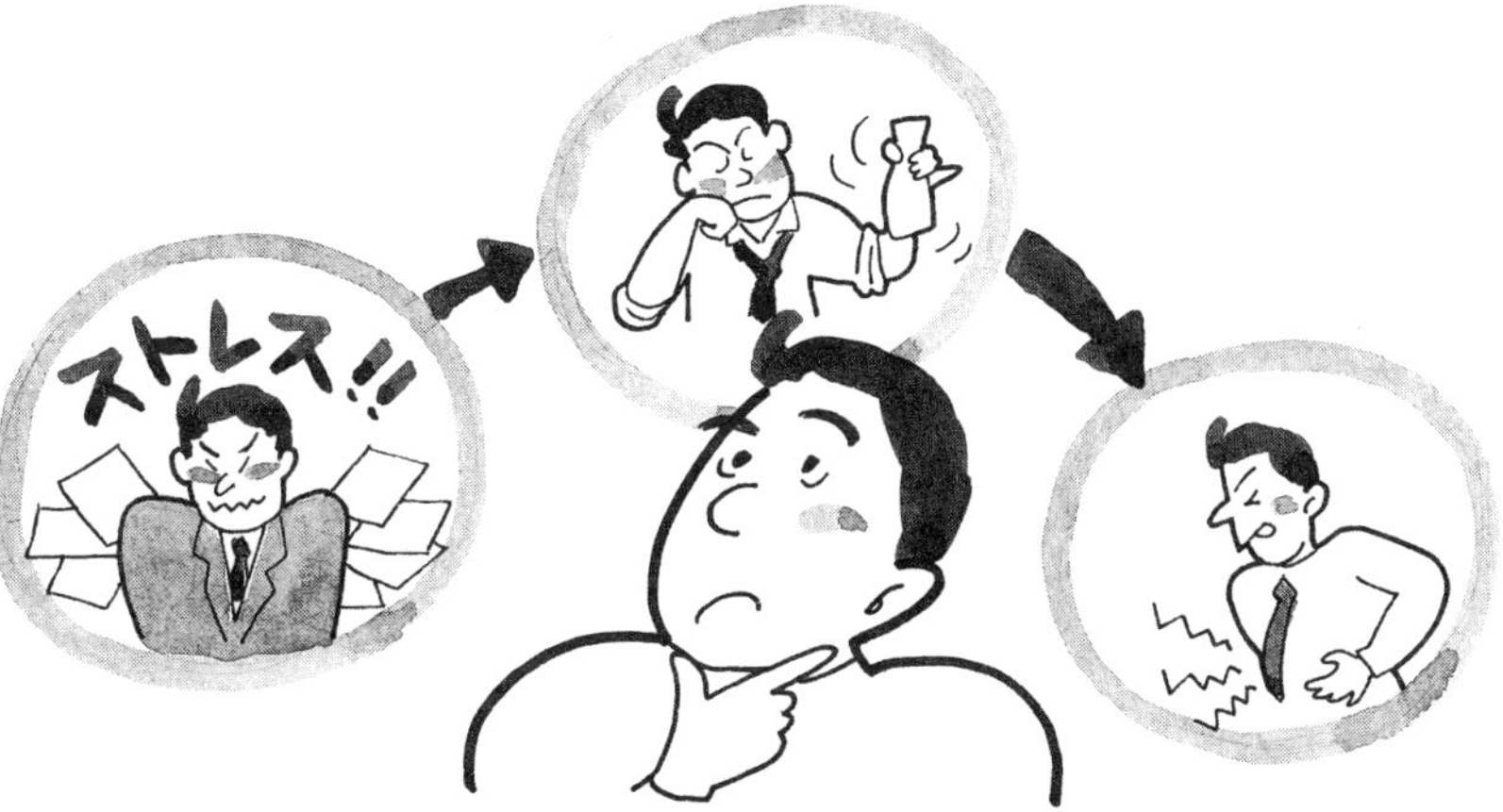

ストレスや自分の誤った行動パターンが発症要因であり、「自分には心理療法が必要だ」ということを理解しておくこと

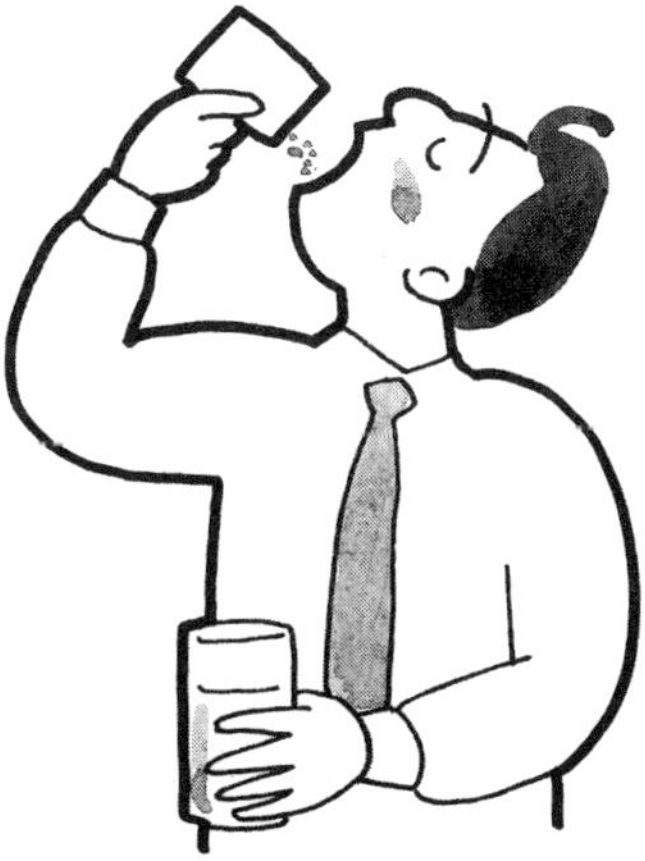

医師の出す薬は、続けてきちんとのむこと。必要にして最小限の薬を“ありがたく”服用することがコツ

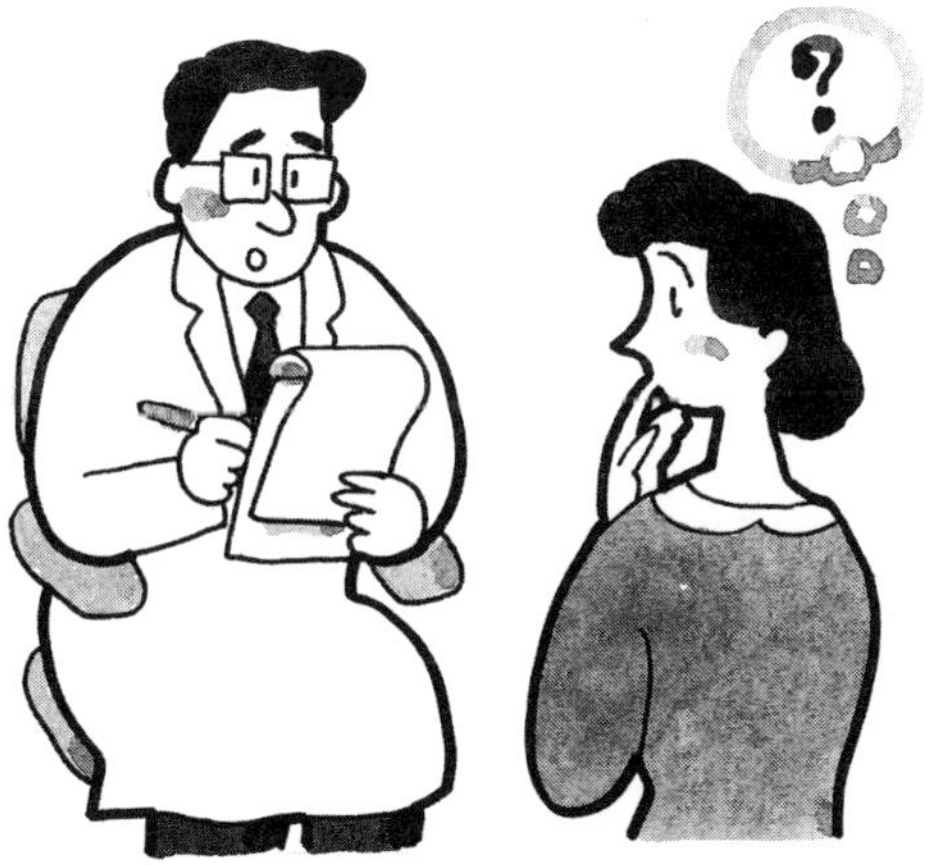

治療者は家庭や職場でのストレス、性格の傾向などを質問していくが、ストレス解決のための答えに気づくのは患者さん本人

緊張した心身をほぐす「温熱・マッサージ療法」

筋肉がほぐれ、神経もリラックス

長い時間精神的な緊張が続くと、全身の筋肉は相当強くこってきて、肩こりや頭痛、腰痛として現れ、めまいや、立ちくらみの原因になります。ひどくなると、強い疲労感やイライラ、情緒の不安定などもひき起こします。

遠赤外線を使った温熱療法や、ローリング治療機などの機器、理学療法士によるマッサージ療法は、筋肉のこりへの対症療法、治療の中の補助的な療法として用います。

体を温めたり、マッサージすることによって筋肉の緊張や神経の緊張がほぐれてくると、がんこな疲労や不眠、イライラ、情緒の不安定なども消えていきます。

病院でも補助的に治療の中に組み入れる

温熱療法やマッサージは、一般でもかなり普及し、自律神経失調症の患者さんで肩こりや腰痛に悩まされている人は、ほとんどの場合、病院に行く前に民間の鍼灸治療院やマッサージなどに通った経験があるようです。

それで治るのならよいのですが、少しもよくならなかったり、再発を繰り返すような場合は、薬や心理療法などとの併用も必要です。

心療内科では、医師が患者さんの症状に合った理学療法のプログラムを作って治療効果を上げますから、民間の鍼灸・マッサージだけに頼らないで、医師をどんどん利用してほしいものです。

第4章

ストレスに強くなる「心」のトレーニング法

カウンセリングは問題解決のヒントを得るもの

心身の調子が悪いとき、友人に相談すると気分が落ち着き、体も楽になることがあります。

しかし、ストレスが強くなってくると、友人に話すだけではスッキリしなくなります。そんなとき、医師やカウンセラーなどの専門家がストレスの原因や対処のしかたをアドバイスするのが、「一般心理療法」や「カウンセリング」などの心理療法です。

一般心理療法は、次ページの図のように「受容」「保証」「支持」の3つの柱で成り立っています。一方、カウンセリングは、相談または助言指導と言われ、患者さん自身が「気づき」によって人格を成長させていくのを援助するものです。カウンセリングの目的は、患者さんが主体で解決の糸口を見つけていくことです。

日本では、精神科を受診したり、カウンセリングを受けることに対してマイナスイメージを持ちがちですが、アメリカでは、カウンセリングを受けることが一種のステータスになっているほどです。

これからは、カウンセリングを積極的に活用してストレスに対処していく時代です。

ふつうの生活指導のなかにもカウンセリングの要素がある

心理療法の専門家やカウンセラーが行うものだけでなく、医師がふつうに行っている生活指導も立派なカウンセリングの1つです。「そんなに気を張らないで、少し肩の力を抜いたらどうですか」という医師のひと言で快方に向かうこともよくあります。

一般心理療法の3つの柱

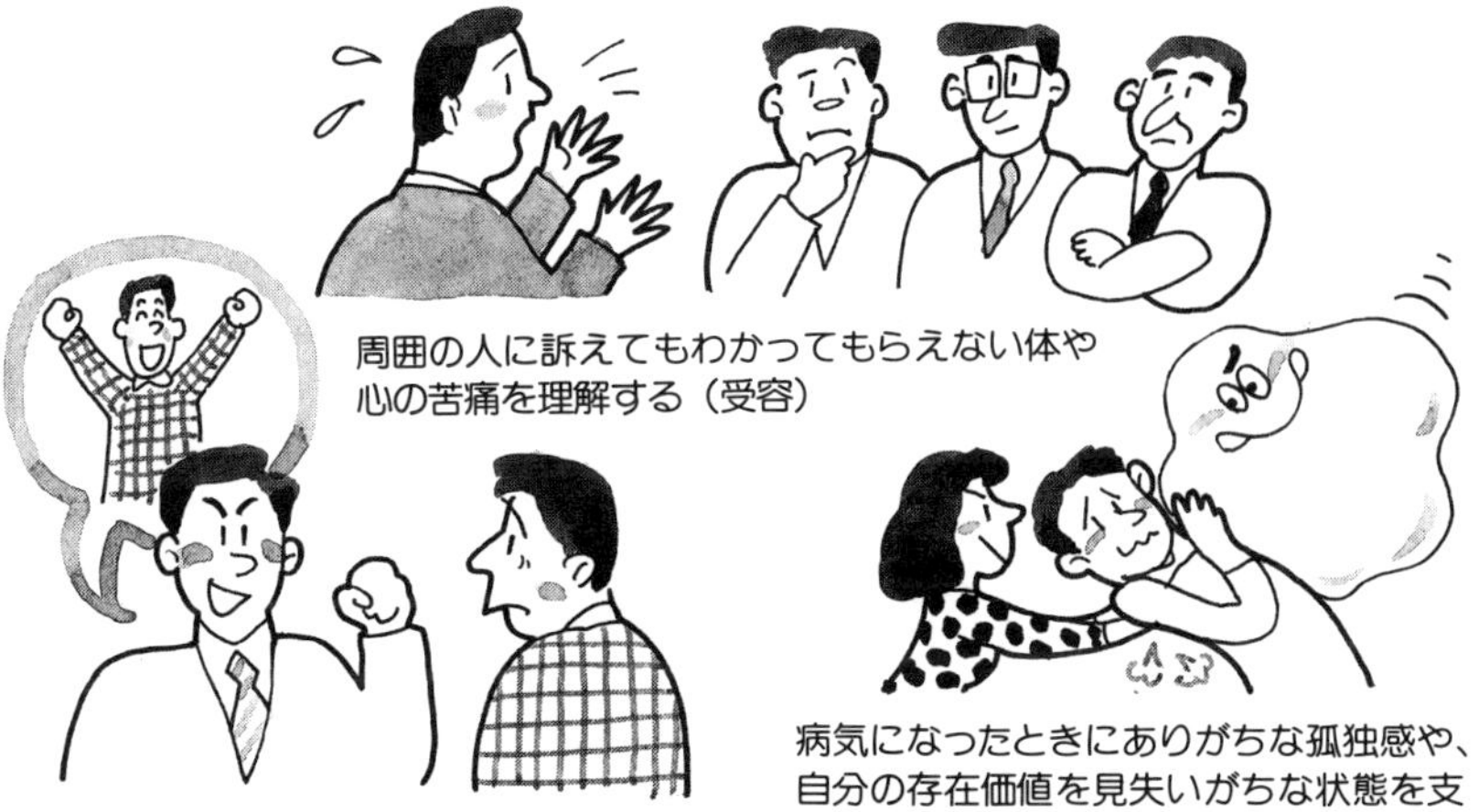

周囲の人に訴えてもわかってもらえない体や心の苦痛を理解する（受容）

病気を十分わかりやすく説明し、必ず治るものだということを約束する（保証）

病気になったときにありがちな孤独感や、自分の存在価値を見失いがちな状態を支え、問題解決のための試行錯誤の時期を支える（支持）

費用と健康保険の適用範囲

医師が行うカウンセリングは、健康保険の対象になりますが、心理療法士の行うカウンセリングは、その対象外です。

大学病院の中には心理療法士のカウンセリングを無料で行っているところがありますが、一般のカウンセリング施設では、30分間で5000〜1万円ほど費用がかかります。

どのくらい通えばいい？

患者さんの症状にもよりますが、カウンセリングは、初めのうちは1〜2週間に1度、よくなってきたら月に1度のスケジュールで進めます。治療の期間は、特に決まっていません。

要は、次のカウンセリングの日までに患者さんがどれくらい心の成長を遂げるかが大切で、何年も継続して通ってくる人もいます。

カウンセリングの具体的な内容は？

"カウンセリング"と"人生相談"は違う

カウンセリングを1～2度受けた人の中には、「物足りない」という印象を持つ人がいます。「どう生きればいいか教えてほしい」「どんな仕事についたらいいか教えてもらいたい」などと、カウンセリングを〝人生相談〟と思い込んでいる人は、そんな印象を持つようです。「カウンセラーが自分に味方してくれない」と、不満を持つ患者さんもいます。

しかし、カウンセリングは、患者さんに指図をしたり、味方をしたりするものではなく、患者さんが自分で解答を見つけ出すのを助けるものです。借り物でない解答だからこそ、自己成長のために有意義なものになるのです。

独りで考えても解決できない問題をいっしょに考える

カウンセラーは、ときには患者さんとつらい気持ちを分かち合いながら、解決方法をいっしょに考えていきます。

行き詰まったときに独りで考えていると、なかなか袋小路から抜け出せず、たとえどうすればよいかに気づいても、実際には実行できない、という壁に突き当たってしまいます。

しかし、カウンセラーといっしょに考えると、自分の性格やライフスタイルに合った解決方法が見つかり、少しずつ目標に近づいていくためのペース作りもできます。

自分自身に対して正当な評価をしているか、家庭や職場で過剰に適応して無理をしていないか、仕事の悩みごとを抱え込んではいないか、などの多面的な情報をもとに、ストレス状態にある自分を発見して、その解決方法を考えていくことが、カウンセリングの目的です。

カウンセリングの具体例

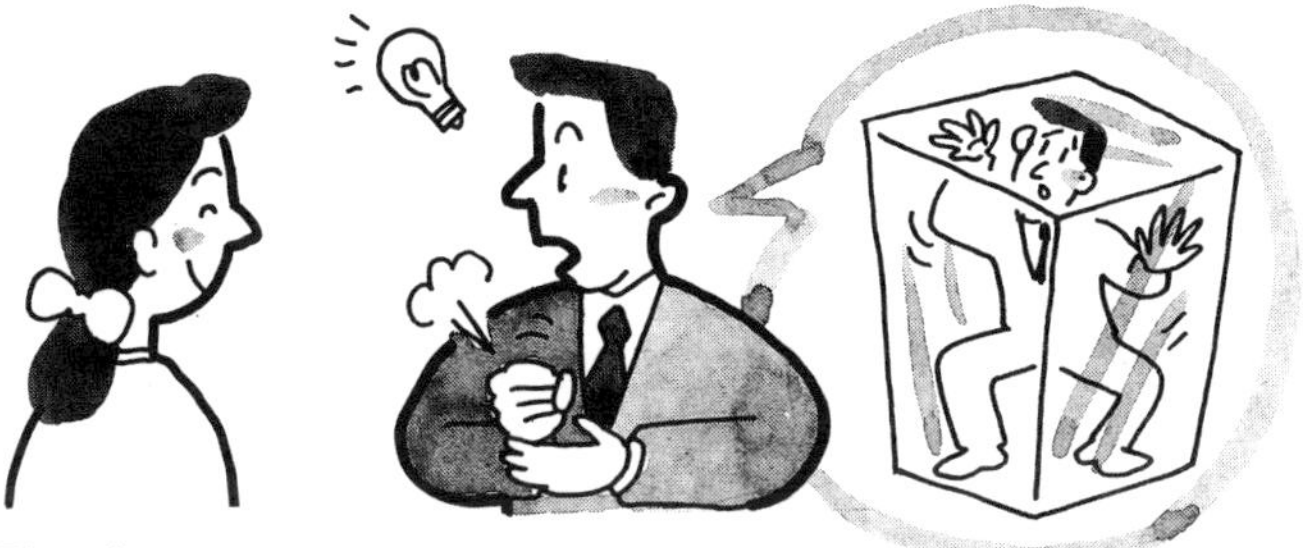

「融通がきかない」「自己評価が低い」「過剰適応や完全癖が強い」「体調に対する気づきが弱い」などの自分のクセに気づく

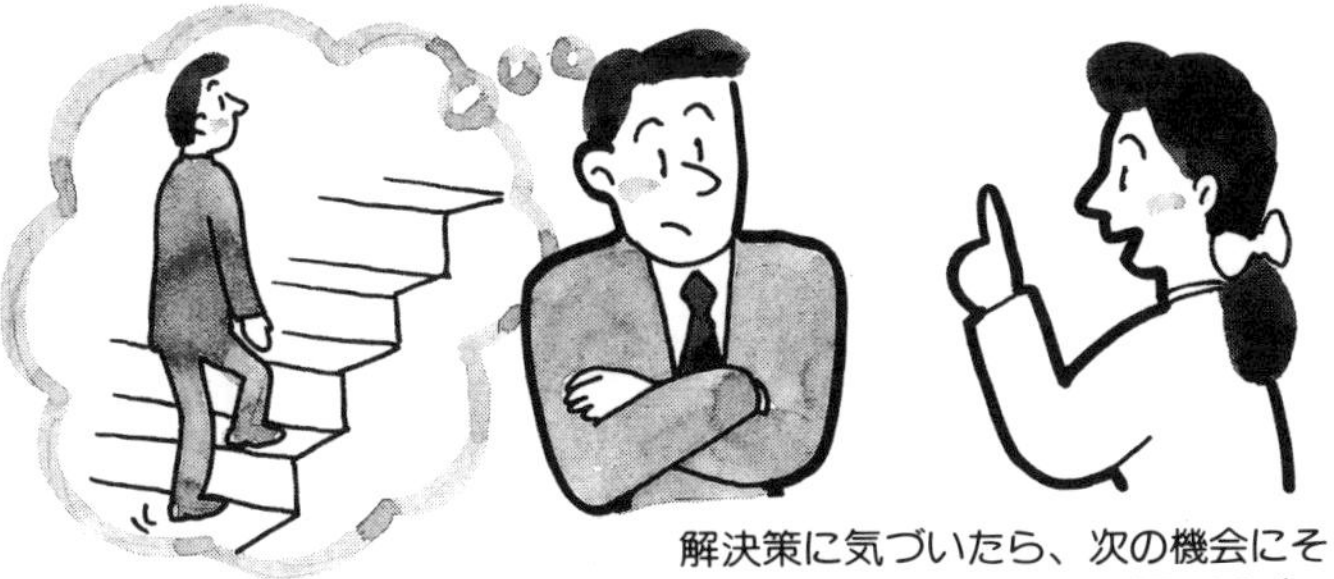

解決策に気づいたら、次の機会にそれをどう生かせるか、目標に近づいていくためのペース作りをする

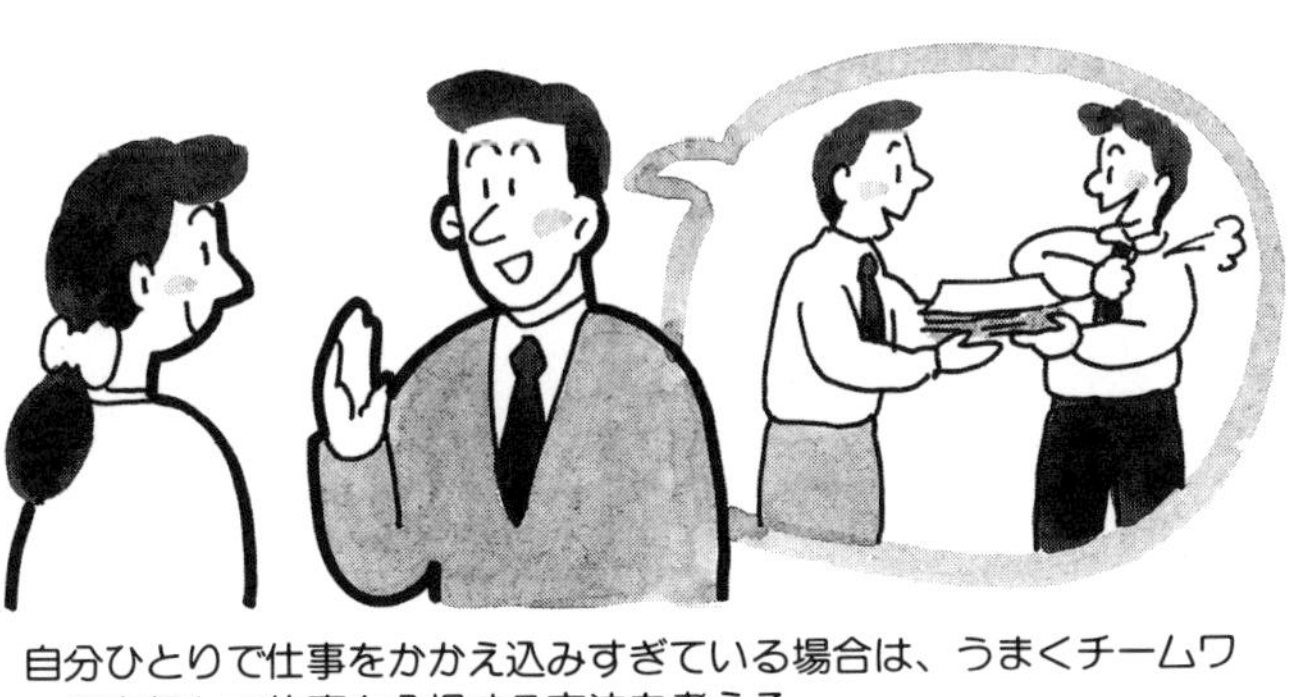

自分ひとりで仕事をかかえ込みすぎている場合は、うまくチームワークを組んで仕事を分担する方法を考える

「気づき」によってカウンセリングのゴールが見える

「あるがままの自分」を受け入れるライフスタイルに

心理療法によって自分を知り、自分の問題に気づくと、そのこと自体で症状が緩和されていくこともあります。正体のわからないもの、見えないものは、心理的不安の原因になりますが、その姿が見えてくると、不安がなくなっていくのと同じです。

いろいろなことに気づいたり、方法を変えたりすると、病気や症状と〝同居〟の日常生活が、以前ほど苦痛にならなくなることもあります。

病気を完全に治すことや、ストレスのまったくない生活を送ることを目標とするのではなく、病気や症状はあっても「あるがままの自分」を受け入れた上で、ストレスをコントロールするようなライフスタイルをめざせば、自然と症状もよくなっていくものです。

幼児期の体験に基づいて進められる心理療法

成長する過程で、人の基本的信頼感（ベーシック・トラスト）が得られなかった場合は、それが原因で人との信頼関係が築かれず、転職や対人トラブルを繰り返すことがあります。

また、仲の悪い両親を見て「こんな親にはなりたくない」と思いながら育った人は、成人しても、ちょっとした家庭内のいざこざで、挫折することがあります。心理療法の中には、幼少時の体験が人格形成にどう影響したのかを探る「精神分析的アプローチ」を行うことで、症状の原因を突きとめることもあります。

幼児期の体験が人格形成に影響することもある

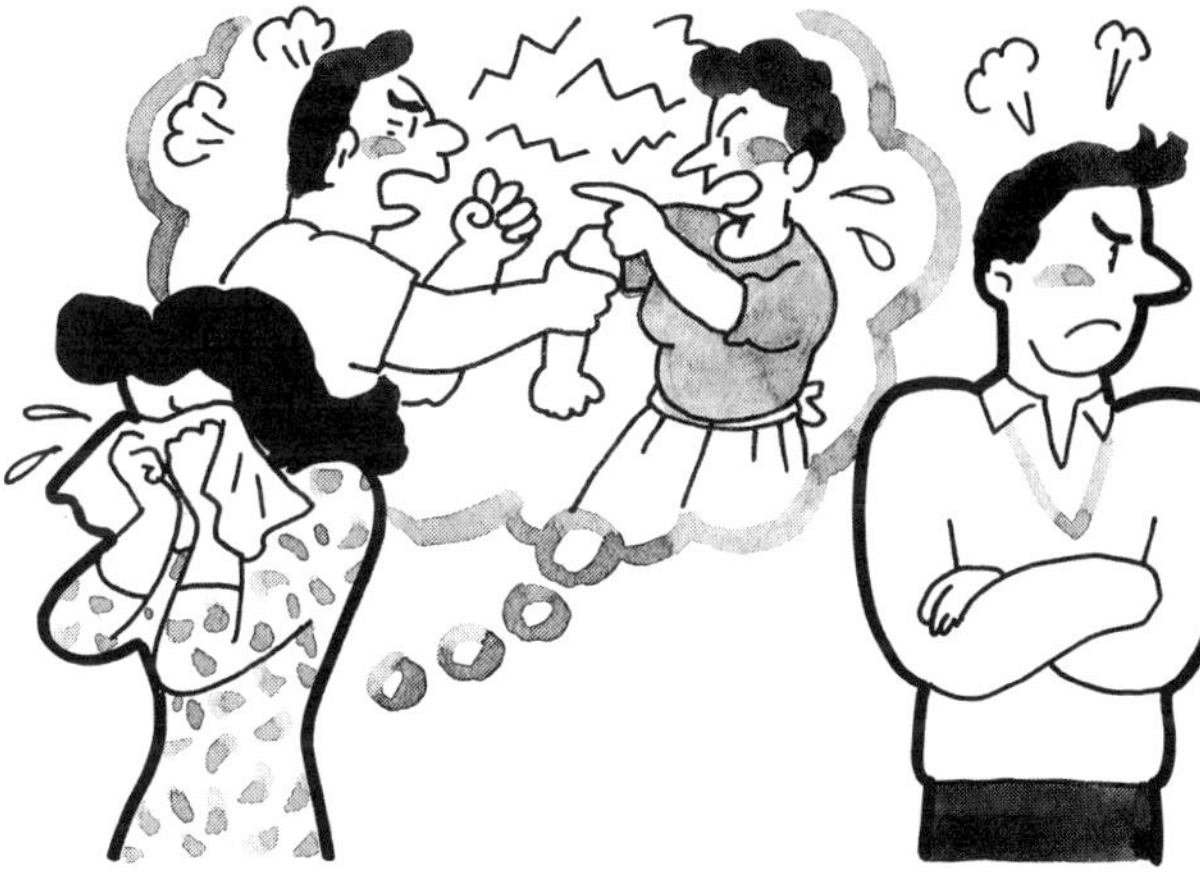

両親がけんかばかりしているのを見て育った子どもは、
成人してからも家庭の問題で悩むことがある

自分を傷つけてしまう自己分析は危険

よく、自分だけで「自己分析」を行っている人を見かけます。

しかし、自己分析の誤りやすい点は、結論を急ぐあまり「父母が悪い」「環境が悪い」と他者に責任を押しつけたり、かと思えば、いたずらに自分を卑下したりして、自分をさらに傷つけてしまうことです。

治療者による分析は、患者さんの記憶を通して行われます。

「そのときあなたの気持ちはどうだったの？」「お父さん、お母さんの気持ちは？」などと、本人や他者の感情を再認識し、そのときは幼くてわからなかった問題に気づき、解決の糸口を見つけ出していきます。

医師やカウンセラーの役目は、患者さんが「人生とは安らかで愛情に満ちたもの」であることを認識し、内側に隠されているエネルギーや人生の喜びに気づいて、自分から病気を治そうとする意欲を支えることなのです。

よい人間関係をつくる「交流分析」

わかりやすい対人関係の科学

交流分析（Transactional Analysis＝略してTA）は、1957年アメリカの精神科医エリック・バーンによって開発された心理療法です。

それまで主流を成していた精神分析療法は、患者さんが宿命的な過去にとらわれて、未来を切り開く意欲に欠ける傾向が生じやすく、難解な理論と長期の治療期間のために一般大衆になじみにくい、という欠点がありました。

それに対して交流分析は、「過去と他人は変えられない。変えられるのは現在の自分だ」という考えをもとに生まれたもので、「精神分析の口語版」と言われるほどわかりやすく、実生活にすぐに役立つものです。

交流分析の目的は、次のとおりです。

① 性格のゆがみや偏りなど自分への気づきを深め、自己コントロールを可能にする。

② 自立性を高め、自分に責任を持つように成長する。

③ 他者とこじれた人間関係に陥ることなく、互いに親密な心の触れ合いを経験する。

あなたの中にいる「3つの私」

交流分析では、だれでも心の中に「3つの私」（左図）を持ち、その中の強いものによって、その人の自我状態が生まれ、行動パターンが特色づけられる、としています。あなたの場合、「3つの私」のうちだれが強いでしょうか。次の見開きの「エゴグラム」で調べてください。

心の中の3つの私

[P]＝親。厳しく批判的な親(ＣＰ)と、やさしく養育的な親(ＮＰ)に分かれる
[A]＝成長した大人
[C]＝子ども。自由な子（ＦＣ）と、順応した子（ＡＣ）に分かれる

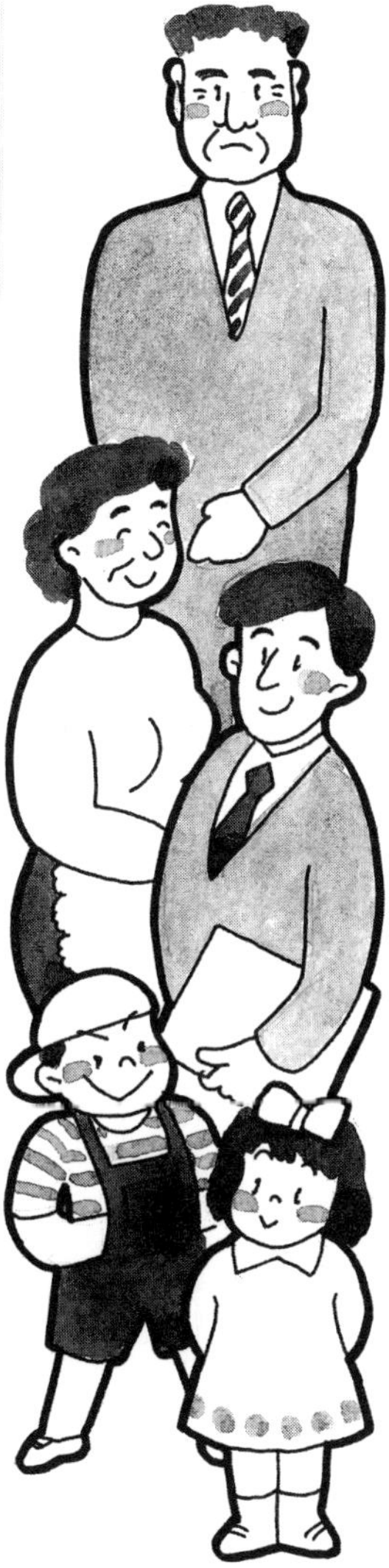

[CP]＝Critical Parent
厳しく批判的な親

長所
- 理想の追求
- 道徳的・倫理的
- 善悪をわきまえる

短所
- 責任追求
- 支配的・威圧的
- 厳しすぎる、とがめる、偏見をもつ

[NP]＝Nurturing Parent
やさしく包み込んでくれる親

長所
- 温かさ
- 養育的、保護的
- 他人への思いやり・愛情

短所
- 甘やかし
- 過保護、過干渉
- 世話のしすぎ
- よけいなお世話

[A]＝Adult
成長した大人

長所
- 情報の収集、分析
- 客観的理解、現実的判断
- 計算、工夫、成算

短所
- 冷たい
- 人情味に欠ける
- 人の気持ちより事実を優先
- 結果能率優先

[FC]＝Free Child
自由な子ども

長所
- 自由奔放、明るい
- 創造的、直観的、好奇心
- 天真らんまん

短所
- 自己中心的
- 本能的、衝動的
- わがまま

[AC]＝Adapted Child
順応した子ども

長所
- 素直
- 協調的、適応性
- 他人を信頼
- 期待に添う努力

短所
- 自信喪失、自責の念
- 自主性なく、依存的
- 黙って自分の殻に閉じこもる
- ひねくれ、反抗する
- すねる

FC（自由な子ども）	1	自分をわがままだと思いますか	合計（　）点
	2	好奇心が強いほうですか	
	3	娯楽、食べ物などを満足するまで求めますか	
	4	言いたいことを遠慮なく言ってしまうほうですか	
	5	欲しいものは、手に入れないと気がすまないほうですか	
	6	“わあ”“すごい”“へえー”などの感嘆詞をよく使いますか	
	7	直観で判断するほうですか	
	8	興にのると度を越し、はめをはずしてしまいますか	
	9	怒りっぽいほうですか	
	10	涙もろいほうですか	

AC（順応した子ども）	1	思っていることを口に出せない性質ですか	合計（　）点
	2	人に気に入られたいと思いますか	
	3	遠慮がちで消極的なほうですか	
	4	自分の考えを通すより妥協することが多いですか	
	5	他人の顔色や、言うことが気にかかりますか	
	6	つらいときには、がまんしてしまうほうですか	
	7	他人の期待に添うよう過剰な努力をしますか	
	8	自分の感情を抑えてしまうほうですか	
	9	劣等感が強いほうですか	
	10	現在「自分らしい自分」「本当の自分」から離れているように思えますか	

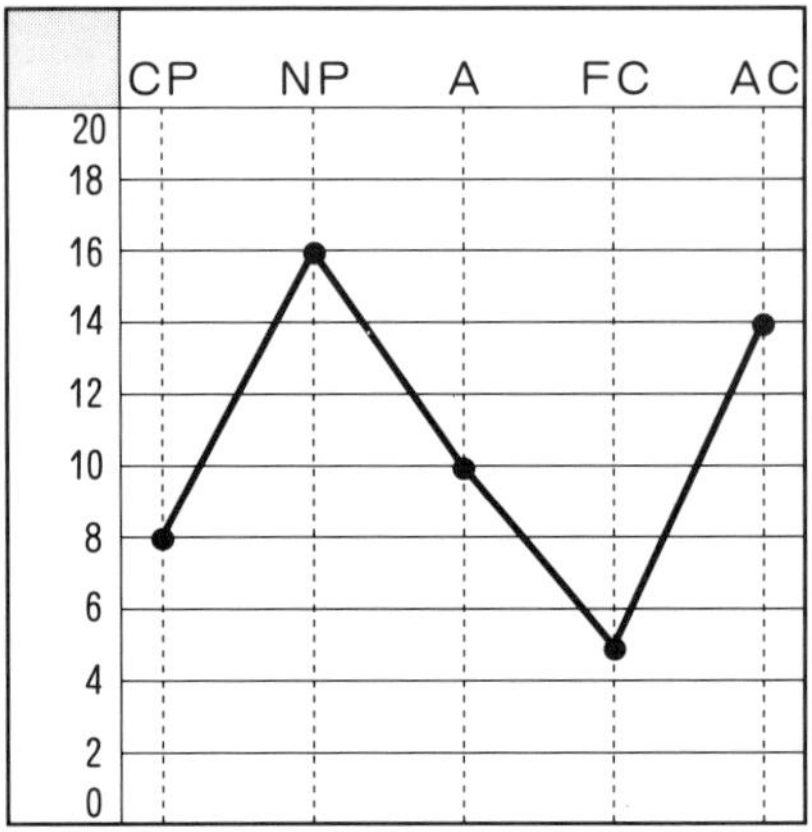

〈例〉 CP 8、NP16、A10、FC 5、AC14の場合

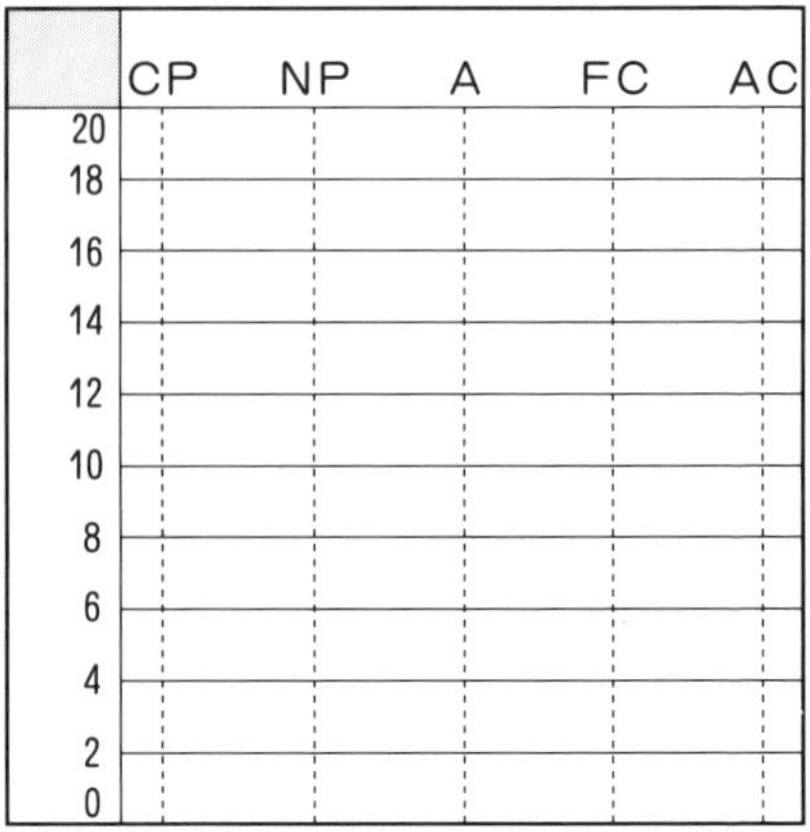

あなたのエゴグラム

エゴグラム （東大の岩井・石川版）

下の質問に、「はい（○）」「どちらでもない（△）」「いいえ（×）」で答えてください。ただし、できるだけ○か×で答えるようにしてください。○を2点、△を1点、×を0点として、それぞれの項目ごとに合計点を出し、前ページ下の例のように、自分のエゴグラムを作ってください

CP（批判的な親）	1	人の言葉をさえぎって、自分の考えを述べることがありますか	合計（　）点
	2	他人を厳しく批判するほうですか	
	3	待ち合わせ時間を厳守しますか	
	4	理想を持って、その実現に努力しますか	
	5	社会の規則、倫理、道徳などを重視しますか	
	6	人に責任感を強く要求しますか	
	7	小さな不正でも、うやむやにしないほうですか	
	8	子どもや部下を厳しく教育しますか	
	9	権利を主張する前に義務を果たしますか	
	10	「……すべきである」「……ねばならない」という言い方をよくしますか	
NP（養育的な親）	1	他人に対して思いやりの気持ちが強いほうですか	合計（　）点
	2	義理と人情を重視しますか	
	3	相手の長所によく気がつくほうですか	
	4	他人から頼まれたら、いやとは言えないほうですか	
	5	子どもや他人の世話をするのが好きですか	
	6	融通がきくほうですか	
	7	子どもや部下の失敗に寛大ですか	
	8	相手の話に耳を傾け、共感するほうですか	
	9	料理、洗濯、掃除など好きなほうですか	
	10	社会奉仕的な仕事に参加することが好きですか	
A（大人）	1	自分の損得を考えて行動するほうですか	合計（　）点
	2	会話で感情的になることは少ないですか	
	3	物事を分析的によく考えてから決めますか	
	4	他人の意見は、賛否両論を聞いて参考にしますか	
	5	何事も事実に基づいて判断しますか	
	6	情緒的というよりむしろ理論的なほうですか	
	7	物事の決断を、苦労せずにすばやくできますか	
	8	能率的にテキパキと仕事を片づけていくほうですか	
	9	先（将来）のことを冷静に予測して行動しますか	
	10	体の調子の悪いときは、自重して無理を避けますか	

自分のエゴグラムのパターンを知ろう

自分のエゴグラムを作ったら、次の4つのパターンのどれに最も近いか、比べてみましょう。

エゴグラムには、人生に対する態度ともいうべき「基本的構え」（98ページ）が反映されます。エゴグラムのパターンがAの場合は、他人とのトラブルが最も少ないですが、B～Dの偏りが極端な場合は、「人生がうまく展開しない」ということになりがちです。

エゴグラムの4つのパターン

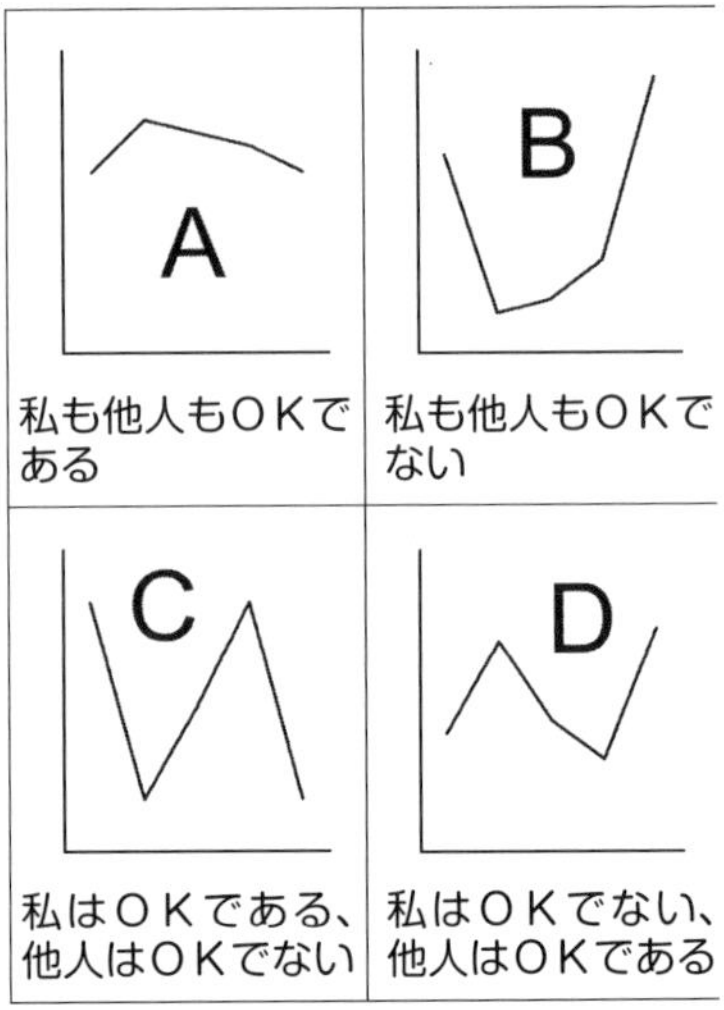

「3つの私」の最も弱いところを強くしてみよう

次に、エゴグラム中の最も弱いところを、図のような要領で、高めてください。

自律神経失調症などのストレス病にかかる人は、FC（自由な子ども）よりもAC（順応した子ども）のほうが高い傾向にあります。

ACが高くFCが低い人はFCを上げる、CPが高くNPが低い人はNPを上げるというように、「親」「子ども」の自我状態の中で2つのバランスをとるようにしましょう。

エゴグラムは、乳幼児期から体験したさまざまな対人交流が反映していますから、何らかの気づきを伴った自己成長がないかぎり、あまり変化しないものですが、低いところを高めるように心がけているうちに、バランスがよくなっていきます。

各自我状態の高め方（＊はよく使うように心がけるせりふ）

ＣＰの高め方

・社会の事件などを、声に出して批判してみる
・人に注意する
・自分にきびしくする
＊「私はこう思います」とはっきり言う
＊「すべきです」「しなければならないのです」

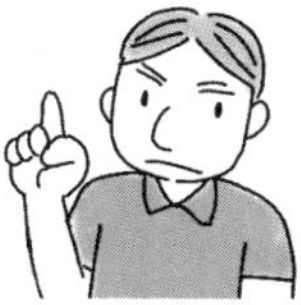

ＮＰの高め方

・家族や友人を喜ばせる
・相手の立場に立って考えてみる
・人の長所を認める
＊「お気持ちはよくわかります」
＊「ごくろうさま」「よくがんばりましたね」
＊「すばらしいですね」

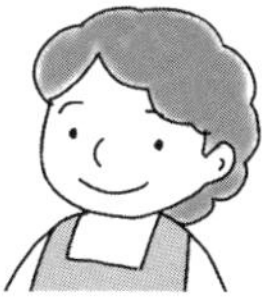

Ａの高め方

・日記など文章を書く
・感情に流されないで、客観的に事実を確認する
・結末を予測して、状況を把握する
＊「何が問題なのですか」
＊「もう一度説明してください。そこがわかりません」
＊「もしそうだとしたら、今何をすべきでしょうか」

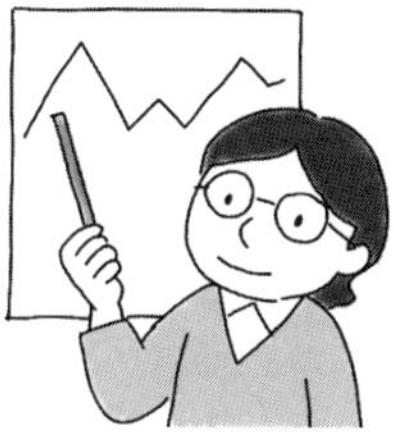

ＦＣの高め方

・「！」のついたせりふを多く使う
・冗談を言う、笑う
・上手に気分転換をする
・芸術、娯楽を楽しみ、表現をしてみる
＊「すごい！」「すてきだな！」
＊「さあ、遊ぼう」

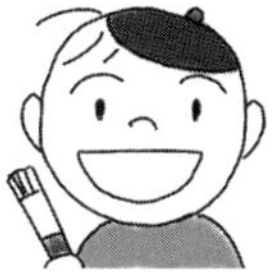

ＡＣの高め方

・人が話しているときはよく聞く（他人の言葉をさえぎらない）
・相手の気持ちや感想を聴いてみる
＊「こんなこと言ってもいいでしょうか」
＊「あなたがどう感じているか、とても気になります」

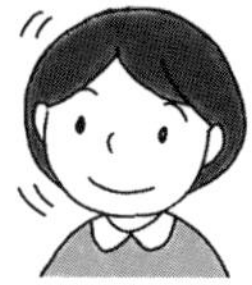

対人関係のからくりを見つけ出す「交流パターン」の分析

「3つの私」は対人交流にも現れる

前記の「3つの私」をもとに、言葉・表情・身ぶり・態度などの交流パターンの分析をしてみましょう。自分や相手のメッセージが、P・A・C（↓85ページ）のどの自我状態から発せられているのか、に気をつけてください。

交流パターンを分析することは、自分の他人への接し方、他人の自分への接し方についての気づきを深め、対人関係のまずさを修正していくのにたいへん効果的です。

対人関係のトラブルが減少する会話の交流パターン

会話の中身は、スムーズに流れたり、中断したり、ときには揚げ足取りの連続に終わるなどさまざまです。日常生活の中での会話の交流パターンを分類すると、次の3つになります。

① 会話がスムーズに進む相補的交流。
② 相手の予想外の反応によって、会話がとだえたりけんかになってしまう交差的交流。
③ 言葉の裏に真意が隠されている裏面的交流。

自分の自我状態に気をつけていると、話し相手の自我状態を受け止めるのが上手になってきます。

次ページの相補的交流のように、ベクトルが平行していると、対人関係のトラブルが起こりにくく、よい人間交流を築くことができます。ときには、相手の発言が感情的なものだったら、あえて自分のAで発言して交差的交流をする、という方法もあります。

交流パターン分析の例

①　相補的交流

Ｐ、Ａ、Ｃのいずれの自我状態から送られたメッセージに対しても、予想どおりの反応が戻ってくるもの。会話はスムーズに流れ、感情的対立も起こらない

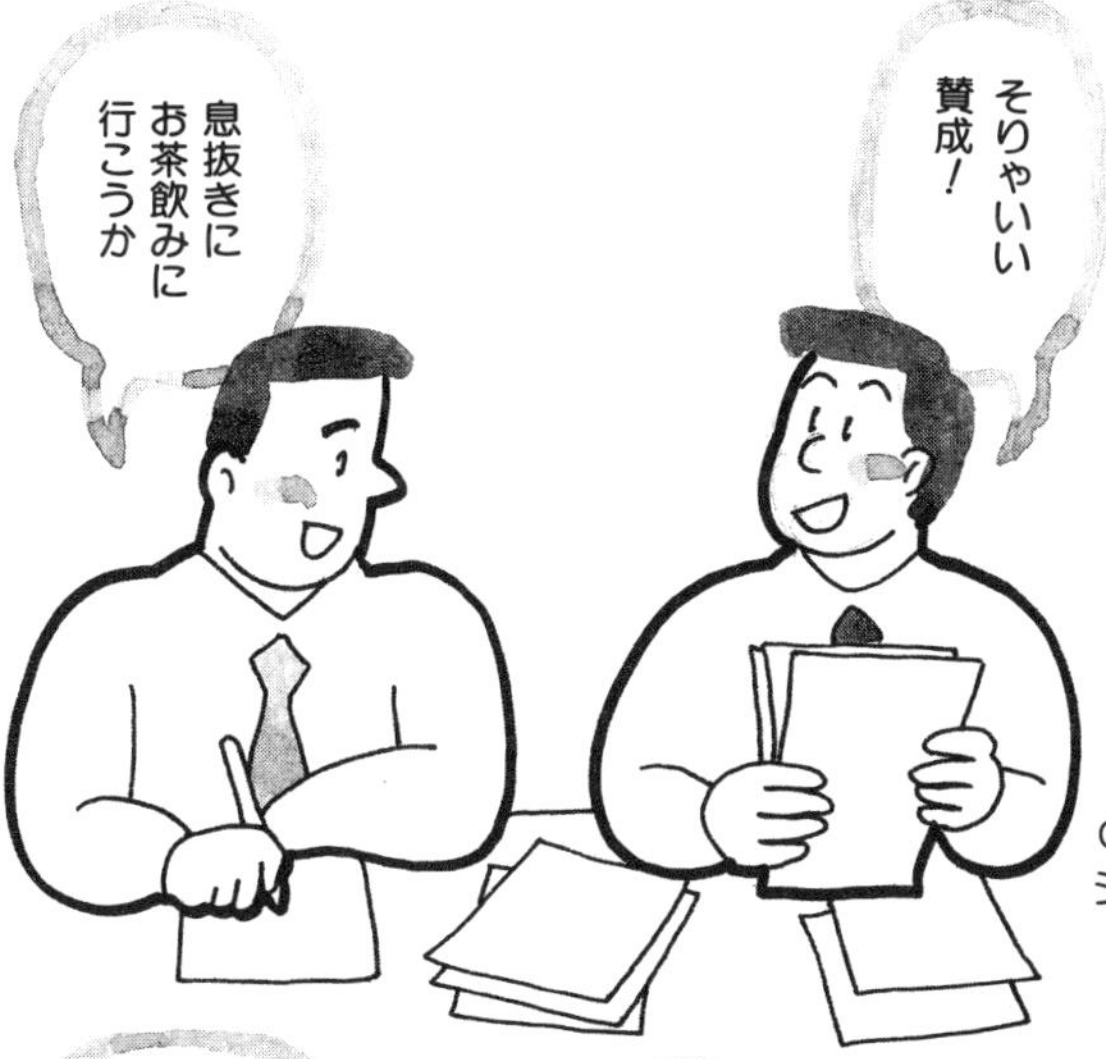
息抜きにお茶飲みに行こうか
そりゃいい賛成！

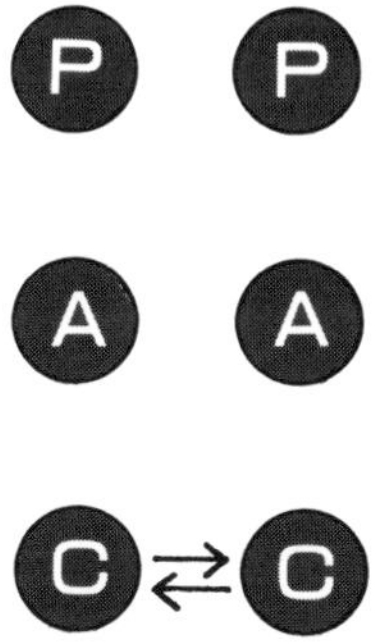

Ｃから発せられたメッセージを相手のＣが受ける

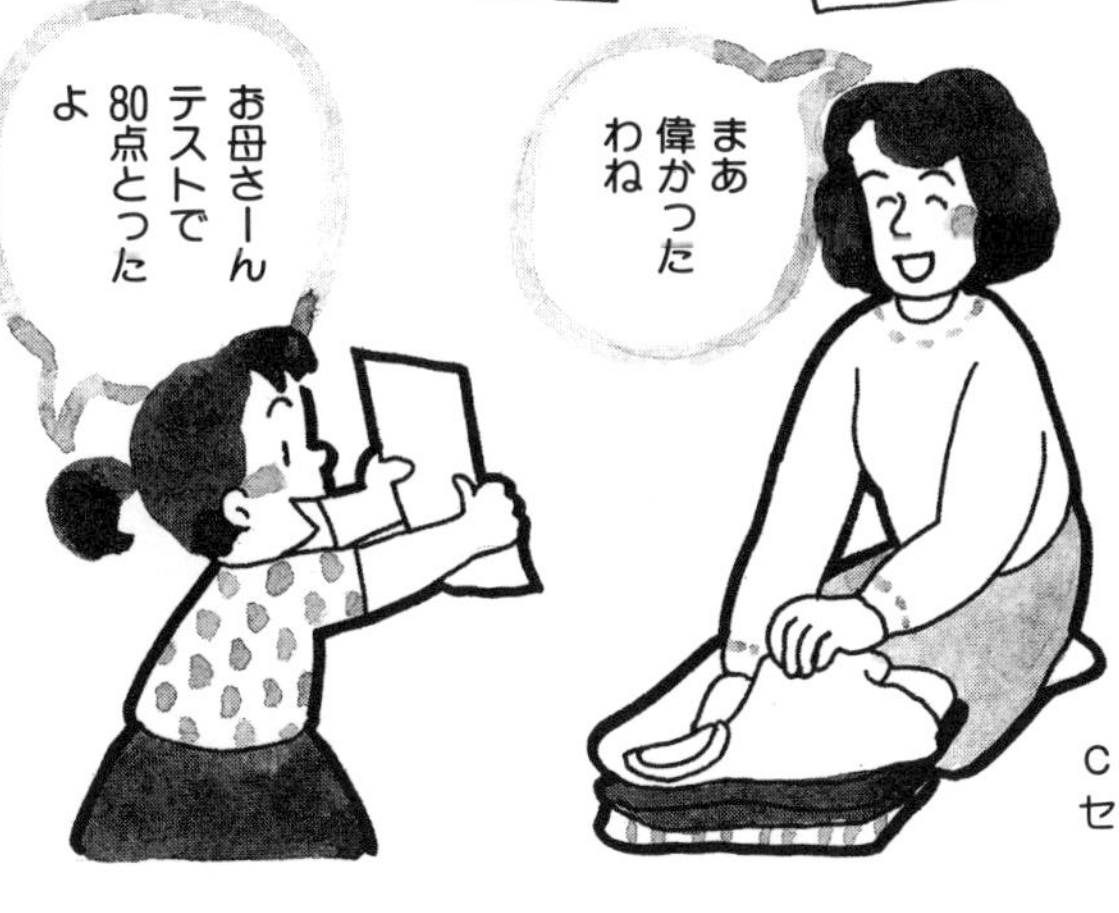
お母さーんテストで80点とったよ
まあ偉かったわね

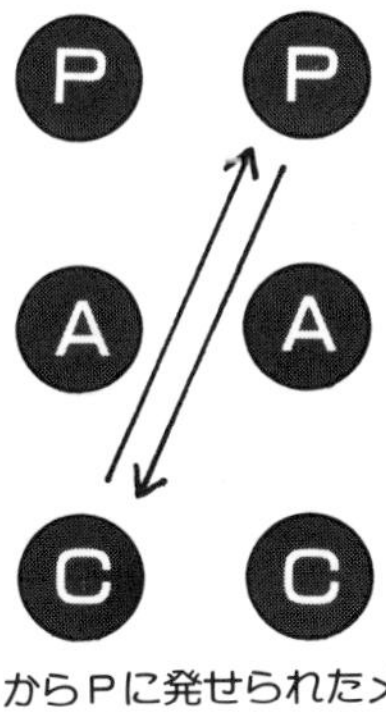

ＣからＰに発せられたメッセージが、ＰからＣに戻る

② 交差的交流

ある反応を期待して始めた交流が、予想外の反応が返ってきたために、とだえたりけんかになったりするもの。刺激と反応のベクトルが交差する

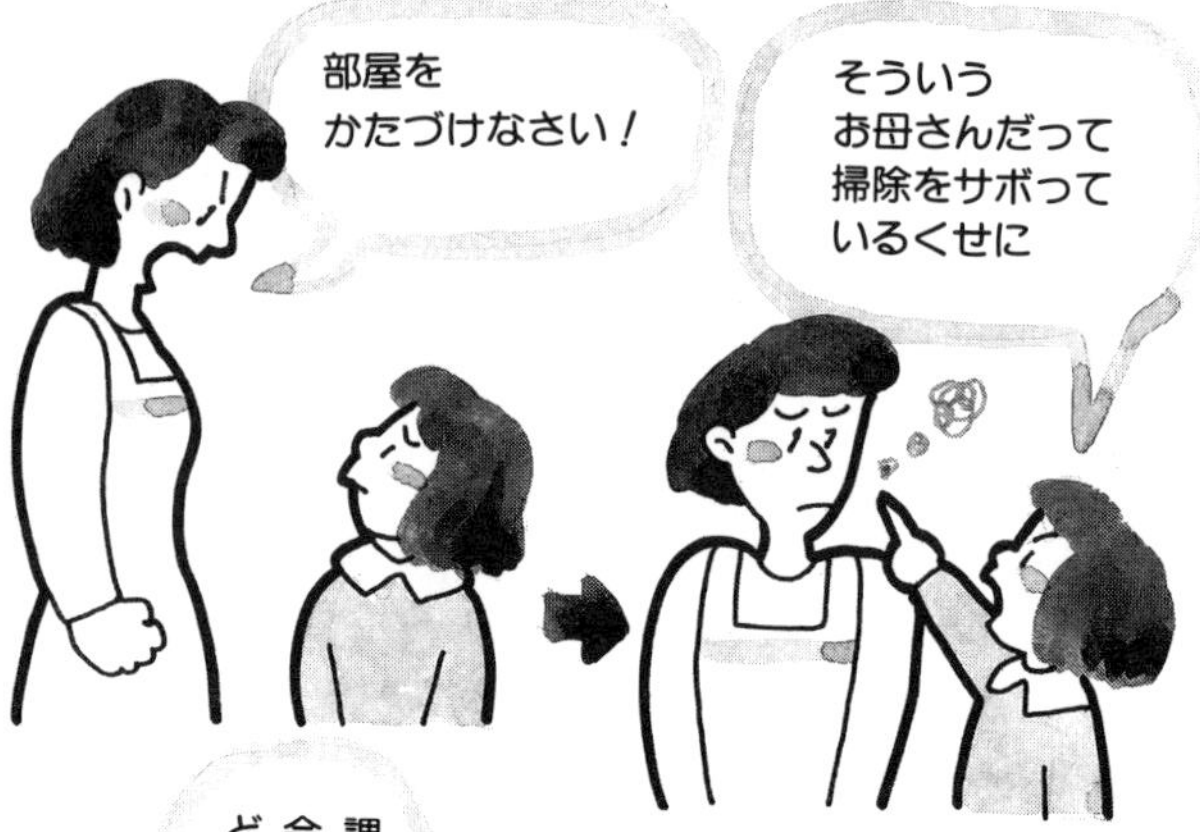
部屋を
かたづけなさい！
そういう
お母さんだって
掃除をサボって
いるくせに

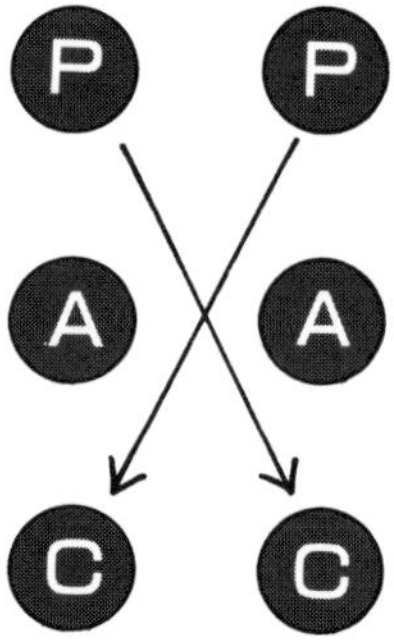

PからCに発せられたメッセージに対して、相手もPで応える

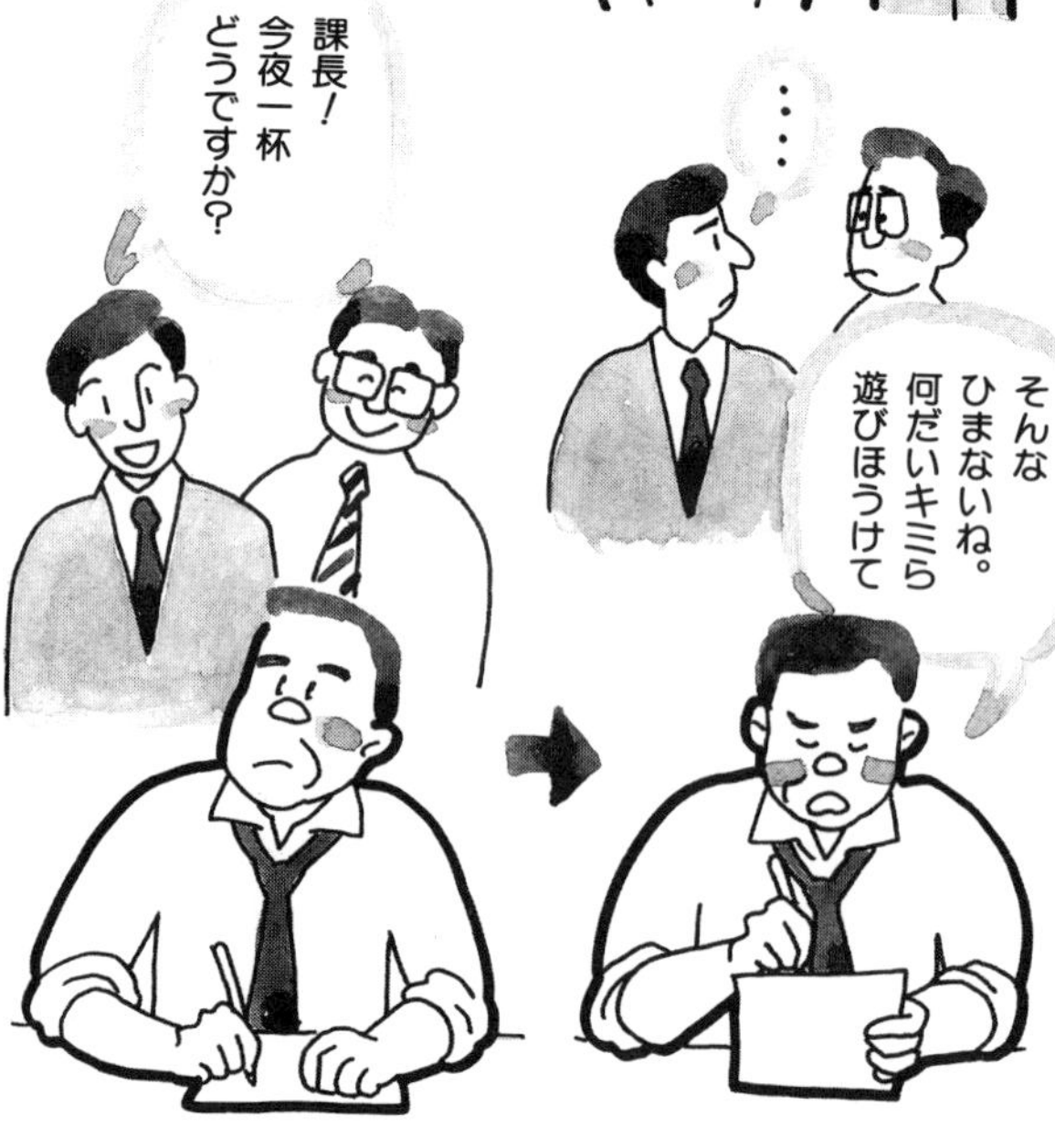
課長！
今夜一杯
どうですか?
……
そんな
ひまないね。
何だいキミら
遊びほうけて

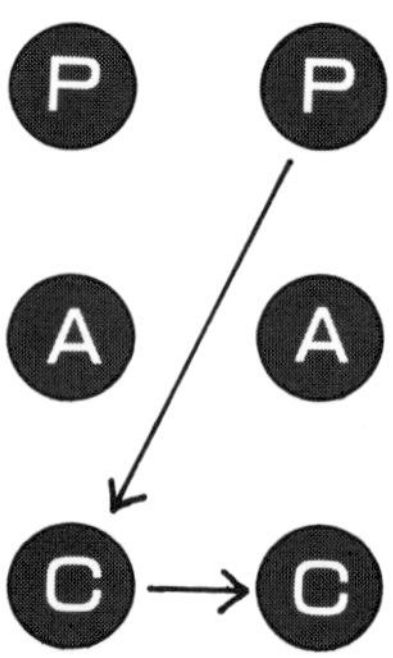

部下のCから上司のCに発せられたメッセージに対して、上司のPから反応が戻ってくる

③ 裏面《りめん》的交流

表面（社会面）ではもっともらしいメッセージを発しているが、裏面（心理面）に、その意図や真意が隠されている交流。「ホンネとタテマエ」「あてこすり」「思わせぶり」などがこの例

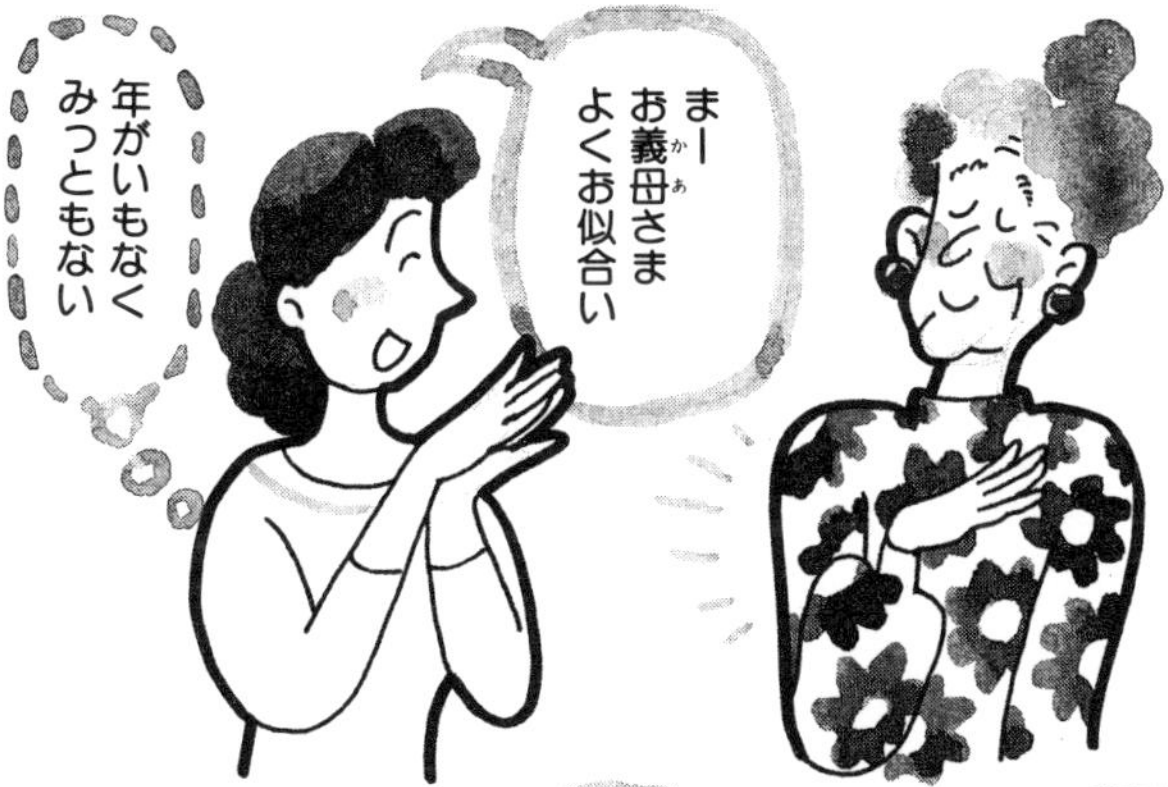
まー
お義母《かあ》さま
よくお似合い
年がいもなく
みっともない

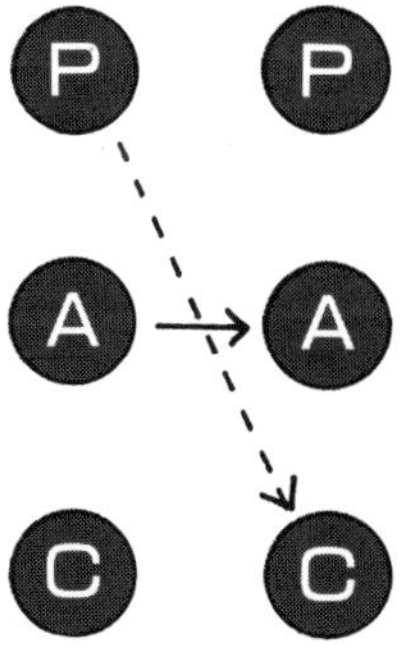

表面上は社会的なＡを装っているが、裏面はＰからＣにメッセージが発せられている

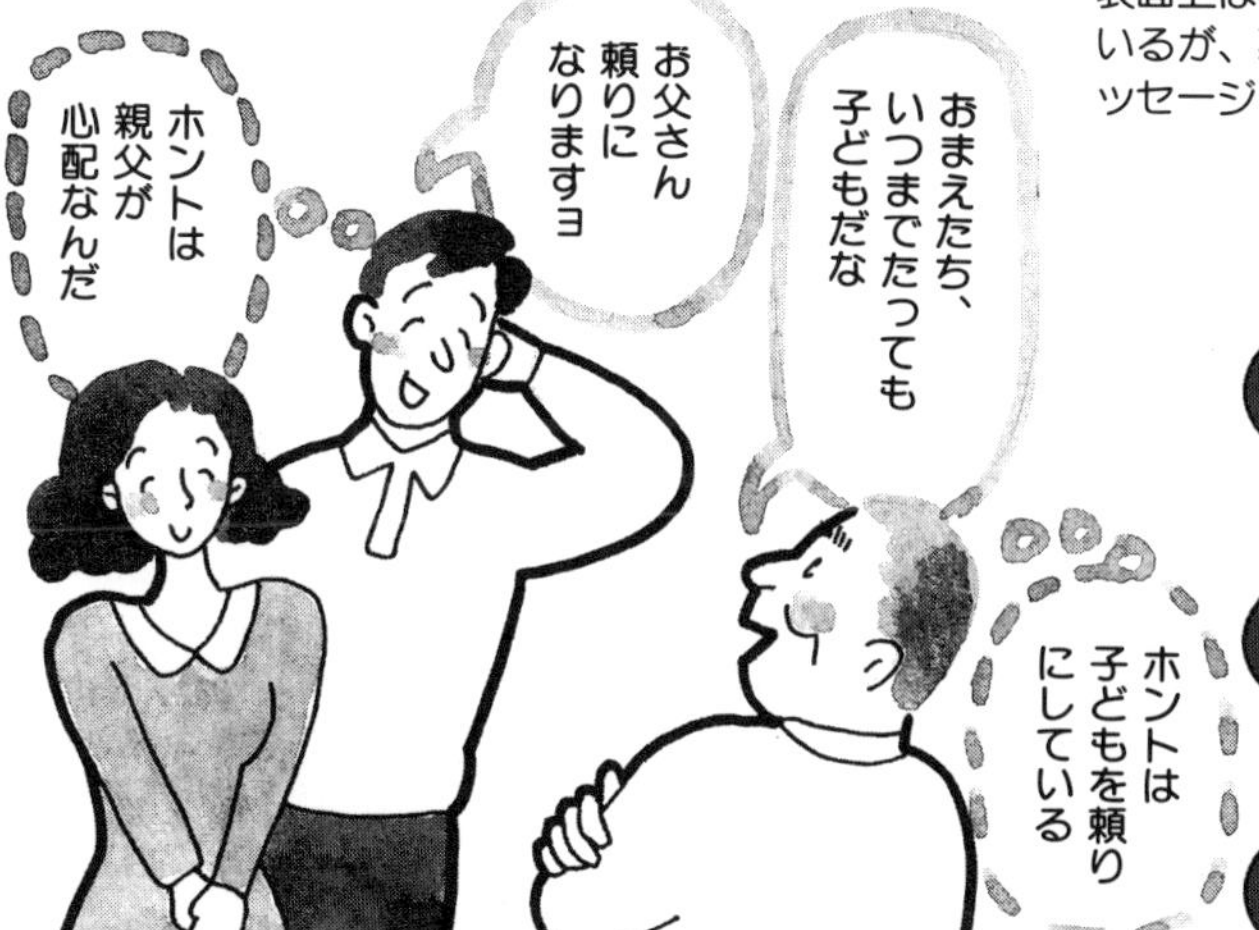
おまえたち、
いつまでたっても
子どもだな
お父さん
頼りに
なりますヨ
ホントは
親父が
心配なんだ
ホントは
子どもを頼り
にしている

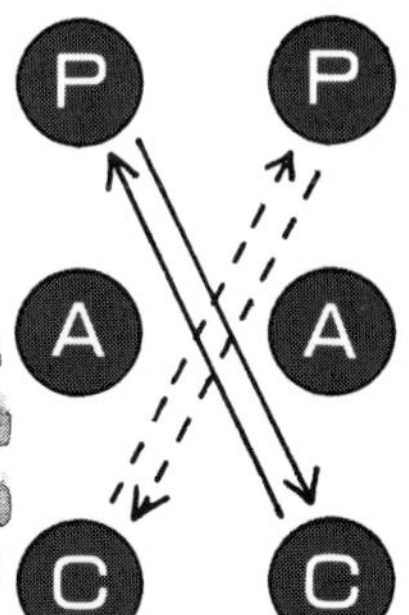

父親は、親の姿勢をとっているが（Ｐ→Ｃ）、本当は子どもにすがることで（Ｃ→Ｐ）安心しようとしている。子どもは「親」の姿勢を受け入れ、同時にすがりたい気持ちも受け入れる（暗黙の了解）

相手をいやな気持ちにさせる「原因」に気づくには

〝ストローク〟は、行動によって相手に伝えるメッセージ

〝ストローク〟とは水泳では「ひとかき」という意味ですが、交流分析では人が人に投げかける言葉や行動などの意味で使われます。

肩をポンとたたくという動作1つをとっても、それによって相手を楽しくさせたりいやな気持ちにさせたりしますが、交流分析では前者を「プラスのストローク」、後者を「マイナスのストローク」と呼んでいます。

ストロークの出し方は人さまざま

プラスのストロークを出すのが上手な人は、人を育てたり、相手の能力や意欲を引き出したり、幸福や満足感を与えたりします。

一方、マイナスのストロークを出しやすい人は、人を落ち込ませ、不幸な気持ちにさせやすいので、対人関係がしっくりいかなくなることが多くなります。

マイナスのストロークを出してしまう原因

マイナスのストロークを出す原因に、相手をディスカウント（評価を下げる）して見ることが挙げられます。相手は、自分の評価を下げられ、いやな気持ちになってしまいます。

いつも批判的に物事を見ている人のことを、私たちは「CP人間」などと皮肉ることがあります。エゴグラムのCP（批判する親）が高く、NP（養育的な親）が低い人のことをいうのですが、こういう傾向の人もマイナスのスト

プラスのストロークを出す方法

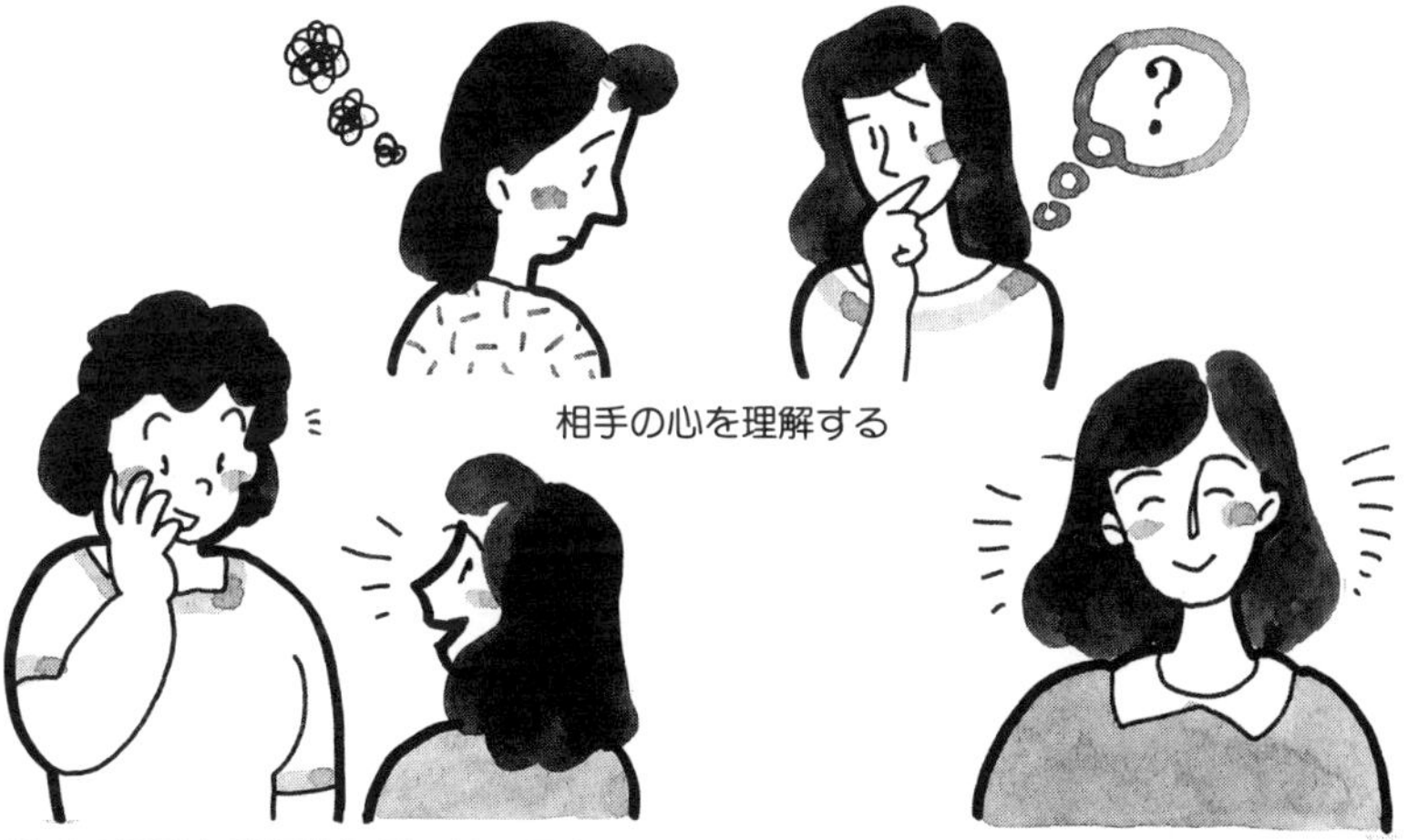

相手の心を理解する

相手の長所を積極的に見つけてほめる

明るい言葉・表情を心がける

ロークを出しやすいものです。

ＡＣ（順応した子ども）の高い人も、人に遠慮し、人と合わせすぎるために、心の交流が深まらず、マイナスのストロークを出しがちです。「どうせ……じゃないか」といつも消極的に考えている人も要注意です。愚痴や文句なども、相手にとってはマイナスのストロークです。

マイナスのストロークから脱却するには

プラスのストロークを出すためには、上図のような方法でＮＰやＦＣ（自由な子ども）を伸ばすことが大切です。

人と接するときは、自分がどんなストロークを出しているのか、に注意してみましょう。

マイナスのストロークによってこじれた人間関係に対する気づきや、自分のマイナス感情に対する気づきを深めることによって、よりよい人間関係が生まれてくるのです。

楽しくない「ゲーム」をやめて、あなたも〝OK〟に

「ゲーム」というと何か楽しいことのように感じられるでしょうが、交流分析でいうゲームとは、対人交流の中で「つい」演じてしまう、自分にも他人にも決してよい結果をもたらさない交流のことです。

「ゲーム」とは不幸な結末が予測される交流

ゲームの特色は、他人と交流したあとに〝不愉快〟〝後悔〟〝自己嫌悪〟〝憂鬱〟〝いらだち〟〝みじめさ〟などの不快な感情が残ることや、不幸な結末に終わることなどが、あらかじめ予測されていることです。

しかも、ゲームは一定のパターンによって演じられ、裏面的交流（言葉の裏に真意が隠されている交流）によって相手に伝えられます。

ゲームはなぜ演じられる？

ゲームを演じる人は、「楽しくないことはわかっているのにやめられない。傷つくことがわかっているのに同じことを繰り返してしまう」――というように、いつも葛藤を感じています。にもかかわらず、ゲームを演じてしまうのは、次のような目的があるからです。

①　他人の評価や注目を得ようとする（他人からのストロークを得ようとする）無意識の目的があるため。

②　「私は（他人は）こういう人間だ」という人生に対する基本的な構えを確認するため。

③　自分の時間を消費するため。

よく演じられるゲームを図で表してみます。

いろいろなゲーム（悪い結果が予測される対人交流）

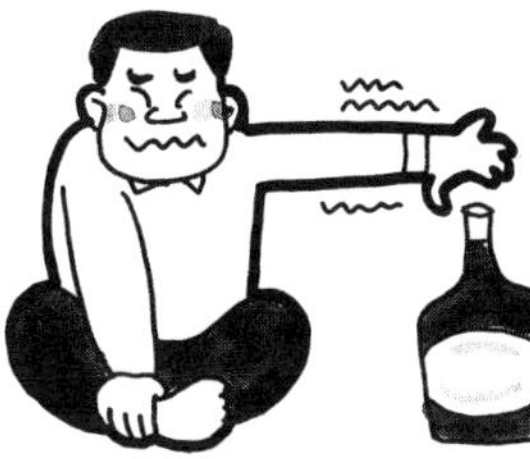

●アルコール依存症のゲーム

「もう飲まない」↔「これが最後」の心理的葛藤

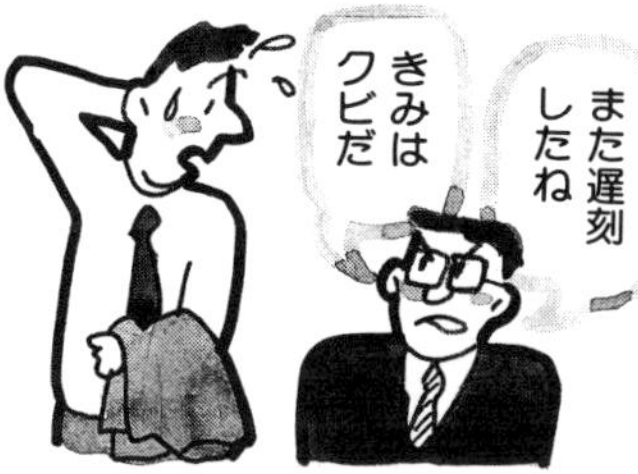
また遅刻したね
きみはクビだ

●「キック・ミー」のゲーム

他人を挑発することで注目を浴び、結局は嫌われてしまう交流

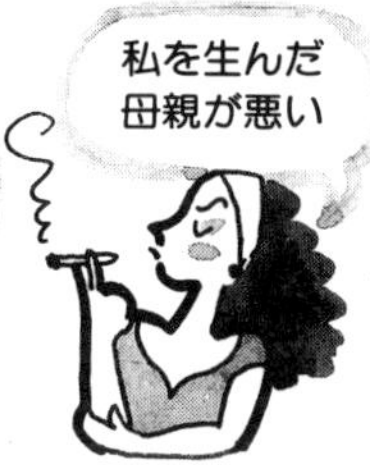
私を生んだ母親が悪い

●人を責めるゲーム

自分の境遇を他人に責任転嫁する

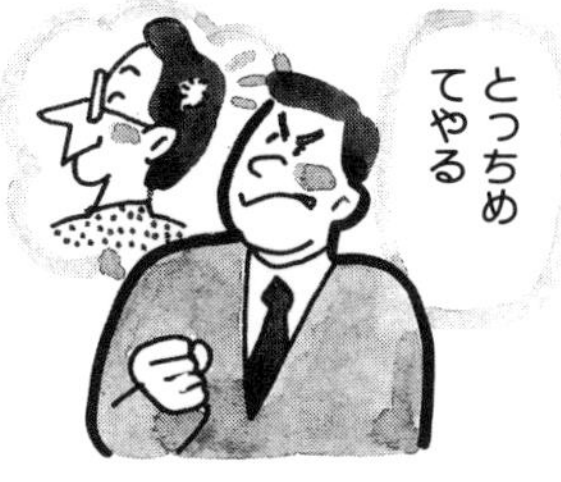
とっちめてやる

●あら探しのゲーム

常に相手より上位に立ちたいという嫉妬や羨望が混じった心理

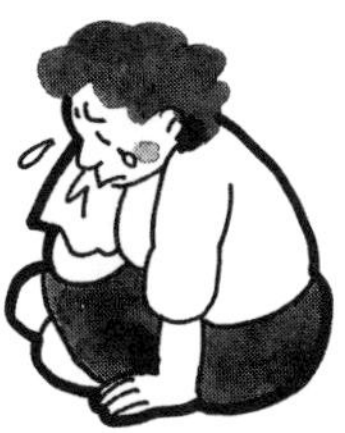

●「あんたがこんなふうでなかったら」のゲーム

愚痴の繰り返し

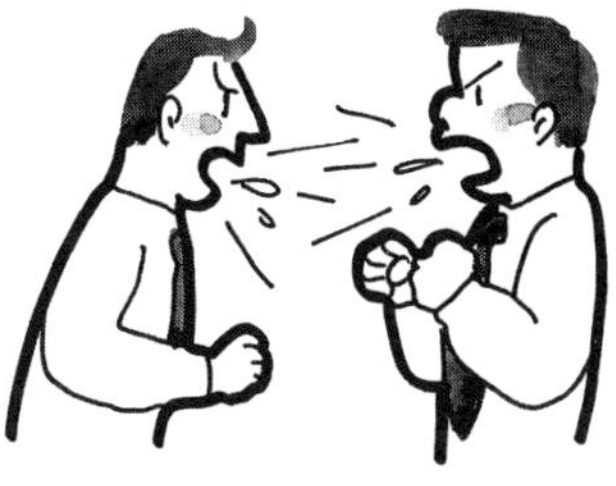

●Yes, But のゲーム

水かけ論（おまえの言うことは聴かないよ、の応酬）

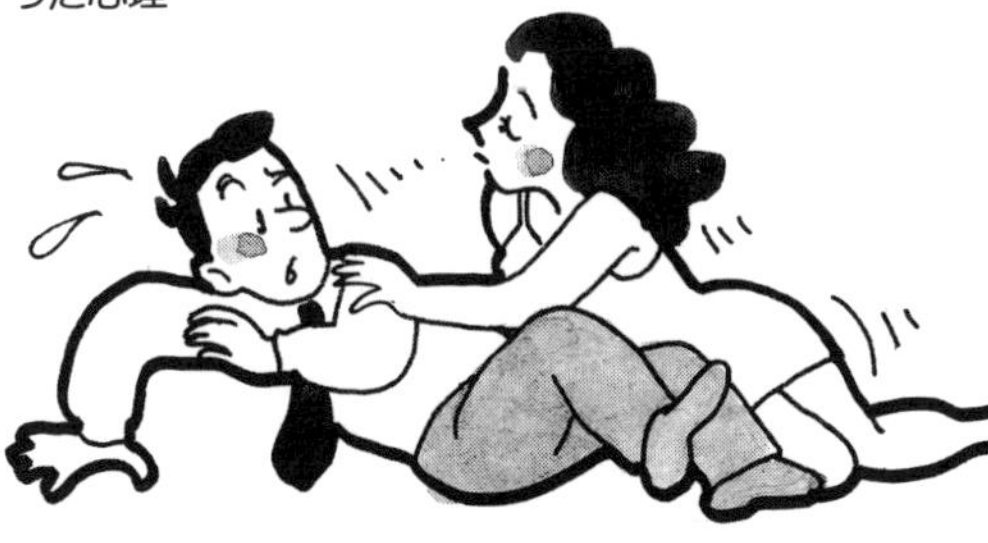

●ラポ（誘惑）のゲーム

見つかるような不倫、性的挑発などの異性間のトラブル（異性に対する根深い敵意の表れ）

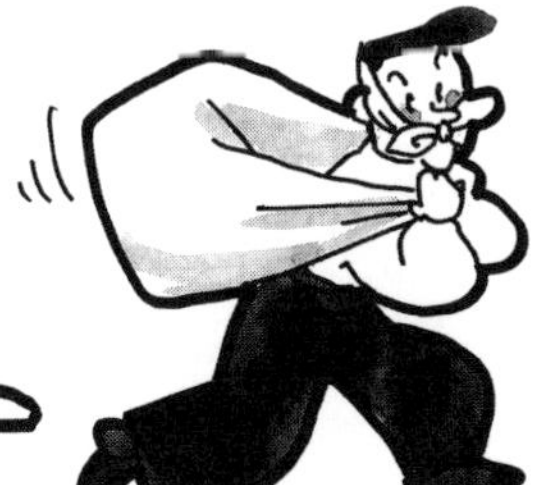

●「私を捕まえて」のゲーム

捕まるための非行（親に対する復讐）

ゲームをやめて人間関係に潤いを

ゲームをするときは必ず相手がいます。「相手の挑発にのらない、こちらからも挑発しない」ということを守り、ゲームに陥らないようにすることが大事です。ゲームを演じていると思う人は、図のような方法を試してみましょう。

ゲーム抜きの交流を学ぶことによって、「人とのふれあいが幸福に満ちたもの」と実感できるようになります。

あなたはOK? それともOKではない?

交流分析では、自分や他人に対して生涯一貫してとる、人生に対する態度ともいうべきものを「基本的構え」と呼んでいます。基本的構えは、次の4つに分類できます。

① 私も他人もOKではない

人生は無価値なもので、何もよいことはないと感じる絶望的虚無的な構え。自分の殻に閉じこもって他人との交流を避けたり、よい人間関係を破壊したりする傾向があります。

② 私はOKである。他人はOKではない

他人に強い疑惑を抱いている人がとる構え。自分に都合の悪いことが起こると、すぐに相手のせいにしたり、責任をよそに転嫁したりする傾向があります。

③ 私はOKではない、他人はOKである

他人に比べて自分は無力で劣っていると感じ、劣等感に悩んだり、憂うつになりやすい人がとる構え。自己卑下や消極的態度のために人と親密な関係を結びにくく、孤立しがち。他人の不快な感情（イライラ、怒りなど）を挑発することによって、自分がOKではないことを相手に確認させることもあります。

④ 私も他人もOKである

自分と他人の価値を認め、それらを尊重する

建設的な構え。人間同士の共感に支えられた血の通った交流ができる交流分析のゴール。

①〜③にとどまっていると、さまざまなゲームを演じてしまいますから、④の「私も他人もOKである」になることが大事です。

ゲームをしないコミュニケーションを得るには

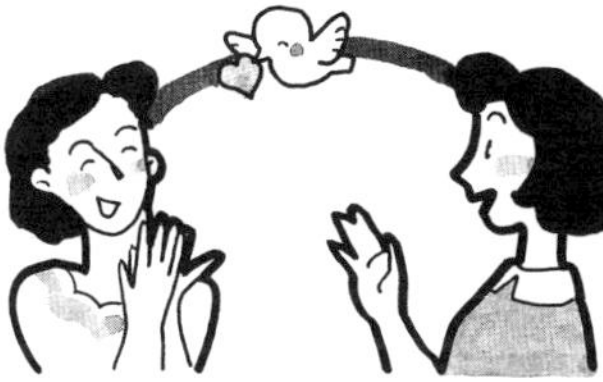

人にプラスのストローク（ほめるなど）を与える

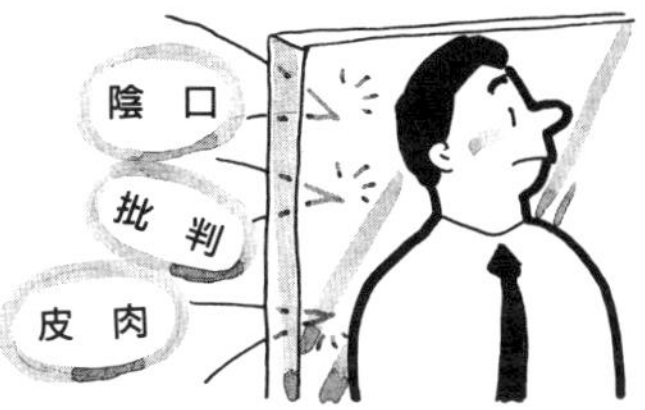

他人からの陰口、批判、皮肉などのマイナスのストロークに強く反応しない

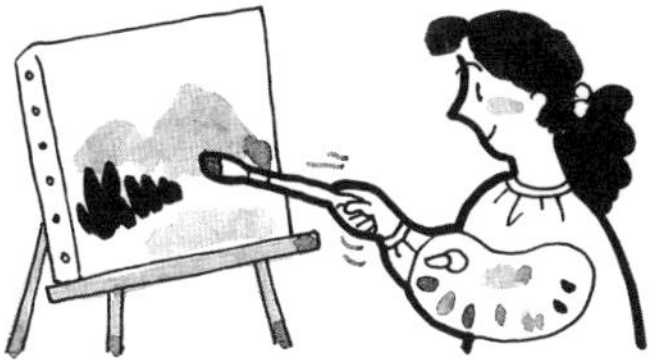

非生産的な時間を費やさないで、有意義に時間を使う

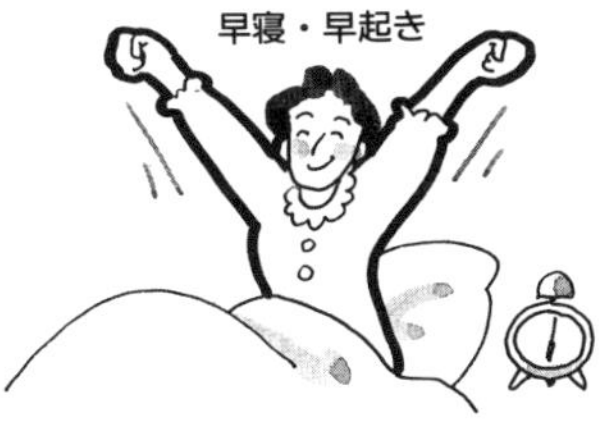

生活習慣を改善して心身をベストコンディションに保つ

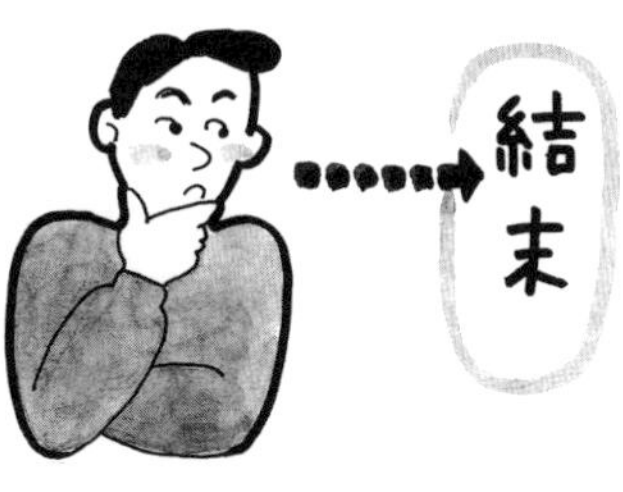

大人の自我状態を働かせて、結末を考えて行動する

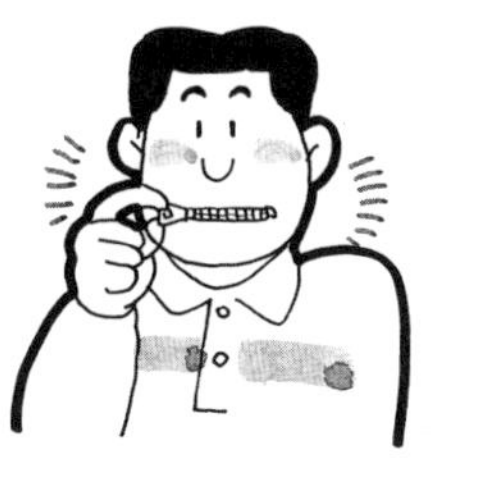

マイナスのストロークを出さない。陰口やうわさ話も慎む

●ストレスに強くなる「心」のトレーニング法

心の中の「禁止」をゆるめ、マイナスの〝人生脚本〟を直す

「ストレスの脚本」を持っていませんか?

もう少しで成功、というときにつまずいてしまったり、自分を不幸にしてしまったりする人は、自分をそのように演じさせる「人生脚本」を持っている、と言われます。

自律神経失調症にかかりやすい人は、駆り立てられるように仕事に熱中したり、自分を抑えてしまったりするものですが、その「駆り立てるもの」が〝脚本〟です。

子どものときの「禁止令」が〝脚本〟の根底にある

倒れるまで働く、アルコールや薬物で破壊的な人生を歩む、成功を目前に必ず失敗を繰り返す、病気の中に逃げ込んでしまうといった、非建設的な〝人生脚本〟が形成されるのはなぜでしょうか。

脚本は、多くの場合、子どものころに作られます。親のC(自我状態の「子ども」の部分)から発せられた破壊的なメッセージは、裏面的交流(言葉の裏に真意がある交流)によって子どものP(自我状態の「親」の部分)に記録されます。それが子どもの心に「禁止令」となって焼き付けられ、さまざまな脚本を作るのです。

たとえば、厳格な父親(母親)から発せられた「休むな、人生は楽しむな」という禁止令は、やがて「倒れるまで仕事をやめない」という脚本を作ります。つまり、本人が自覚しないまま、その禁止令に従うような人生を歩み、健康にまで影響を及ぼすことになるのです。

禁止令から生じる人生脚本のいろいろ

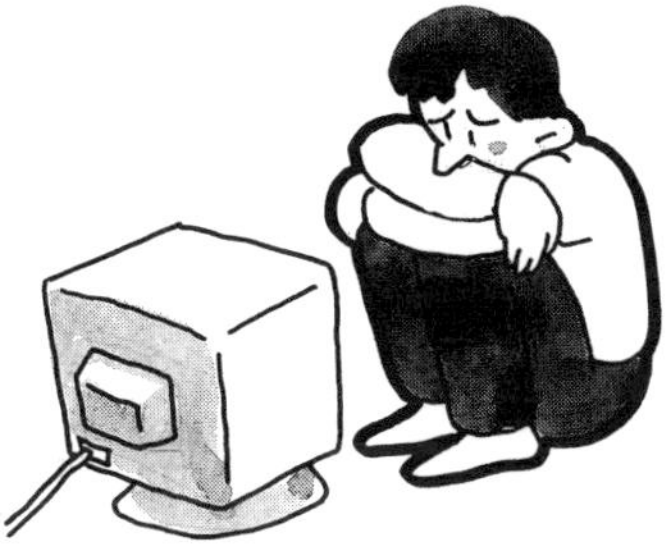

●存在するな

ひきこもり、家出、蒸発、アルコール依存、自殺など、自分の存在そのものを否定

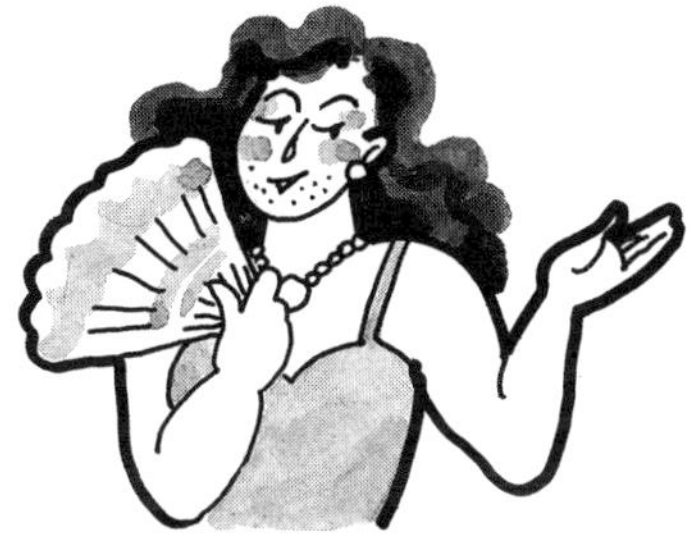

●女(男)であるな

性倒錯、性転換などに走り、性のアイデンティティが崩れる

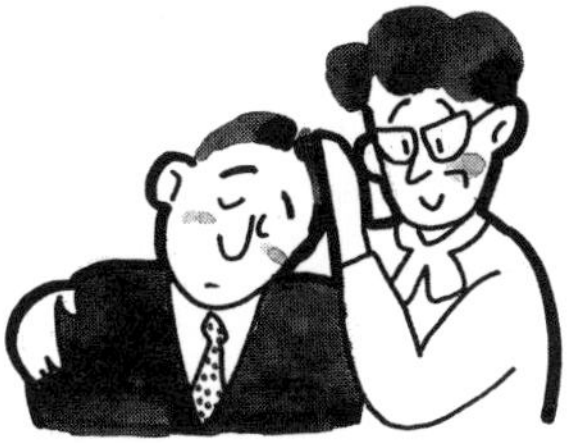

●大人になるな(子どもであれ)

成熟拒否、親子密着、マザコンなどの自立の遅れ

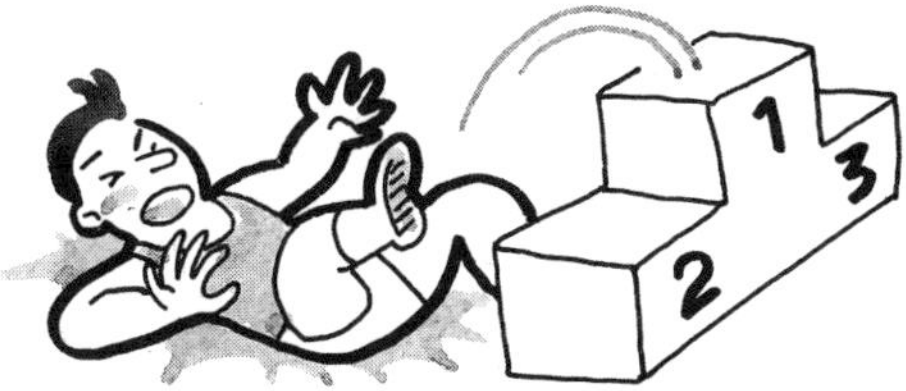

●成功するな、トップになるな

肝心なときに身を引く、うだつが上がらないなど

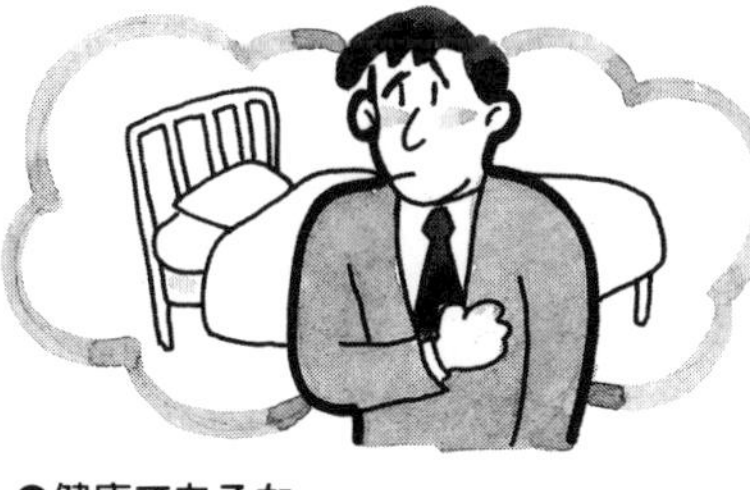

●健康であるな

心気症、疾病逃避など常に病的な感覚があるために、発展的な発想ができない

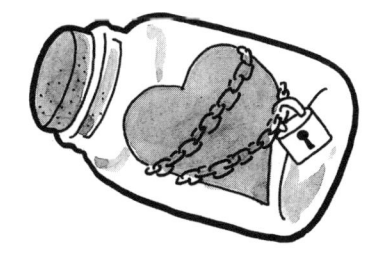

●考えるな、感じるな

思考停止、失感情症、情緒交流の欠如

脚本からの脱却方法は？

脚本は本人が気づかないで繰り返されるものですから、自分の脚本に対する「気づき」が脱却への第一歩になります。脚本への「気づき」とその脱却方法をご紹介しましょう。

①「いつもいつも」「もう一歩のところで」から脱却する

「いつもいつも人間関係のトラブルが起こる」「もう一歩のところでチャンスを逃す」など、うまくいかないことが繰り返し起こるときは、ある決まったパターンで行動しているものです。これを「プロセス脚本」といいます。プロセス脚本には、表のように6つのパターンがあります。

プロセス脚本に気づいてそこから脱却することとは、人生脚本をOKにするために有効です。まずは、自分のプロセス脚本から脱却する方法

プロセス脚本の例と脱却方法

プロセス脚本	例	脱却方法
……までは	仕事を済ませるまでは楽しめない	楽しみを入れながら仕事をする
……の後では	今日は楽しめるが、明日になればつまらない毎日に戻るだろう	今日楽しければ、明日もまた楽しいだろう
決して	私は決して幸せになれない	ささやかな喜びを幸せととる
いつもいつも	人間関係、仕事などがいつもいつもうまくいかない	そこに留まらなくてよいことに気づく
もう一歩のところで	もう一歩のところで失敗する	1つ1つやりとげる
結末のない	目標の達成感が得られず、また次の目標を求める	自分の好きなように結末を描く

（表参照）を決めて、毎日実行しましょう。

②口ぐせ、しぐさ、表情などに表れる〝ミニ脚本〟に注意する

「いつも遅刻する」「肝心なときにいつも失敗する」など外から観察できる行動は、〝ミニ脚本〟といいます。ミニ脚本はしばしば、その人の持っている人生脚本を端的に表します。

脚本はさらに、数秒から数分だけ表れる言葉づかいや、声の調子、身振り、姿勢、顔の表情などに表れてきます。

これらの表情や言葉、動作などに注意すると、「完全であれ」「他人を喜ばせよ」「一生懸命努力せよ」「強くあれ」「急げ」という5

ドライバーとミニ脚本

	口ぐせ	声の調子	身振り	姿勢	表情
完全であれ	とことん きちんと 徹底的に	高くも低くもなく調子が整っている	要点を数字で数える。あごをなでる	まっすぐ	目を天井に向ける、口元はやや緊張
喜ばせよ	「～でしょ？」「～でいい？」	高い、キイキイした声	頭を縦に振る、うなずく	肩をすぼめて前かがみ	眉を上げ、見上げる。緊張が強い笑み
一生懸命やれ	「～したいと思います」「努力します」「まだだめです」	こもった声、絞り出すような声	片手を耳や目の横に置く、手を握りしめる	前かがみで、手はひざの上に置く	眉を寄せる
強くあれ	「しっかりしろ」「男らしくあれ」「がまんせよ」	平坦、単調で通常低い	身振りがない	腕を組む、足を組む	表情がない、動かない
急げ	「急げ」「早く」「時間がない」	たたみ込む、言葉がつっかかる	貧乏ゆすり、何度も時計を見る	せかされた動き	視線の向きがしばしば敏速に変わる

つのドライバー（脚本へと駆り立てるもの）が背景にあることがわかります。

ドライバーは、その人が持っているＯＫでない脚本（禁止令）に反発しようとする意識の表れといわれています。

自分のドライバーに気づいたら、そのドライバーに対して許可を出してみましょう。

そうすれば、少しずつＯＫでない脚本がＯＫ脚本に書き換えられていきます。

ドライバーと許可

ドライバー	許可
完全であれ	欠点があってもよい
他人を喜ばせよ	自分も楽しんでよい
強くあれ	弱みを見せてもよい
一生懸命努力せよ	休んでもよい
急げ	ゆっくりやればよい

③ストレスに耐える力をつけ、子ども時代の苦痛から自由になる

脚本に陥りやすいのは、次のようなときです。

●今、直面している状況がストレスが多いとき。

●今、直面している状況が、子ども時代の苦痛に満ちた場面を思い出させるとき。

今、直面している状況が子ども時代の苦痛に満ちた場面に似ていると、現在の自分はゴムが引っ張られるように子ども時代に引き戻されていきます。

ゴムを切り離して、子ども時代の苦痛から解放されて自由になることとは、交流分析での治療のゴールの１つです。自分の人生脚本への気づきを深め、大人としてのすべての資源を使って「今・ここ」の状況と取り組むことを、自分に許可してください。そうすれば新たな生き方に目覚めること（「再決断」106ページ）ができ、脚本から脱却することができます。

脚本からの脱却のしかた

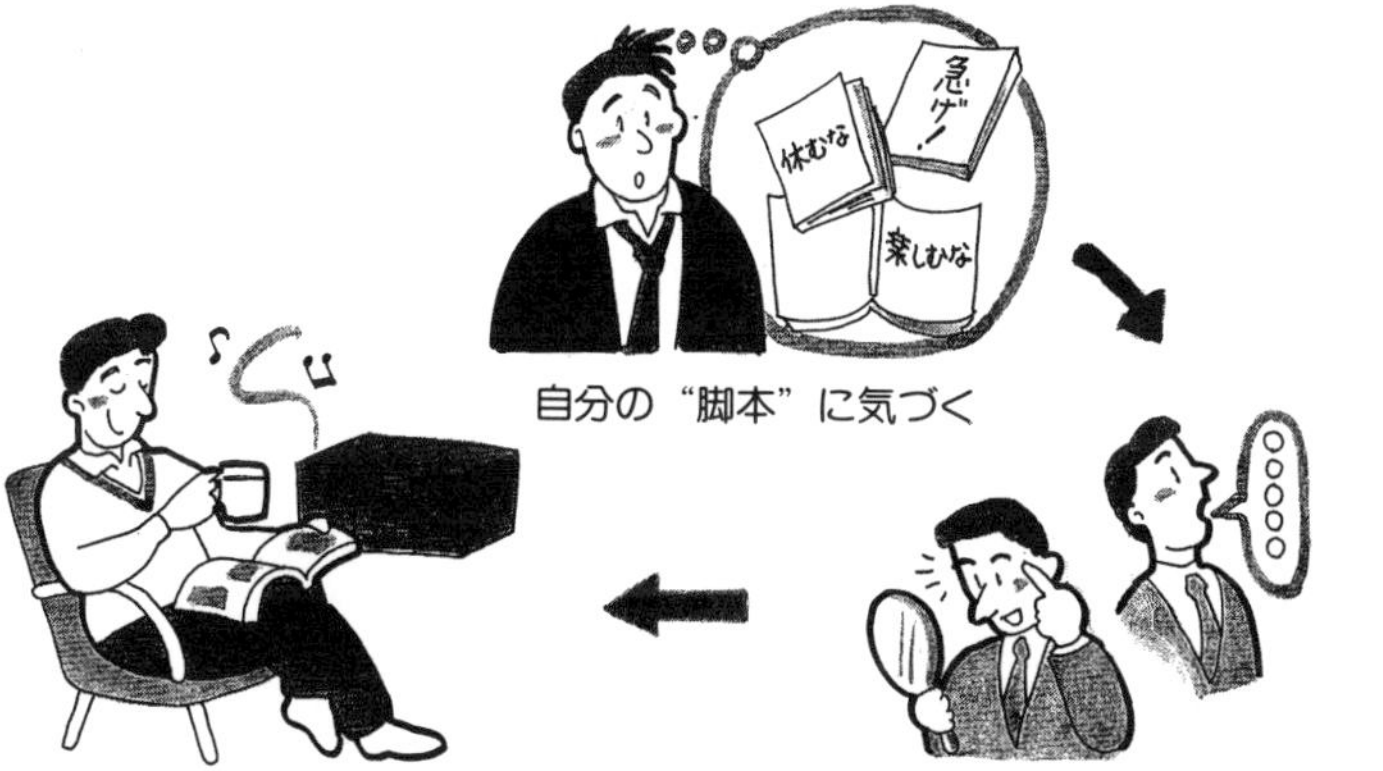

自分の“脚本”に気づく

言葉づかい、しぐさ、表情などの“ミニ脚本”を修正する

もっと楽しんでもよい、急がなくてもよい、などの“ＯＫ脚本”をイメージする

コラム

他者を演じることで自分に気づく「ロール・プレイング」

「今、ここ」に気づくための有効な手段として、「ロール・プレイング」があります。

これは、患者さん同士で上司と部下、姑と嫁など、ふだんとは違った役をアドリブで演じて、自分の行動が相手にどんな印象を与えているのかに気づくことを目的とした技法です。自分の持っている人生脚本に気づくためにも有効です。家族や友人同士などで演じてみましょう。

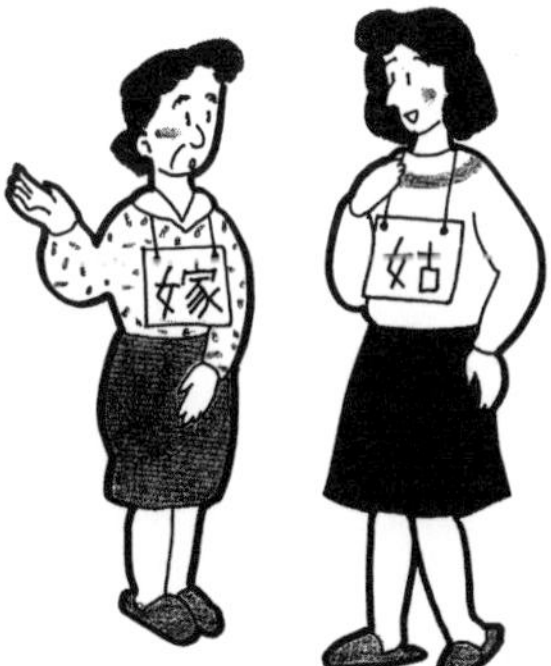

「人生の再決断」によって、人生脚本を書き換える

人生脚本は書き換えられる！

エリック・バーンは、「A（成人）」の自我状態を働かせて、人生脚本を書き換えることを考えました。しかし、これでは感情面での変化があまり見られず、「頭ではわかっていても感情がついていけない」という状態に陥りがちでした。

交流分析の一学派のグールディング夫妻は、ゲシュタルト療法（コラム参照）を使って「C（子ども）」の自我状態を経験すると、脚本から脱却しやすくなることを発見しました。この療法は、「再決断療法」または、「TA・ゲシュタルト療法」と呼ばれています。

「人生の再決断」はこのように行われる

では、子どもの自我状態はどのように経験するのでしょうか。「再決断療法」では、ゲシュタルト療法の「空《から》の椅子」の技法を使います。

椅子を2つ向かい合わせて置き、片方の椅子には患者さんに座ってもらいます。そしてもう片方の椅子には、お母（父）さんなど、患者さんが子どものころにこんな人生脚本を書こうと決断するきっかけになった人が座っていると仮定します。そして、そのころの自分に戻って、お母（父）さんに現在形で語りかけます。

次に、お母（父）さんの椅子に座って、お母（父）さんになりきって、自分に語りかけてみます。何度も椅子を替わって繰り返します。

そうするうちに、「お母（父）さんから「存在するな」という禁止令を与えられたと思ってい

「空(から)の椅子」の技法

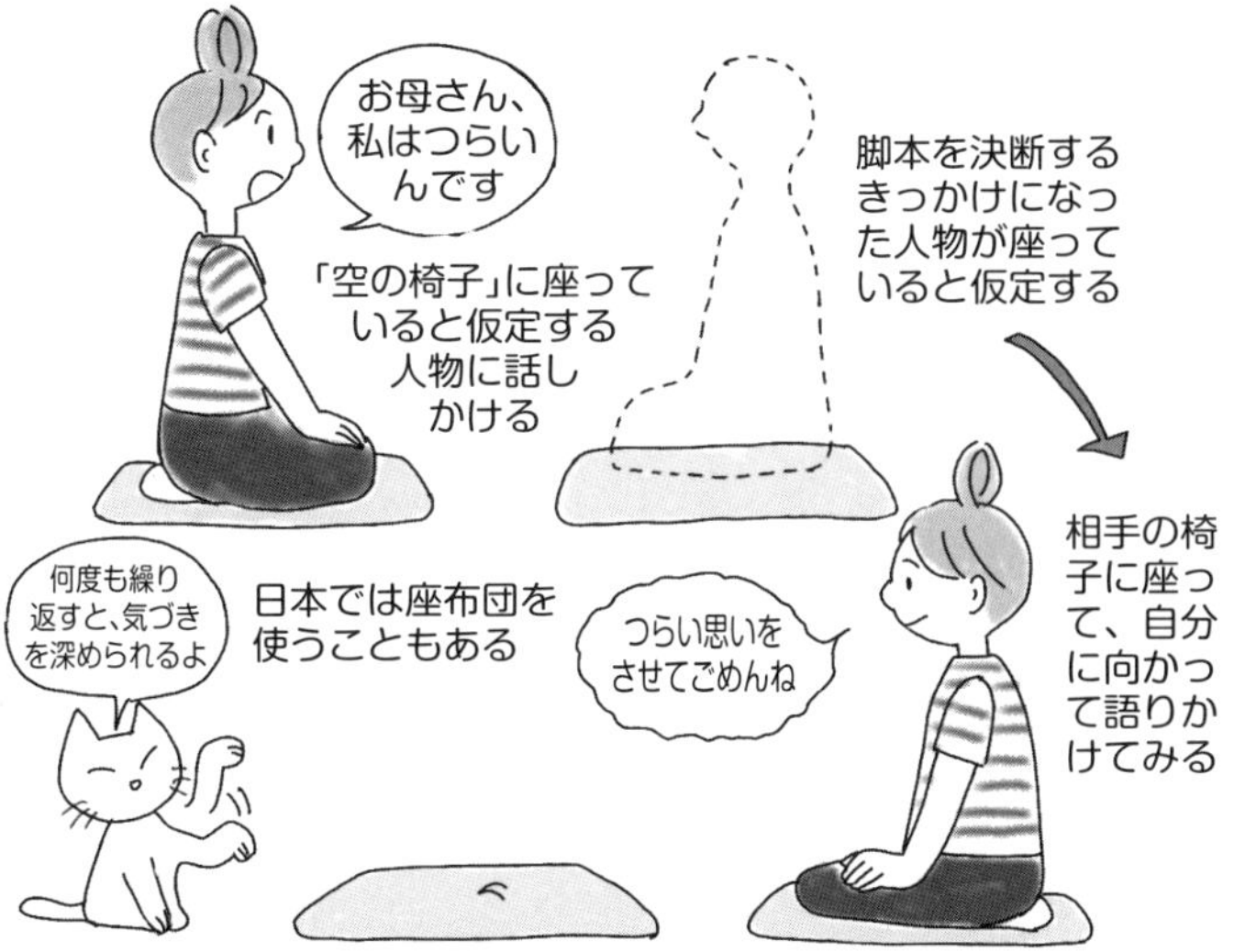
お母さん、私はつらいんです
「空の椅子」に座っていると仮定する人物に話しかける
脚本を決断するきっかけになった人物が座っていると仮定する
相手の椅子に座って、自分に向かって語りかけてみる
つらい思いをさせてごめんね
日本では座布団を使うこともある
何度も繰り返すと、気づきを深められるよ

たけれど、それは思い込みではないだろうか」と気づきます。そして、成熟した大人の自我状態で、新しい脚本を書こうと再決断するのです。

コラム

「今・ここ」での「気づき」を大切にする「ゲシュタルト療法」

ゲシュタルト療法は、フレデリック・パールズが提唱した心理療法です。「ゲシュタルト」とは、「形」「完結」「統合」などを意味します。

ゲシュタルト療法では、未解決な問題を「今・ここ」で見直して、解決へと導きます。その技法として、心の枷《かせ》となっている人物や葛藤している心などを、「空《から》の椅子」に座らせて対話したり、「今、私は○○に気づいています」と次々と気づいたことを言ってもらったりします。

そうすることで「今・ここ」での「気づき」が次々に生まれ、自分を客観視する力がついて、自分の心を統合できるようになります。

心身をリフレッシュさせる「筋弛緩法」

心身のリラクゼーションが手軽に習得できる

疲れた心と体をいやすには、生理的・心理的な緊張を解きほぐすリラクゼーションが大切です。自律神経失調症の治療では、その1つとして、毎日自分で主体的に行うことができて、手軽に心身のセルフコントロールがはかれる筋弛緩法が実施されています。

緊張と弛緩によって思わぬ効果が生まれる

筋弛緩法は、アメリカのジェイコブソンによって1938年に紹介されたリラクゼーション法です。

筋肉は力をゆるめるとその部位がリラックスする、という原理を応用しており、自律神経の働きを根本から調整していくことができます。

筋弛緩法をマスターすれば、生活の中での緊張にもすぐに気づけるようになり、後で述べる自律訓練法も身につけやすくなります。

簡単に筋弛緩法ができる3つのポイント

筋弛緩法は、家庭でも職場でも、場所を選ばずに行えます。次のようなことに注意して、5分から10分ほど行ってください。

① 力を入れる強さは70～80パーセント。

② 力を入れる時間は5～6秒から7～8秒。

その後はスッと力を抜く。

③ 脱力の時間は10秒以上。

力を入れたときとゆるめたときの、筋肉の感覚を十分に味わいながら練習しましょう。

筋弛緩法の方法

（→は力を入れる方向、　　は力を入れる部位）

●腕から肩のリラックス

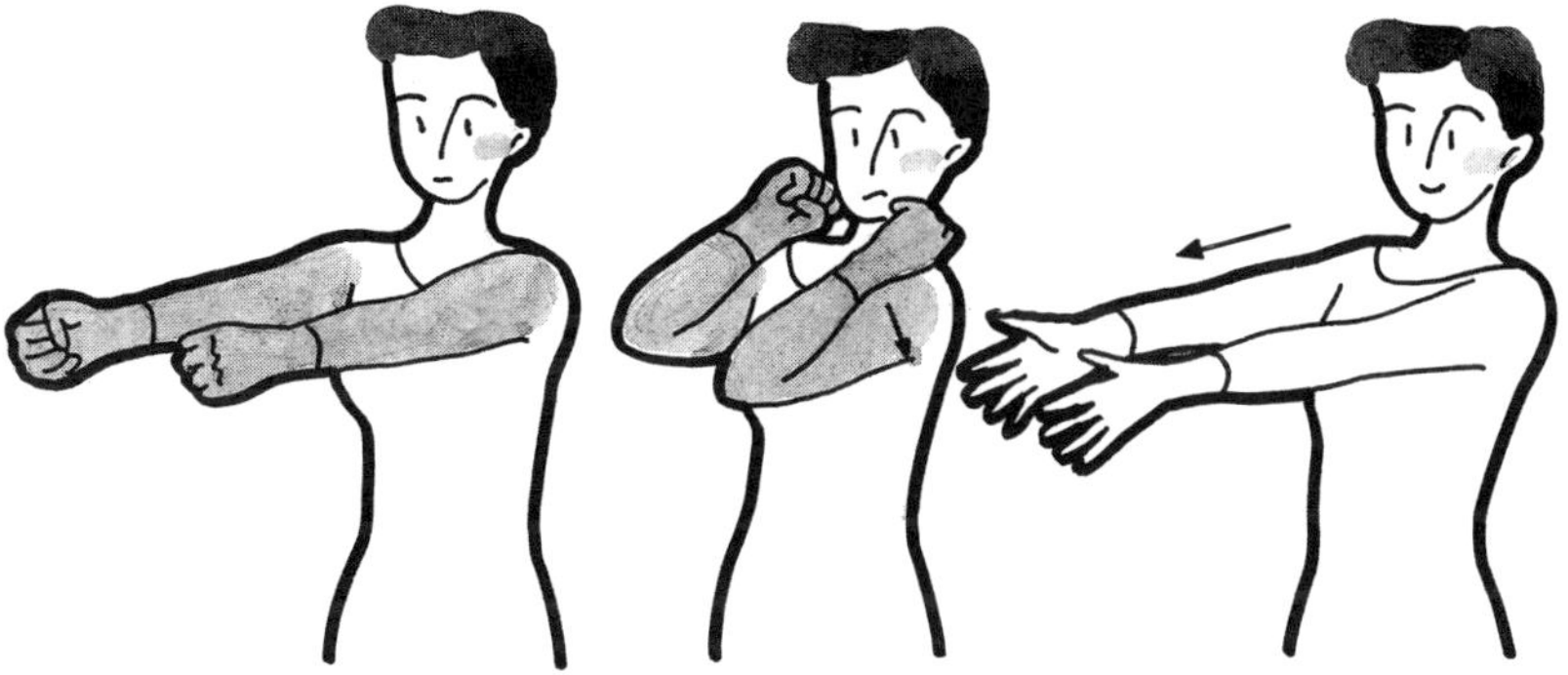

① こぶしをしっかり握り、腕を前につき出す

② 腕から肩に力を入れてゆっくりと引きつける

③ ゆっくり腕を伸ばし、手のひらを開いて力を抜く

●顔のリラックス

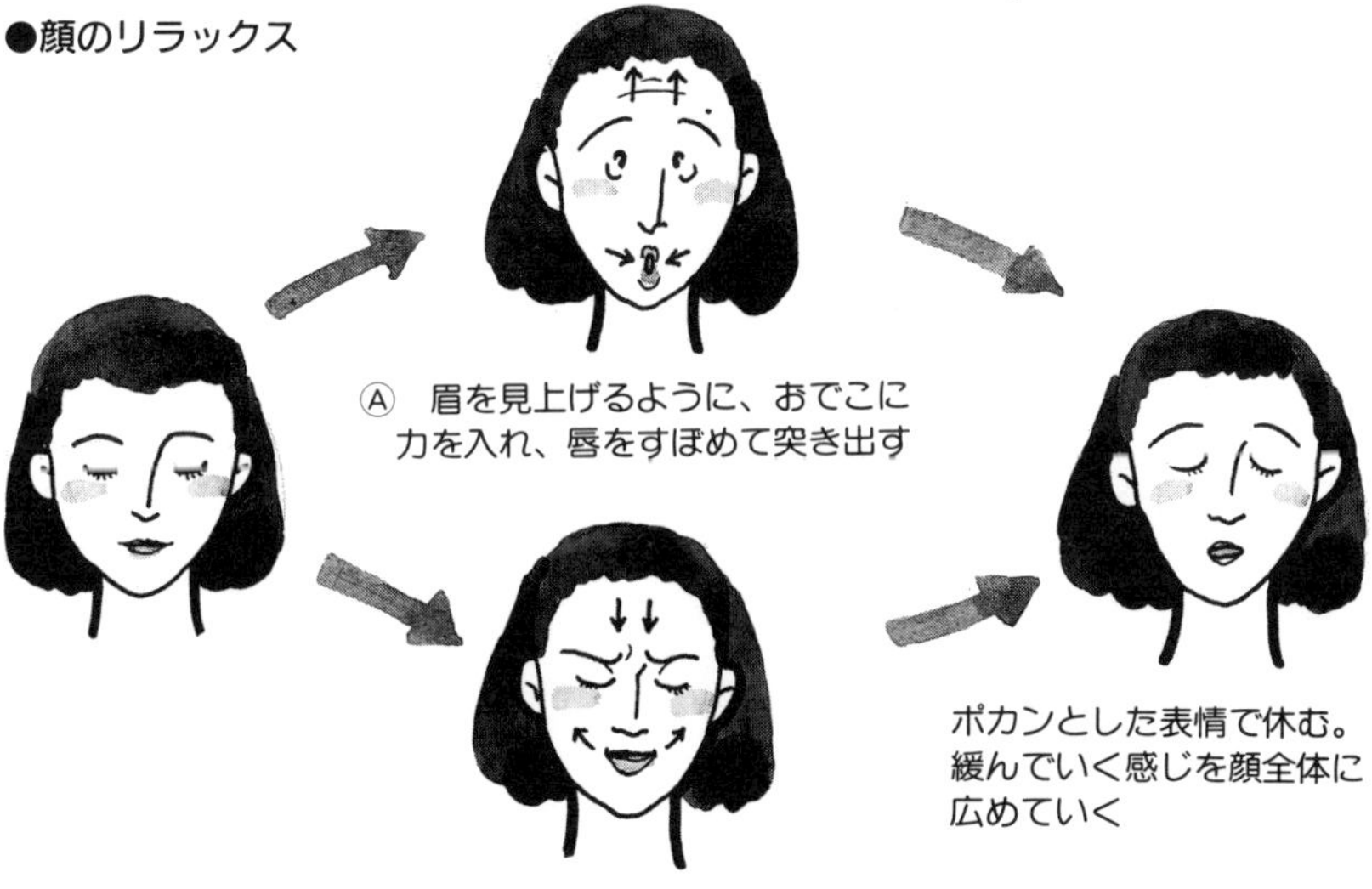

Ⓐ 眉を見上げるように、おでこに力を入れ、唇をすぼめて突き出す

Ⓑ しかめっ面をして、まぶたに力を入れる。奥歯をきつくかんで、唇を固く結ぶ

ポカンとした表情で休む。緩んでいく感じを顔全体に広めていく

●首のリラックス(2)

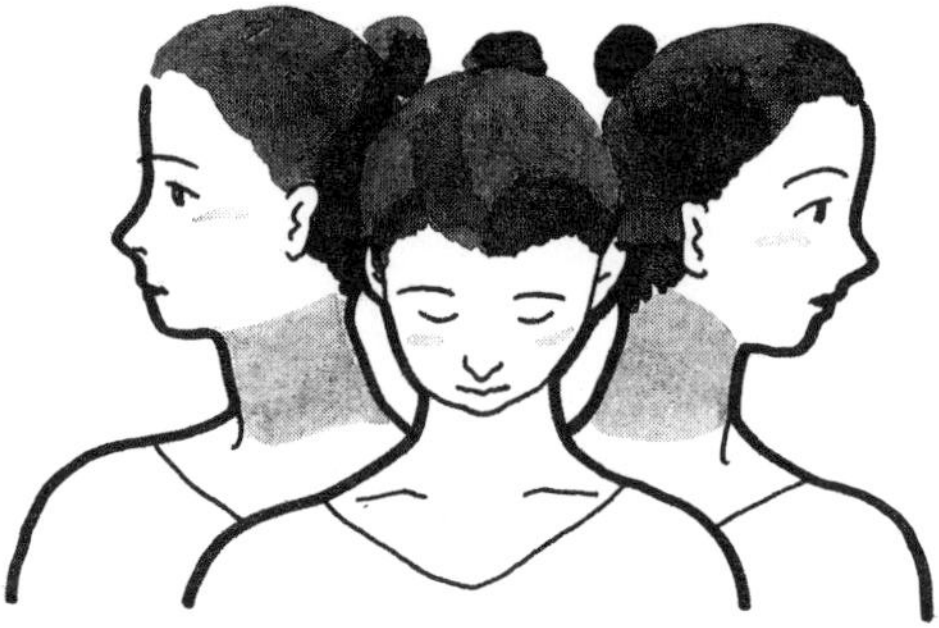

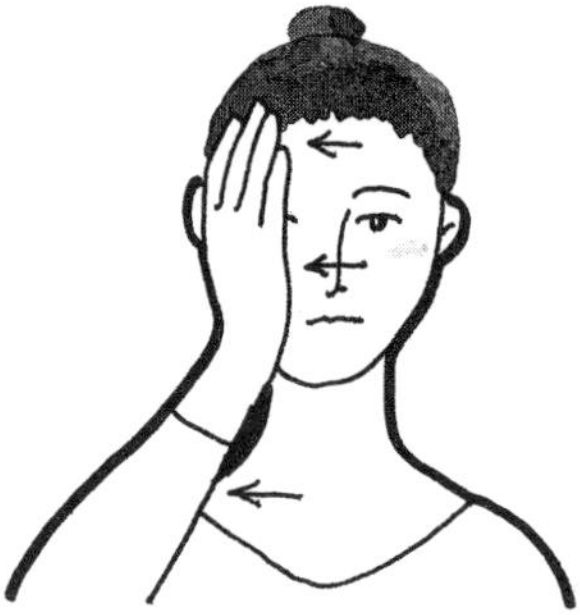

①　首に力を入れて、顔を少しずつ右に向け、真横で止める
②　少しずつ正面に戻して、首をダランとさせてリラックス
③　①②の要領で反対側を行う

①　顔に手を当てて、手を押し返すように力を入れる
②　全身の力を抜いてダランとさせる（ゆるんでいく感じが肩にも広がるように）

●肩のリラックス

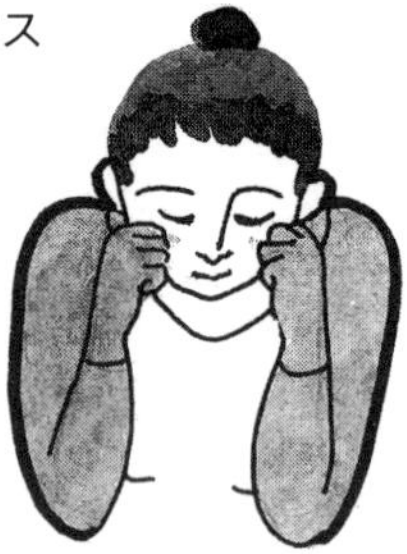

①　手をしっかり握りしめ、肩をせばめて耳に近づけるように肩を上げる

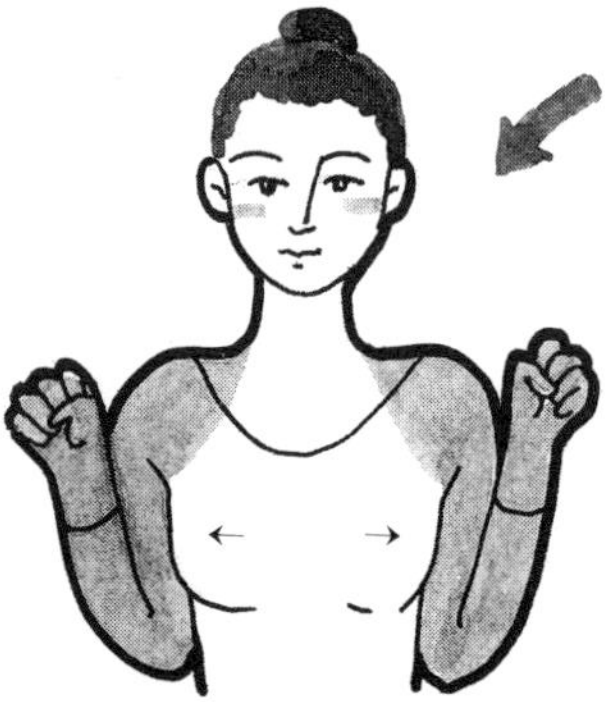

②　胸を開いて背中をせばめる。緊張感を味わった後、体をダランとさせて休む

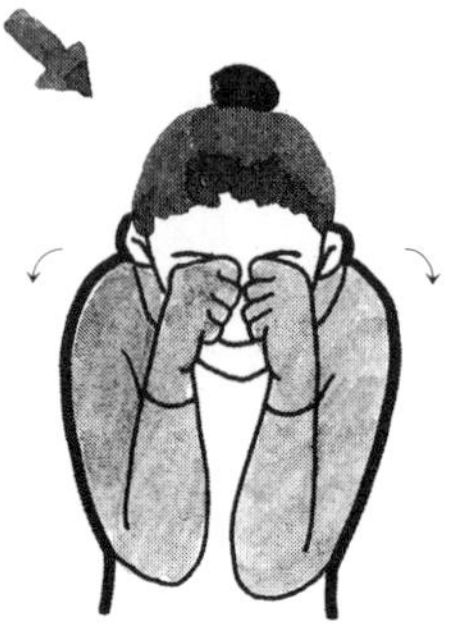

③　胸をせばめて背中を広げる。緊張感を味わってから休む

●首のリラックス(1)

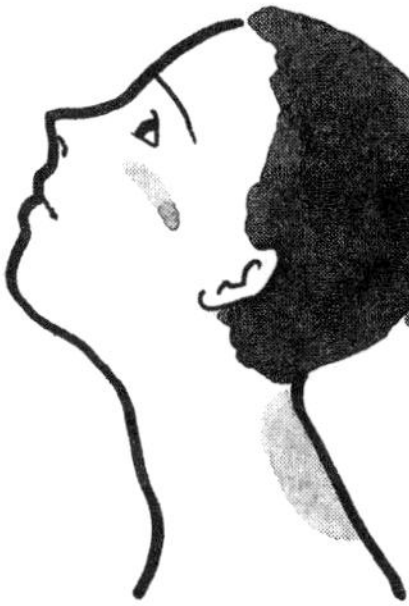

① あごを上げ、首すじ中に力を入れる

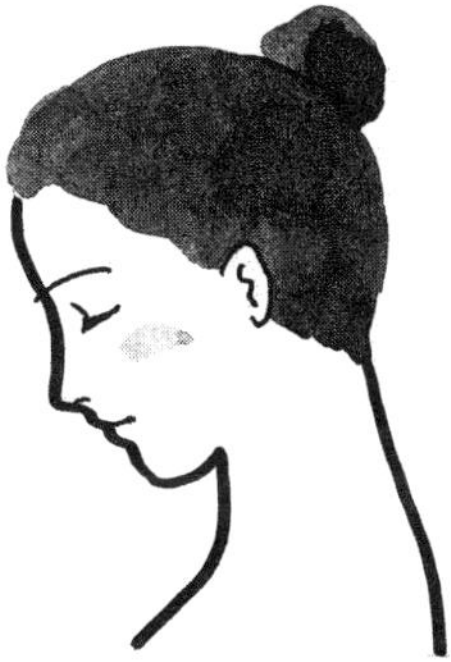

② ダランと前にたらして休む

●のどのリラックス

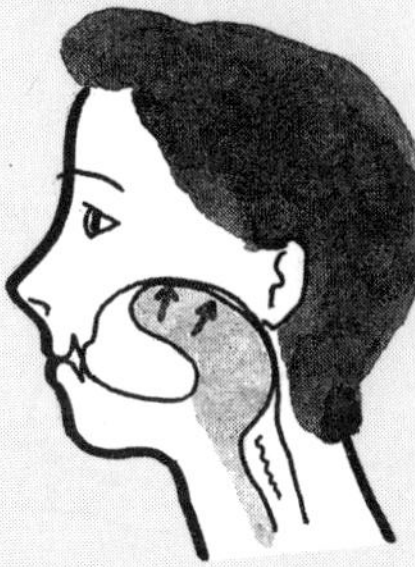

① 舌を上あごにくっつけ、のどの緊張を味わう
② ポカンとして休む

●おなかのリラックス

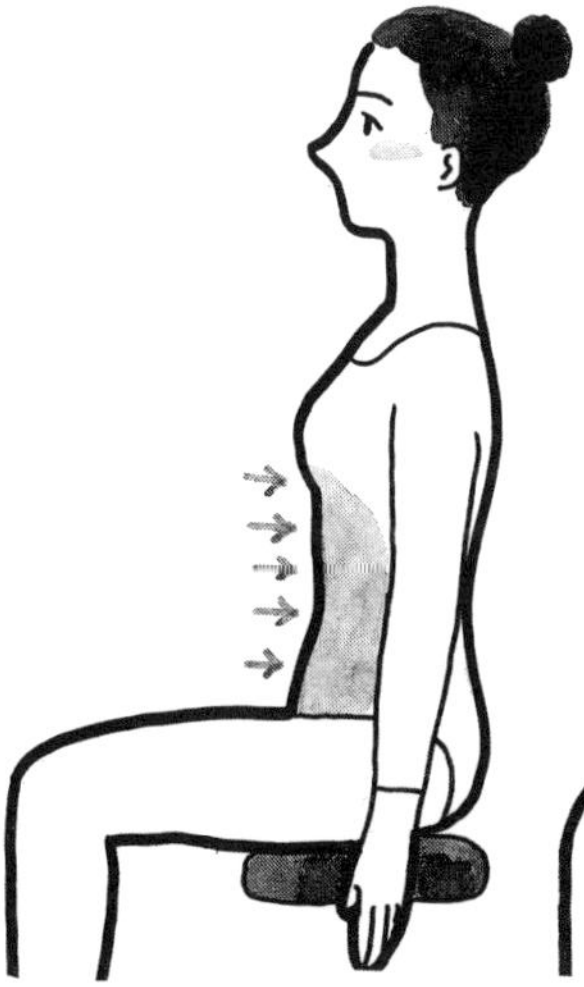

① 細い所を通り抜けるようにおなかをへこます。上下腹部と胸を、同時に緊張させる

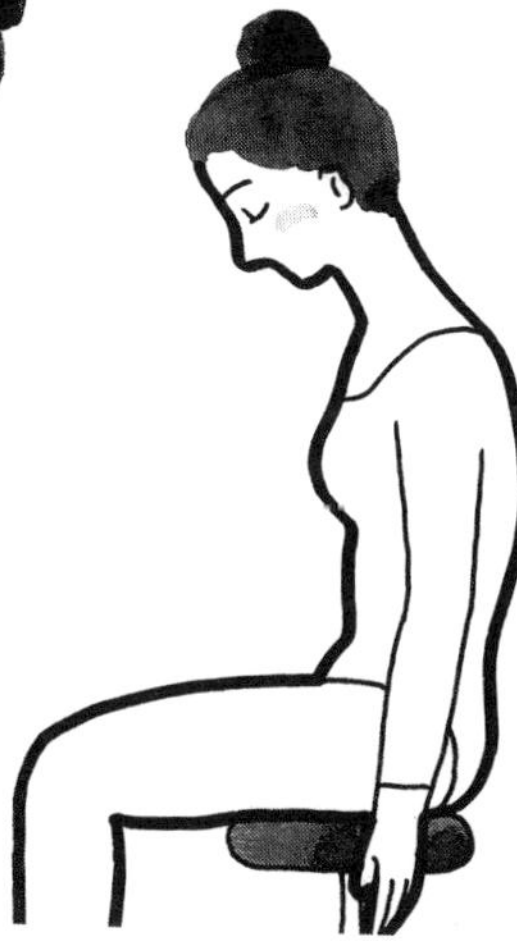

② ダランとして休む。胸だけでなくおなかでも呼吸する

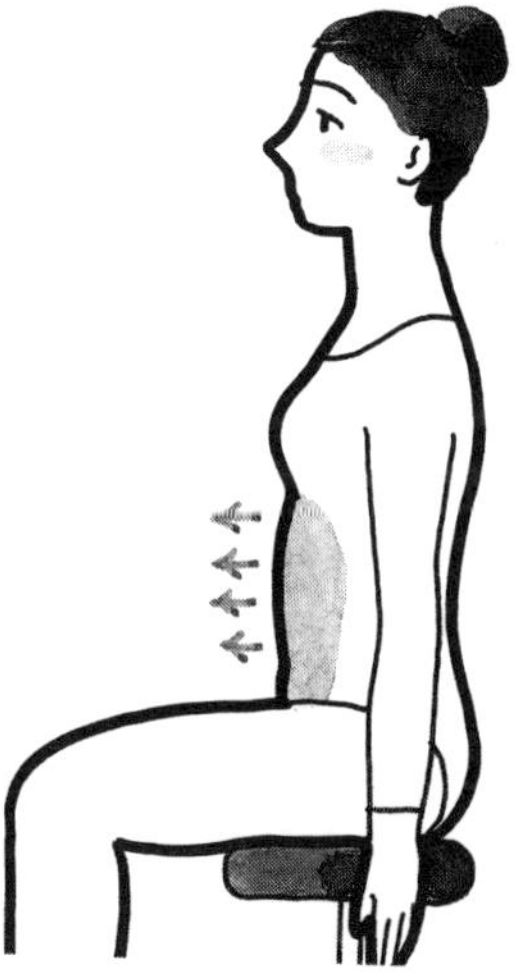

③ 腰がそらないように、上下腹部を同時に押し出して緊張させた後、ダランとして休む

●腰のリラックス

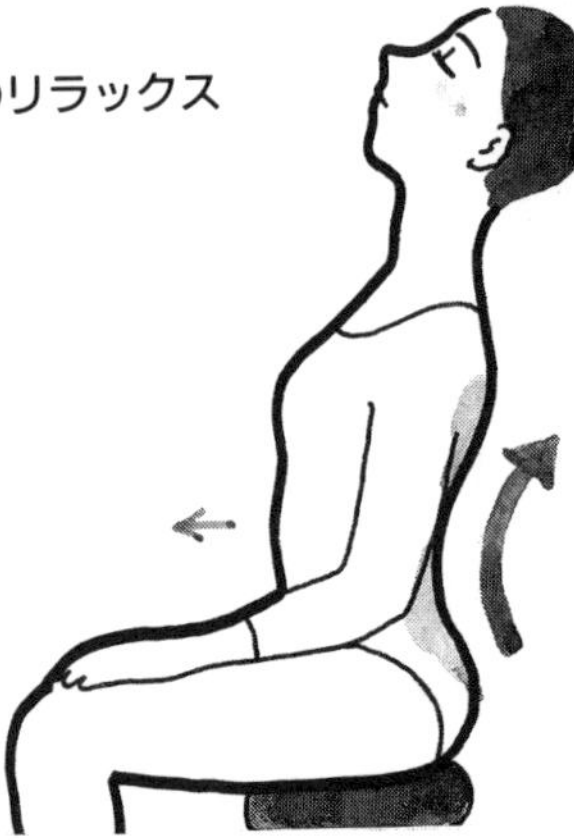

① おへそを前に出し、みぞおちをそらせるようにして腰から背中にかけての緊張を味わう

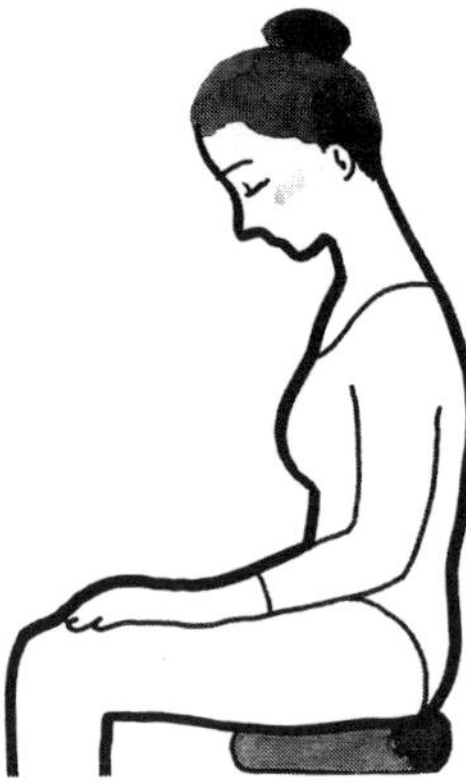

② 力を抜いて休む

●足のリラックス

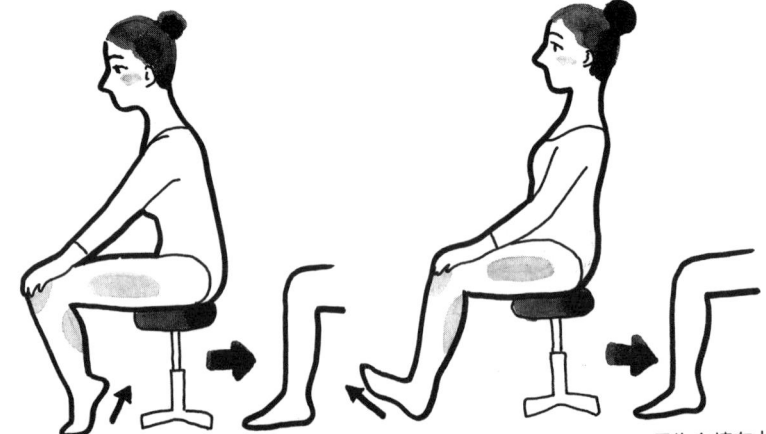

① つま先立って体を少し前に出し、すね､ふくらはぎ､ふとももに力を入れる
② 足を少し前に出してゆるめる

① 1歩前に足を出し、足先を持ち上げて、すね、ふくらはぎ、ももに力を入れて緊張感を味わう
② 十分に緊張感を味わって、ゆるめる

自分で自律神経を再調整できる「自律訓練法」

健康な人のリラックスと疲労回復にも有効

自律訓練法は、一度マスターすれば、いつでも、どこでも自分でリラクゼーションが得られるセルフ・コントロール法です。ドイツの精神科医シュルツが1932年に考案しました。

禅やヨガにも通じる「身体から精神へ」という考え方に基づき、心と体のリラックスによって、人が本来持っている恒常性を回復させることを目的としています。

自律神経失調症の患者さんだけでなく、健康な人の心の緊張も緩和し、疲労回復を促します。

ただ、統合失調症、認知症、ヒステリー性格などには効果がなく、副作用が出ることもあるので、自律訓練法は適応ではありません。

自律訓練法を行うときの姿勢

やや暗めの、なるべく静かな部屋が好ましい環境。あお向きに寝ても座ってもかまわない

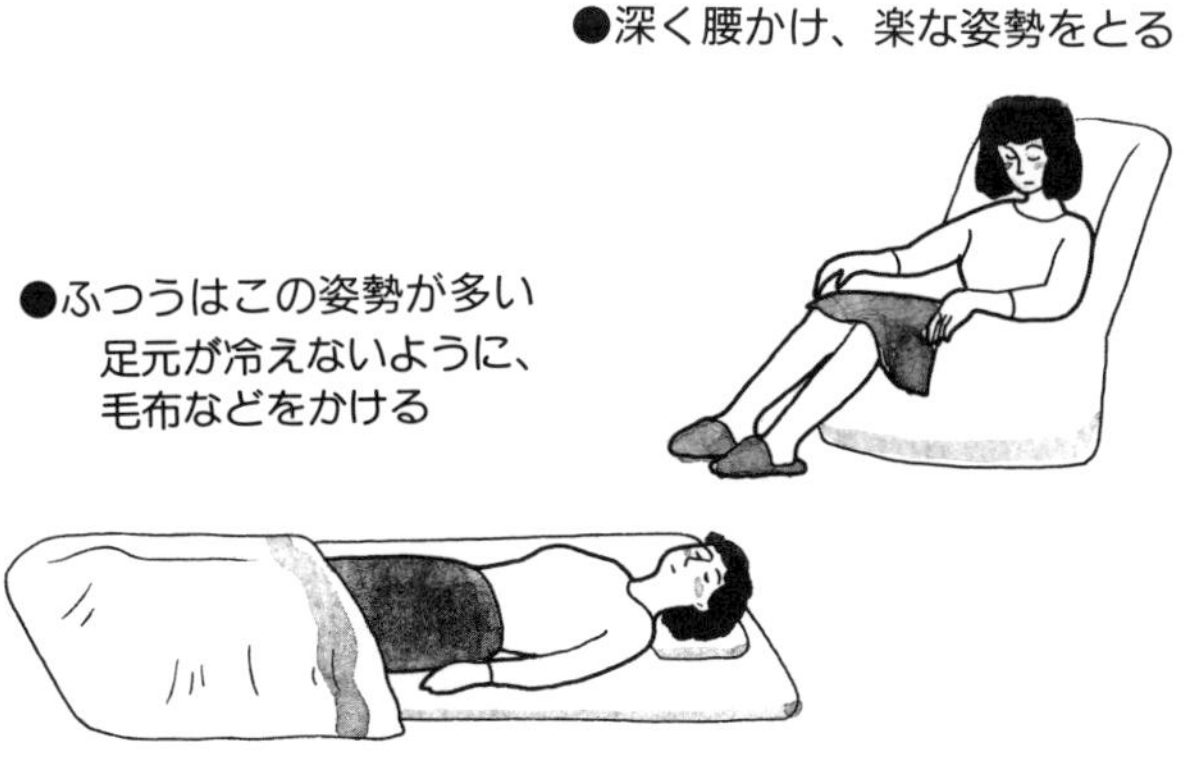

●深く腰かけ、楽な姿勢をとる
●ふつうはこの姿勢が多い
足元が冷えないように、毛布などをかける

自律訓練法を効果的にマスターするコツ

訓練には、左図のように8段階がありますが、多くの人は3番目の「第二公式」までの段階をマスターすれば、かなりの効果が期待できます。ただし、「打ち消し動作」は必ず行ってください。

背景公式から目的とする公式までの1セッションは、3分ほど集中的に行ってください。

一度打ち消しをしたら、背景公式に戻り、3～4セッション繰り返します。1日2～4回ぐらい、毎日続けていると、2～5か月ぐらいで効果が現れてきます。

訓練は力まないで自然に行います。落ち着こうとして力むと、かえって緊張してしまいます。訓練をする人の意識が、ある程度効果を左右しますから、リラックスのための訓練だということをよく理解しておきましょう。

③ 第二公式（手足の温感）

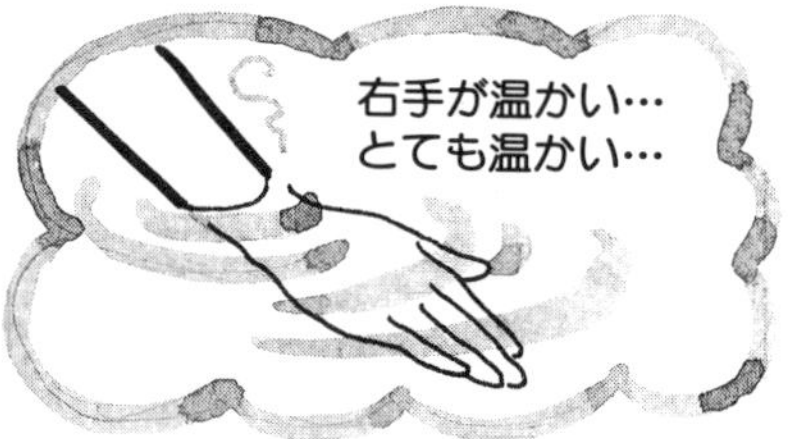

右手に温感を感じる。お湯につけている、日光が当たっている、などをイメージしながら行ってもよい
②と同様に、右手、左手、右足、左足と暗示していく
血流が増え、手足の温度が上がる

④へ　⑧へ

⑧ 打ち消し動作（完了動作）

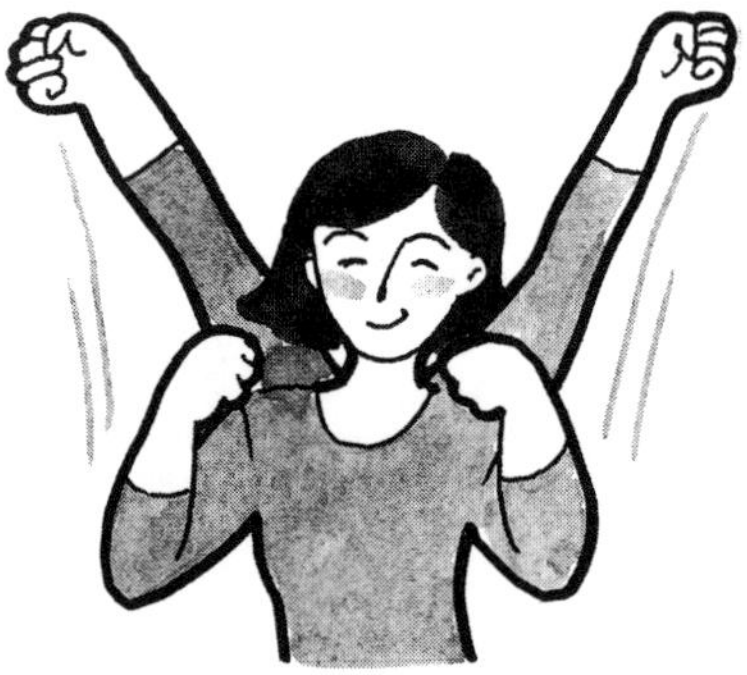

「大きな伸び」または「両手の屈伸」などをして、すっきりした気持ちになって終わる。どの公式で終わっても、区切りをつける意味で必ず行う

自律訓練法の進め方

① 背景公式（気持ちを落ち着かせる）

気持ちが
とても落ち
着いている

ゆったりした気分になるまで繰り返して自己暗示

② 第一公式（手足の重量感）

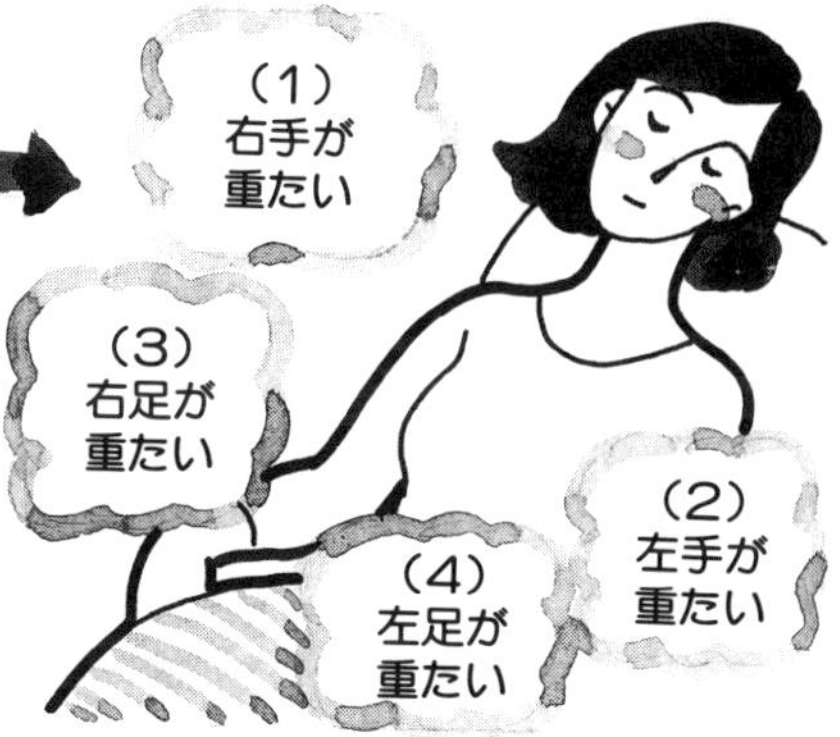

きき腕から順に重量感を感じ、四肢に暗示を移していく。緊張を取り、筋肉をゆるめる効果がある
※四肢の重量感を感じるまでに、２〜３週間練習が必要なこともある

④ 第三公式（心臓の調整）

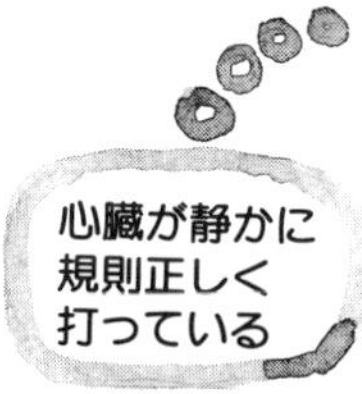

心臓が静かに
規則正しく
打っている

血圧変動の大きい人、心筋梗塞などの心臓の持病のある人は省く

⑤ 第四公式（呼吸の調整）

楽に呼吸
している

ぜんそく、肺結核などの人は省く

⑥ 第五公式（腹部の温感）

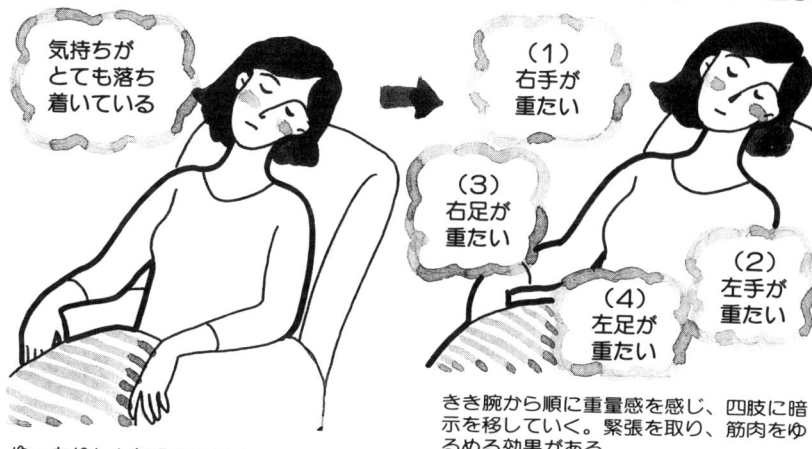

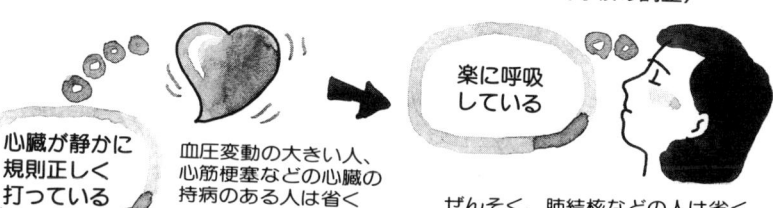

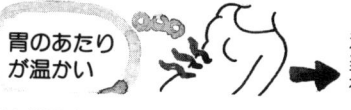

胃のあたり
が温かい

出血性胃潰瘍など、活動性の消化器疾患のある人、糖尿病のコントロールの難しい人は省く

⑦ 第六公式（額の涼感）

涼しい風が額に当たることなどをイメージする

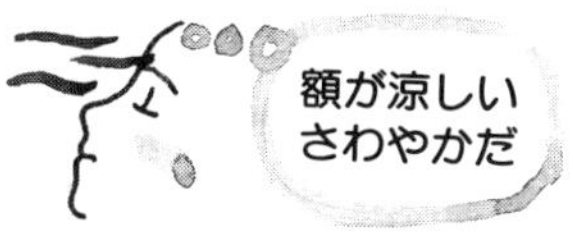

てんかん、脳損傷、頭痛のある人は省く

考え方の偏りを修正して行動を適切にしていく「認知行動療法」

認知行動療法はこんな心理療法

認知行動療法は、自分の認知のゆがみに気づいて、それを修正する認知療法に、「オペラント（条件づけ）」の理論から作り出された行動療法などを組み合わせた心理療法です。

人間の「認知（ものの見方や考え方）」「行動」「情動」「生理」などの機能は、互いに影響し合いながら、同時に環境の影響も受けています。このような患者さんの個別的な機能に応じて、治療者は「認知療法」「行動療法」「自律訓練法」「筋弛緩法」などを取り入れて、患者さんの考え方と行動の変容を促していきます。

下図は、認知行動療法の典型的な治療の進め方です。

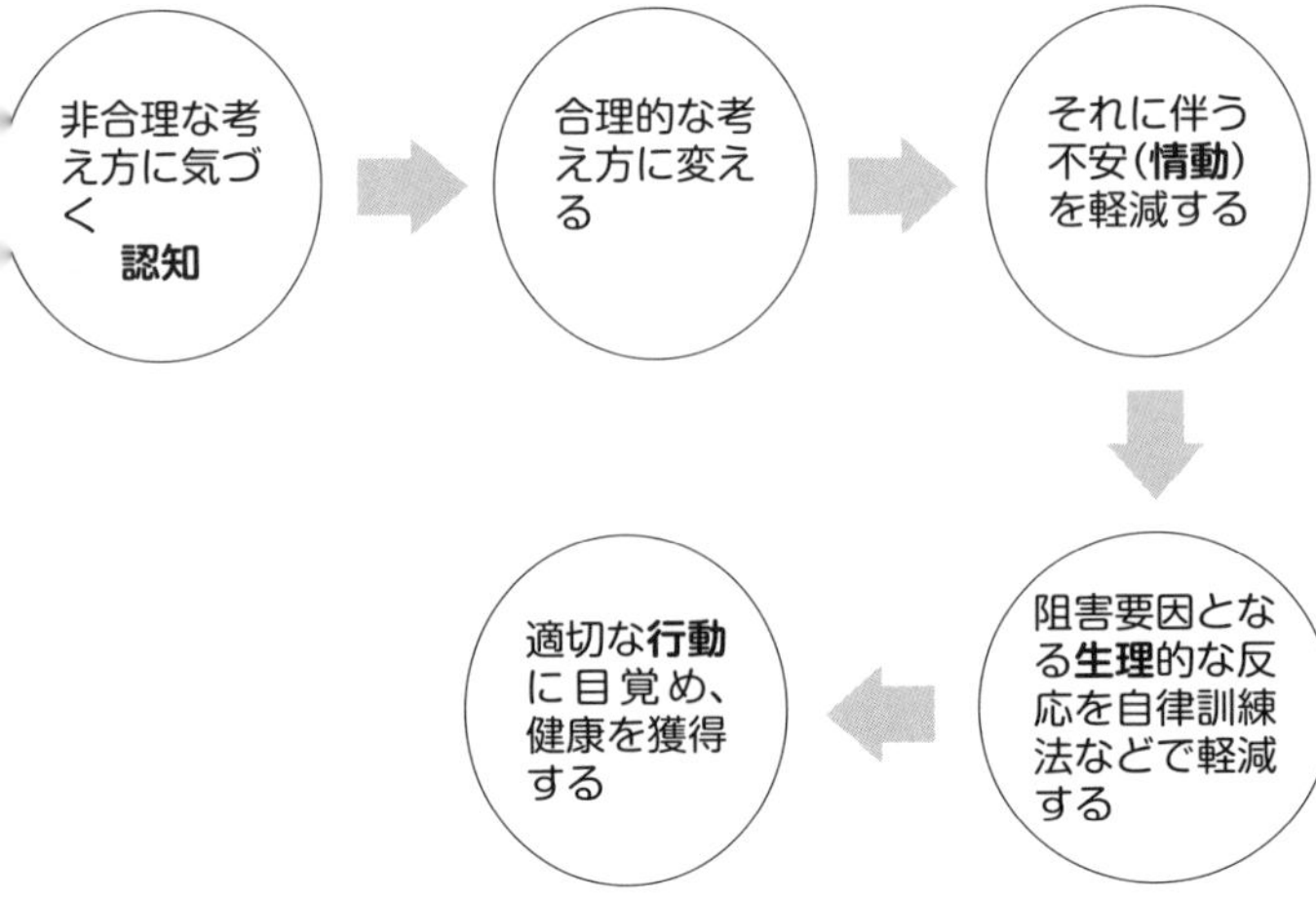
非合理な考え方に気づく
認知
合理的な考え方に変える
それに伴う不安（情動）を軽減する
阻害要因となる生理的な反応を自律訓練法などで軽減する
適切な行動に目覚め、健康を獲得する

ゆがんだ思考パターンの例

全か無か	物事を100か0か、よいか悪いかの両極端で見ていく考え方
過度の一般化	1つの失敗やいやな出来事から、人生すべてが損なわれると考える。「入社試験に落ちた。私は絶対幸せになれない」など
マイナス思考	よい出来事を否認したり、物事のネガティブな面に敏感になる。「ほめられたけど、たまたまうまくいっただけだ」など
べき思考	「こうあるべきだ」「〜すべきだ」と自分を束縛する
結論の飛躍・先の読みすぎ	よくない出来事があると、中間の過程や他の可能性を無視して一気に結論を出す
自己関連づけ	自分に責任のない出来事さえも、自分に責任があるように決めつける。「両親が離婚したのは自分のせいだ」など
破局的な見方	根拠もないのに破局的な見方をする。「この痛みのせいで私は幸せになれない」など
レッテル貼り	間違った認知に基づいて、ネガティブな自己イメージを作る。「私は敗北者だ」「私は愛されるに値しない」など

認知のズレを修正する認知療法

認知療法を考案した精神科医のアーロン・ベックは、自分のうつ病の患者さんたちが、自分の現在や将来を極端に悲観的にとらえていることに気づきました。そして、「極端な悲観」のもとになっている「認知のゆがみ」を修正すれば、うつ病が改善するのではないかと考えて、認知療法を開発しました。平たく言えば「ものは考えよう」ということです。

認知のゆがみには、表のようなパターンがあり、これらから脱却することが認知療法のポイントです。

その方法として、しばしば「記

録をつける」という宿題を課せられることがあります。記録をつけることによってゆがんだ思考パターンに気づき、それをどうやって修正していくかを自分で考えてみるのです。

ゆがんだ思考パターンの修正の一例

状況	ゆがんだ思考パターン	置き換え可能な考え方
痛みがある	この痛みのために、私は生きられない（破局的な見方）	痛みがあっても、生きられる
	私は何もできない（マイナス思考）	私にもできることはある
	この前、外を歩けたのは、たまたま運がよかったからだ（マイナス思考）	いつでも歩こうと思えば歩ける

行動リハーサルで実際に行動して自分の誤った認知を修正していく

実際に行動してみることで、自分の誤った考えに気づき、修正していくものに、「行動リハーサル」があります。

慢性の痛みのある患者さんは、「体を動かすと痛みが強くなる」と思い込んで、歩くことさえ消極的になっていることがあります。

しかし、ちょっと気分転換のつもりで散歩してみると、「多少痛みがあっても歩ける」ということに気づきます。そこから少しずつ歩く距離を増やしていくと、だんだん血流が改善して筋力もつき、痛みが和らいできます。

そうすると、「痛くて歩けない」「痛みがあるから何もできない」という考えが誤っていることに気づきます。そして、「これくらいの痛みだったら、共存できる」と自信がついて、生きる意

慢性疼痛があるときの行動リハーサルの一例

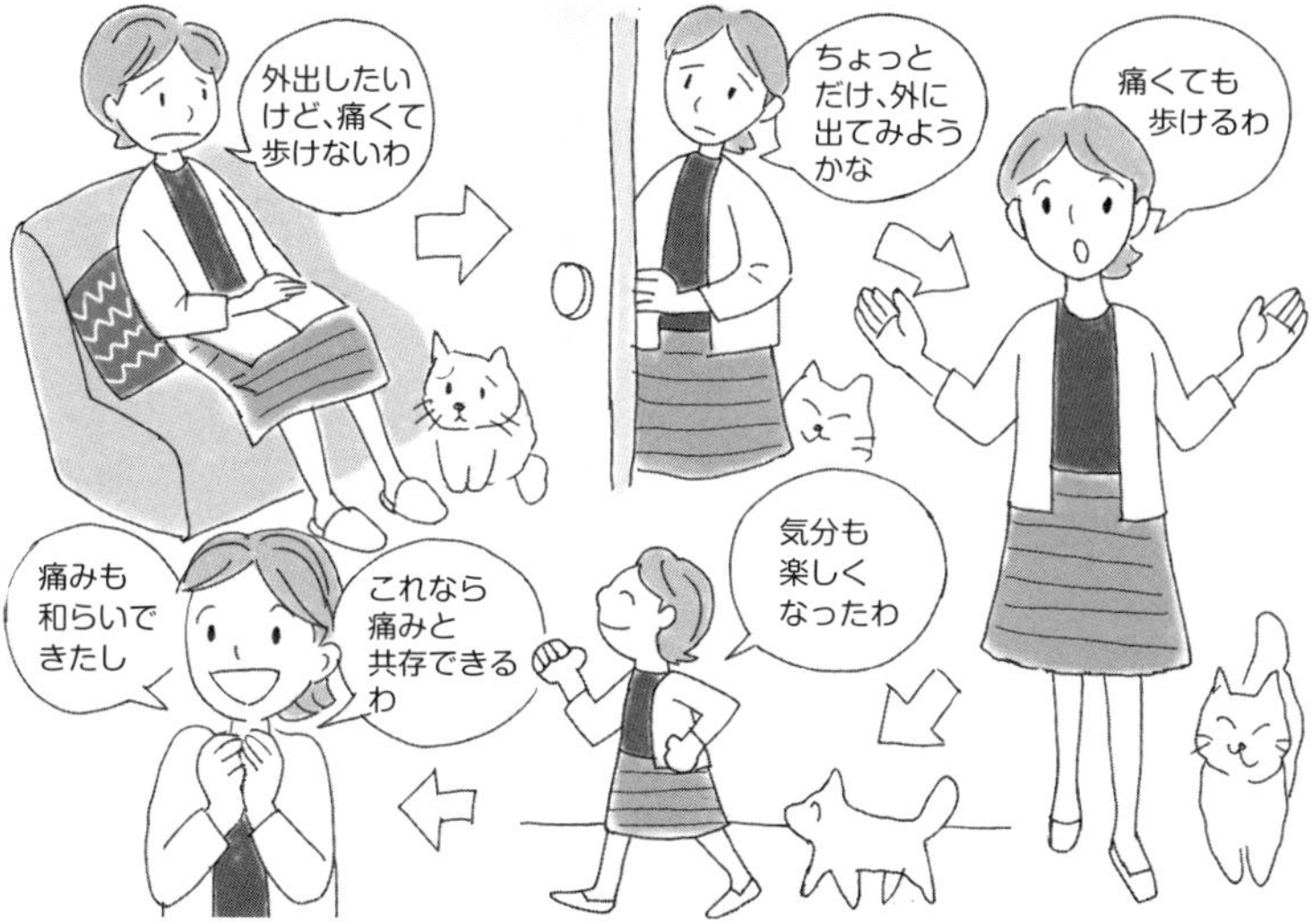
外出したいけど、痛くて歩けないわ
ちょっとだけ、外に出てみようかな
痛くても歩けるわ
気分も楽しくなったわ
これなら痛みと共存できるわ
痛みも和らいできたし

欲が湧いてきます。

行動療法では、このように段階的に不安や恐怖に慣らして考え方や行動パターンを変えていきます。これは、たとえば高いところに行くと強い不安や緊張を感じる高所恐怖症の人が、1階、2階と段階を踏んで恐怖に慣れていき、ついに一番高いところに行っても平気になるのと同じことです。

自律訓練法や筋弛緩法などのリラクゼーション法を併用していく

心や体がリラックスしていると、不安や恐怖、痛みなどが起こりにくいものです。まず、十分にリラックスした状態とはどんなものかを知るために、実際に行動する前に筋弛緩法（108ページ）や自律訓練法（113ページ）を習得します。

段階的に恐怖に慣れていく場合も、自律訓練法などを行ってリラックスしてから、恐怖の起こりやすい場面を想像して慣らしていきます。

気分や症状を「あるがまま」に受け入れて心を強くする「森田療法」

日本で生まれた、症状を「あるがまま」に受け入れる心理療法

森田療法は、高知県で生まれた森田正馬（1874〜1937）が1919年に作り出した心理療法です。

悩みや不安、恐怖などは、排除しようとするとさらに強く感じ、仕事も家事も手につかなくなって、ひたすら気分や症状を排除しようとして「とらわれ」に陥ることになります。

森田療法では、悩み、不安、恐怖などの気分や症状は、「よりよく生きたい」という「生の欲望」と表裏一体と考えます。ですから気分や症状を「あるがまま」に受け入れて、目の前のやるべきことをとりあえず行って、「生の欲望」を建設的な方向に向けるように指導します。

入院と通院、森田療法の2つの方法

もともと森田療法は、森田正馬が知り合いの神経衰弱患者を自宅に預かり、生活を共にしながら治療したのがはじまりといわれています。

本来の森田療法では、病院や専門の施設などに数か月入院することが前提です。ただ、このやり方は現代の生活には合わないため、外来（通院）で森田療法を行うことが多くなっています。

森田療法の進め方

入院してはじめの7日間は、「絶対臥褥期」といって、洗面、食事、トイレ以外は個室で寝ていなければなりません。2〜3日もすると、不安や悩みに苛まれるようになり、苦しんだ結果、

「あるがまま」でいるしかないと悟ります。離床後は、庭掃除などの集団作業を行って「生の欲望」を建設的な方向へと向かわせます。

　絶対臥褥期が終わると、「日記指導」をはじめます。起床・就寝時間や午前・午後に何をしたかなどを書いて毎日治療者に提出し、治療者は森田療法的なアドバイスを書いて、患者さんに返します。患者さんは「あるがまま」の生活態度を体得して、症状へのとらわれから解放されるようになります。

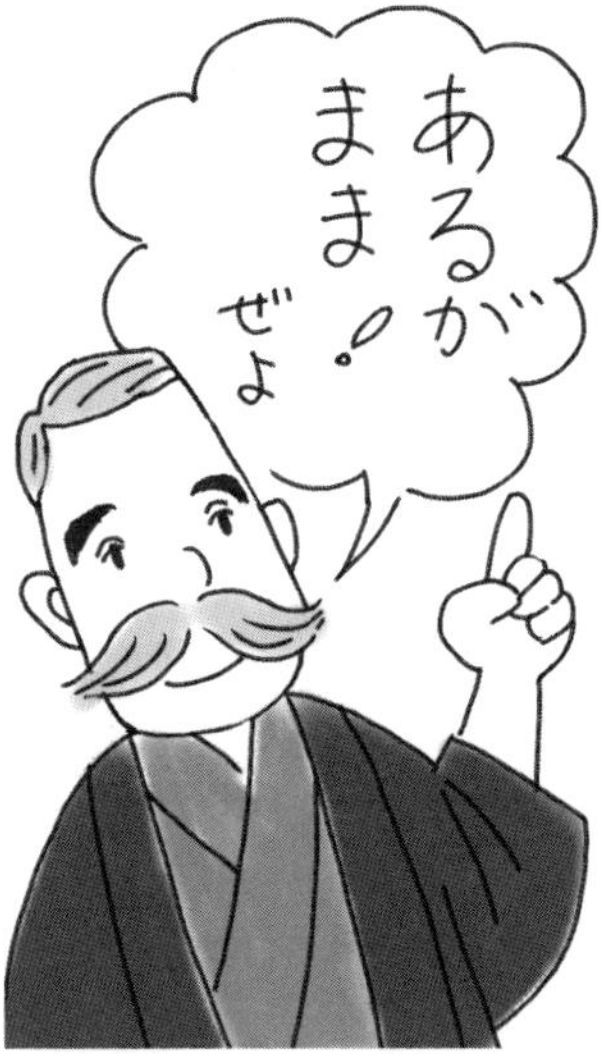

　外来では、医師との面接と、日記療法を中心に治療を進めます。

コラム

森田療法と認知療法との類似点

　森田療法では「思想の矛盾」という言葉をよく使います。「思想の矛盾」とは、「こうあるべきだ」という理想と、現実との矛盾を意味し、森田療法では、「思想の矛盾」を正すことが大事だとしています。このような考え方は、認知療法（116ページ）の、現在の心境を記述させ（自動思考）、それを訂正する（現実的思考）という考え方に、よく似ているといわれます。

　ただ森田療法では、「思想の矛盾」を理解するだけでなく、さらに気分を「あるがまま」に受け入れ、やるべきことを目的本位、行動本位に行うことが要求されます。この点に注目しているところが、日本で生まれた森田療法が、国際的に受け入れられている所以ともいえるでしょう。

自己を厳しく見つめる「内観法」

内観法は、浄土真宗の精神修養法をもとに、1940年吉本伊信によって作られた自己内省法です。対人関係の問題や心理治療、刑務所や少年院での〝矯正〟など、さまざまな分野で使われています。

かかわりの深かった人を思い出して自己を洞察していく

内観法は、子どものころから現在まで、自分とかかわりの深かった人との関係で、

① してもらったこと
② して返したこと
③ 迷惑をかけたこと

の3項目について、克明に事実を思い出しながら、自己を洞察していくものです。

初めの1週間は外界から遮断された世界で終日行い（集中内観）、自分を厳しく見つめていきます。その後は日常生活の中で、自分独りになれるときに1時間ほど行います（分散内観）。

ふつうは聞き手がいて、患者さんが話しながら内観を進めていきます。

本格的な内観スタイルはとらなくても、独りで日記につける「日記内観」をして、治療者に指導してもらう方法もあります。

内観法を受けられるところ

内観法は心療内科医も治療に積極的に組み入れていますが、それ以外のときは各地の内観研修所に問い合わせてください。

（本部）　奈良県大和郡山市高田口9—2
☎0743（52）2579

内観の進め方

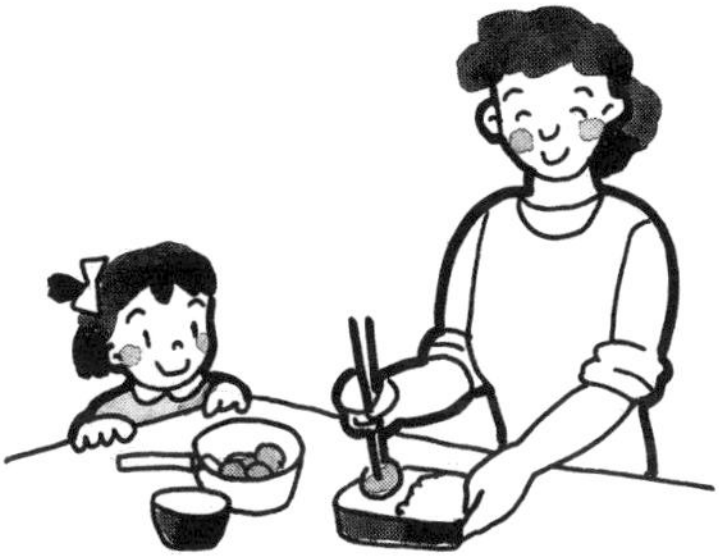

① 幼稚園のころ、お母さんにしてもらったことを克明に思い出す

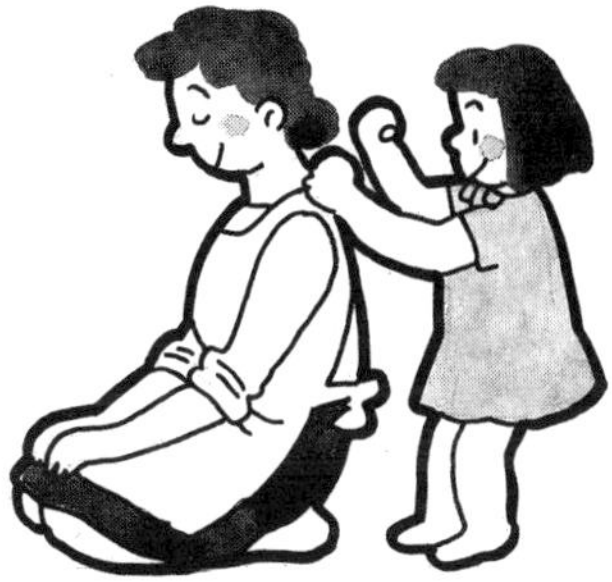

② お母さんに「何をして返したか」を思い出す

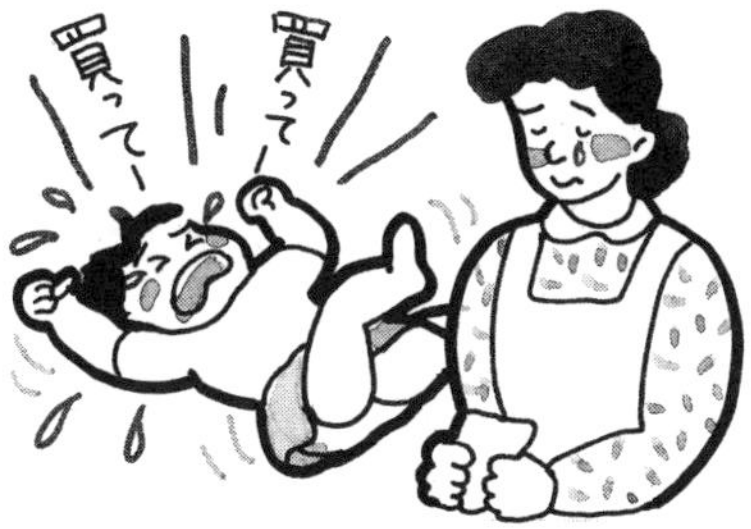

③ 「どんなことで迷惑をかけたか」を、相手の立場に立って考えてみる

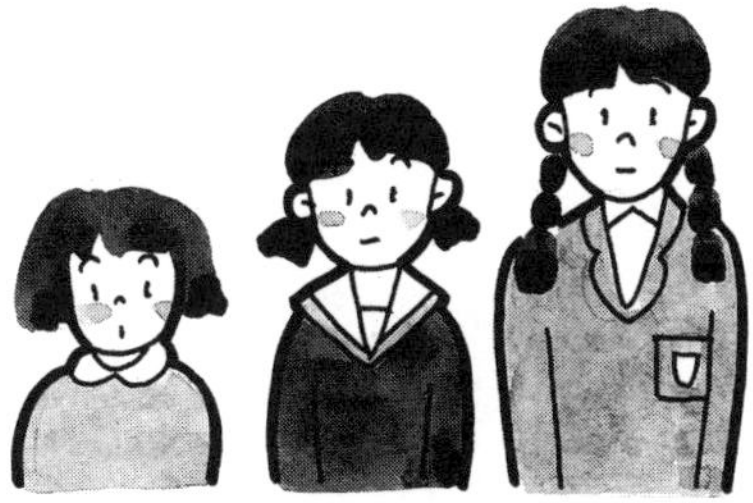

④ 小学校、中学校、高校のころ……と年代を区切って３項目を繰り返し、現在まで続ける

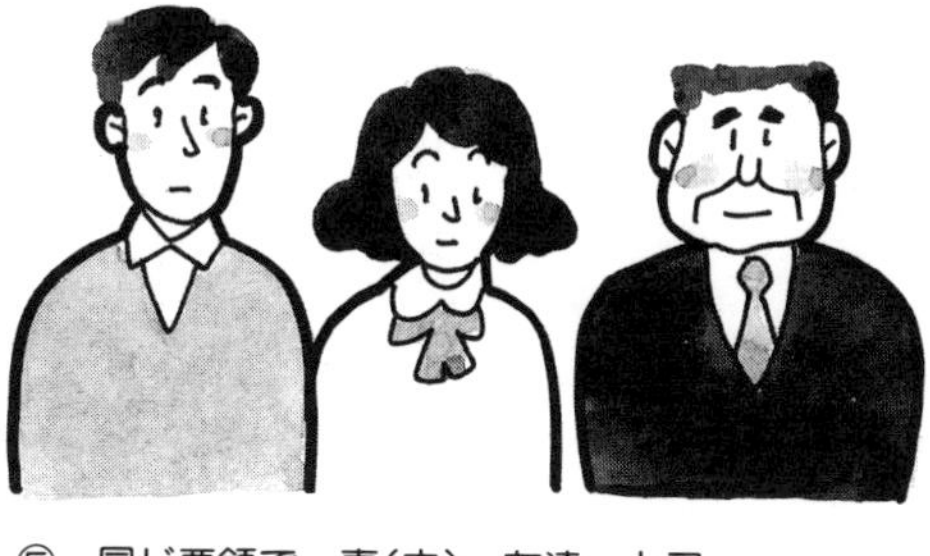

⑤ 同じ要領で、妻(夫)、友達、上司、同僚……などについて行う

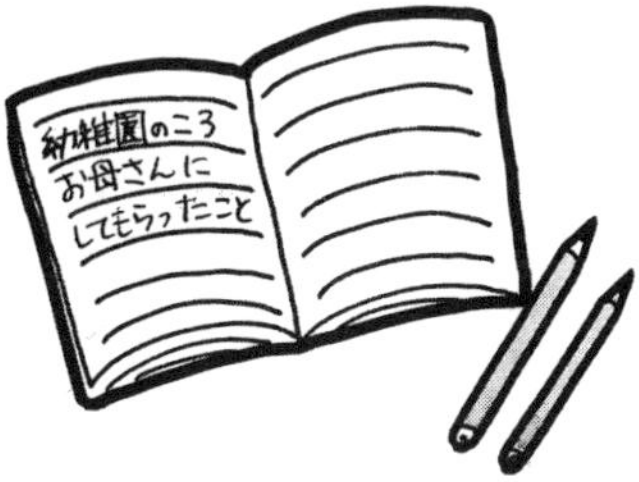

日記をつけて行う「日記内観」もある

●ストレスに強くなる「心」のトレーニング法

「成長モデルからのアプローチ」で症状を克服

医療モデルと成長モデル

現代の西洋医学では、人間の体を各臓器ごとに診断して治療を進めることが主流で、このような方法は「医療モデルからのアプローチ」と呼ばれています。

自律神経失調症の患者さんの場合も例外でなく、たいがいの病院に行くと、一とおりの検査が行われ、診断名がつけられ、症状に合わせた治療が進められます。

しかし、自律神経失調症の患者さんの場合は、このような方法だけでは不十分で、何年間も症状が改善せずにドクターショッピングを繰り返すことも多いものです。そこで、「成長モデルからのアプローチ」が必要になってくるのです。

心の治療によって人間的な成長をはかる

病気になるまでに、その人にどんな事件があったか、性格的にストレス耐性が弱くないか、依存性が強くて人間的に未熟なために、ストレスをうまく処理することができないのではないかなど、症状が何を象徴しているかを考えて、その治療を進めていくのが「成長モデルからのアプローチ」です。

このアプローチの具体的な方法として、カウンセリングや交流分析療法があります。

基本的な欲求は心の健康に欠かせない

人間にはだれでも「自分の夢を実現させよう」「自分を一歩でも成長させよう」という欲

基本的欲求が心を強くする

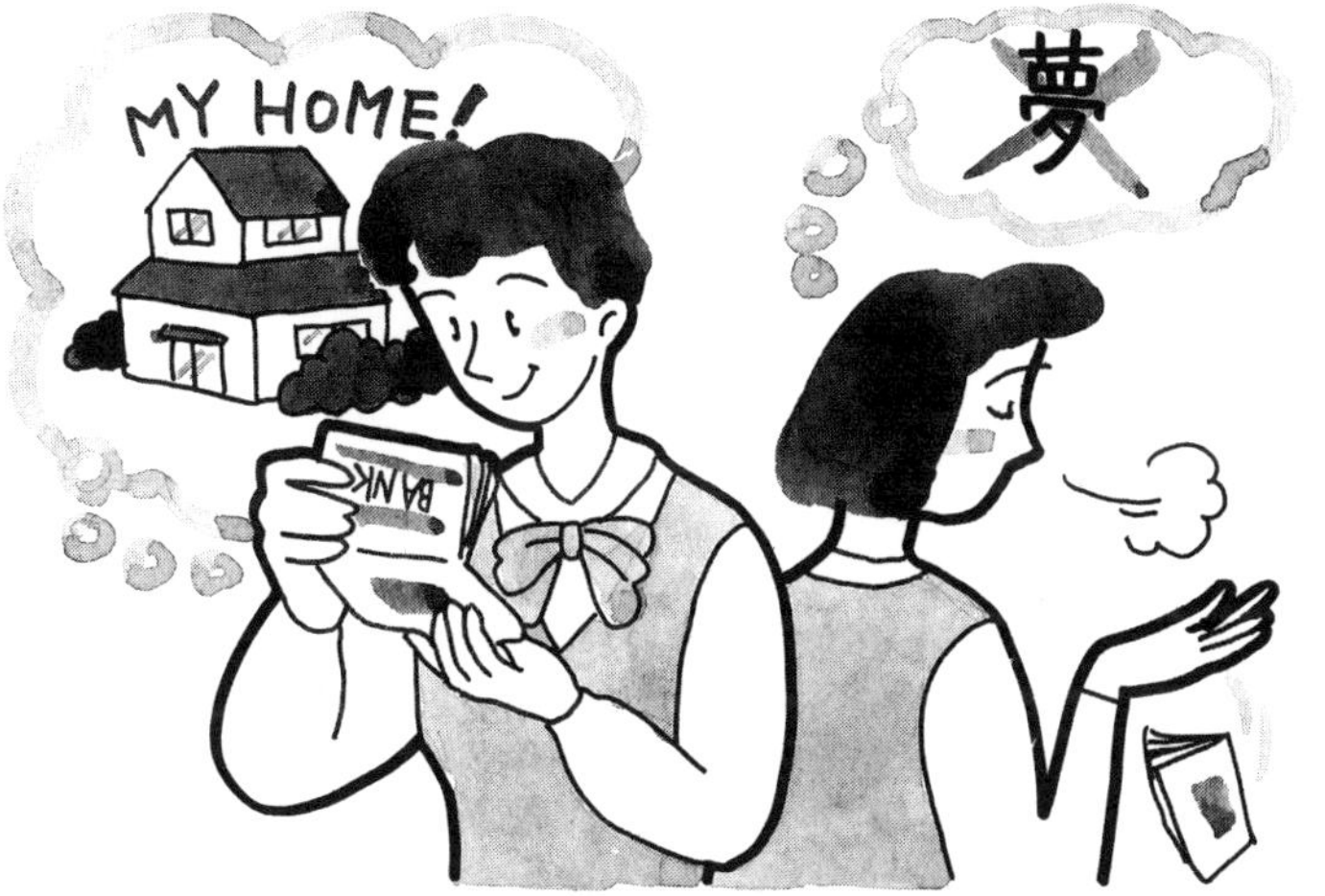

自分の夢を実現させようとする人は、心の“健康度”が高い

求があります。しかし、あることをきっかけにそういう欲求の芽を摘まれてしまうことがあります。

「成長モデルからのアプローチ」では、まず自己実現・自己成長などの人間の基本的な欲求が、心の健康に欠かせないものだということを患者さんにわかってもらうようにします。

そして、患者さんが本来あるべき自己に深く目覚め、真の人間に成長しようとし、人生観・世界観の確立をはかることを援助します。

大きな世界の中の自分を発見すればクヨクヨ考えなくなる

たとえば、家族や友人などにしてもらったことを回想する「内観法」(→122ページ)によって、人間は自分の力だけで生きているのではないということを実感し、クヨクヨ考えていたことが忘れられて、憎しみも逆に愛情に変わります。

自分を取り巻く大きな世界(宇宙)の中で、自分が生かされていることを発見する、それが「成長モデル」の究極の姿と言えるでしょう。

愛する人との死や別れへの上手な対処法

夫（妻）、親（子）、恋人などの大切な人との死や別れによる悲しみや寂しさをいやすために人間の心がたどる過程を、精神分析の祖・フロイトは「喪の仕事」と名づけています。

仏壇に線香や花を供え、死者を供養するのは、亡くなった人のためではなく、残された人が「喪の仕事」をうまく行うための儀式だとも言われます。

何年たっても故人の部屋を生前のままにしていたりすると、「喪の仕事」がうまくできず、心の整理がつかないこともあります。

失った人に対する感情は、決して美しいものばかりではなく、恨みや憎しみさえも入りまじっているものです。「喪の仕事」とは、そういう感情を「昇華」する作用も持つものです。

悲しみや寂しさをいやす「喪の仕事」の過程

大切な人を失ってから、心がもとに戻るまでの「喪の仕事」の過程は、次のようになります。

① 大切な人を失ったことに対するショック。
② 事実を認めたくない、という否認。
③ どうして私を置いていったのだ、という怒りや悲しみ。
④ 平静な心を取り戻し、再適応へ。

「喪の仕事」が終わるのは、失った人との親密度にもよりますが、だいたい1年後ぐらいと言われています。

「喪の仕事」の過程を経て、亡くなった人は、残された人の心の片隅で、静かにほほえみかける存在になるのです。

第5章

日常生活を改善して自律神経失調症を治す

ライフスタイルを変えるキーポイント

ライフスタイル（生き方）は、①生活時間帯、②毎日の活動、③人生観、の3つによって構成されるものです。

ライフスタイルはここを修正する

私たちの日常生活には、大きく分けて「食事」「睡眠」「労働」「休養」「運動」の5つの要素があり、これらの習慣や生活リズムのゆがみから、さまざまなストレスが生まれてきます。

生活改善のポイントは、次の4点です。

① 不規則な生活習慣を正す

徹夜、過労、過食、過剰なダイエットなど、自律神経のバランスを乱す不規則な生活習慣を改めてください。

② 体が発するシグナルを無視しない

痛みや空腹、疲労感など、体が発するシグナルを重視し、体の感覚を失わないようにします。

③ 感情を素直に表す

怒り、喜び、悲しみなどの素直な感情を自然に表し、不自然な精神エネルギーを蓄積させないようにします。

④ 休養を十分にとる

生活に変化をとり入れたり、休養を十分にとってリラクゼーションをはかります。単なる〝休息〟ではなく、エネルギーを養う〝休養〟を心がけてください（↓148ページ）。

「無理をせずに気楽に」を心がけよう

自律神経失調症の患者さんは、自分を犠牲にしたり、「寝食を忘れて仕事をする」という美徳観を持っているために、ストレスをためてしまうことが多いのです。「どうして自分が病気になったのか」に気づき、自分の意識と行動を変えていくことが必要です。

まずは、自分の生活のしかたや感情に対して「無理をせず気楽にやろう」と言い聞かせてください。ふだんの生活の中で、気持ちのリラックスをはかることが大切です。

こんな生活をしている人は要注意

	問題のあるライフスタイル
食事	●忙しいと食事を抜くクセがある ●食べ物やたばこ、アルコールなどで心身の安定を得ようとする ●過食や偏食に走りやすい ●食事時間が不規則になりやすい ●急いでかきこむクセがある ●深夜や就寝直前にものを食べる
睡眠	●睡眠時間が不規則である ●忙しいと睡眠時間を犠牲にする ●アルコールや睡眠薬に依存している
労働	●勤務時間が不規則である ●職場に適応しにくい、または過剰に適応する ●過剰な責任感をもっている ●よけいな仕事をかかえ込む ●効率や結果を優先する偏った価値観を持っている
休養	●休養やプライベートな時間を犠牲にするクセがある ●休養する時間や空間がない ●不健全・不健康な休み方になっている
運動	●運動が不足している ●きつすぎたり、やさしすぎたりして、運動のしかたがその人に合っていない ●過剰なノルマを課してしまい、運動がストレスになっている

太陽とともに生活して生体リズムを調える

昔の農村社会では、日の出とともに起きて、日没とともに家に帰る、という昼型の生活を送っていました。都市化の進んだ現代人の生活は、太陽のリズムから外れて、〝夜型〟の生活に変わりつつあります。それが、現代人の自律神経機能を損ねる原因にもなっています。

人間の体内時計は25時間リズム

光や音など、外界のすべての刺激をシャットアウトした部屋の中では、人間の１日は24時間ではなく、25時間になるという実験結果があります。人間の体内リズムは、もともと25時間リズムで動いていたのです。

ところが、太陽の24時間リズムの中で生活するうちに、体内リズムも24時間に合わせるようになったのです。

これは、体温やホルモンの日内変動の波が、24時間リズムになっていることからもわかります。つまり、それらを調節する自律神経が、24時間リズムに順応しているのです。

社会のリズムも24時間、〝役割〟を失うとリズムが乱れる

社会のリズムもまた、地球のリズムに合わせて24時間で動いています。社会の中でやるべき仕事や、演じるべき役割を担っている人は、24時間リズムを守って生活しています。

しかし、社会の中での役割を失った人――たとえば自分の生きがいを失った人、夫に愛想をつかして、家庭の営みに張り合いを失ってしまった人などは、だんだん24時間リズムから外れ

規則正しい生活が自律神経のバランスを保つ

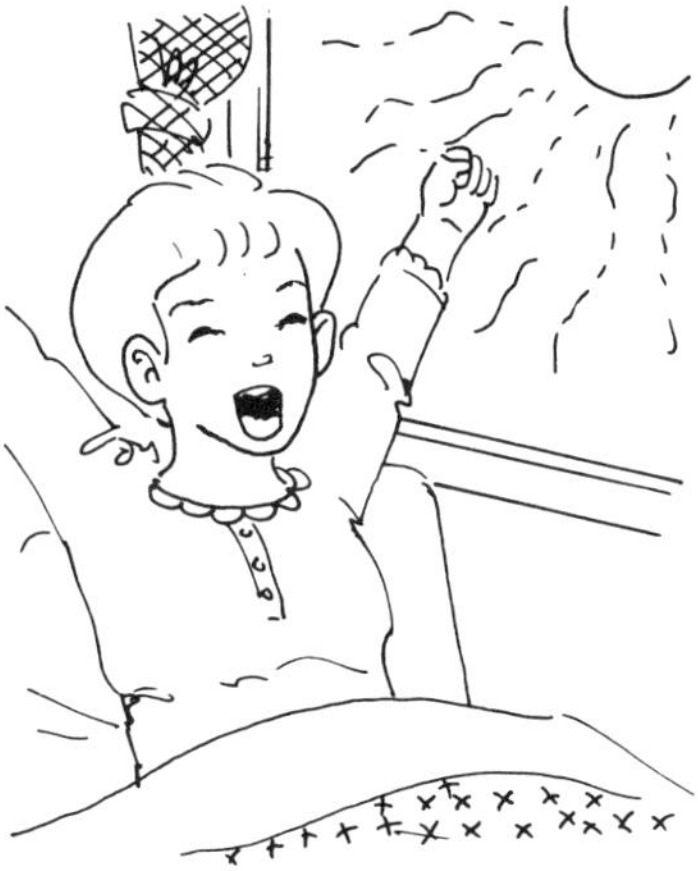

太陽とともに目覚めて、すこやかな毎日を送ろう

●体温・ホルモンの日内変動

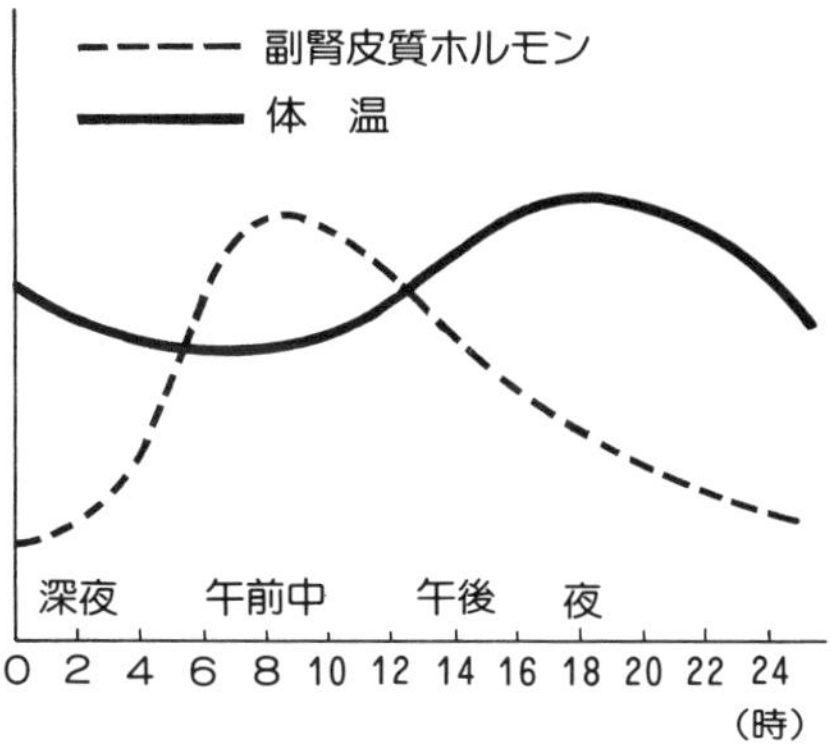

体温は、午前中低く夕方6時ごろ最高になる。ホルモン分泌は、深夜2時ごろが最低で、午前8時ごろに最高になる

ていきます。

極端な場合は、登校拒否をする子どもや、出社拒否をする人によく見られる「睡眠覚醒リズム障害」という病気にもなります。

24時間のリズムの乱れが自律神経のバランスをくずす

以上のような人だけでなく、夜ふかしや徹夜をしたり、食事をすべき時刻に食事をしなかったりすると、体の24時間のリズムを乱すことになります。

その結果、24時間リズムで動いていた自律神経のバランスをくずすことになり、体調を乱すことにもなります。

自然の中で、生命力を与えてくれる太陽の光とともに生活してこそ、人間は健康が保てるものです。

テレビの深夜番組に心を奪われず、朝早く起きてすっきりした気分で1日を迎えましょう。

毎日熟睡するための5つのポイント

眠りのしくみを知って、質のよい眠りを得る

眠りには、体の疲労を回復させる浅い眠り〝レム睡眠〟と、脳の疲労をほぐす深い眠りの〝ノンレム睡眠〟とがあり、ひと晩に約90分周期で4～5回繰り返されます。

レム睡眠が十分でないと、筋肉がこったり、体の疲労感がとれなくなり、ノンレム睡眠が十分でないと、集中力や意欲が減退し、情緒が不安定になります。レム睡眠のとき夢をよく見ますから、ノンレム睡眠が十分でないと、「夢ばかり見てよく眠れなかった」という不快感が残ります。ここちよい目覚めになるためには、ひと晩の中にレム睡眠とノンレム睡眠とがバランスよくとられていることが大切です。

「寝食を忘れて」の考え方は心の健康によくない

日本人の1つの美徳に「寝食を忘れて……をする」という考え方があり、睡眠が往々にして犠牲にされがちですが、これは決してよい結果をもたらしません。起きて活動している3分の2の時間に能力を発揮するには、睡眠時間をもっと充実させる必要があります。

不眠が何週間も続くときは、専門医の指導を

ストレスの多い昨今、薬剤の助けを借りなければ眠れないときもあります。工夫をしても不眠が1週間も2週間も続くときは、ノイローゼやうつ病などの病気が隠れていることもありますから、専門医に相談してください。

ひと晩に眠りは浅くなったり深くなったりする

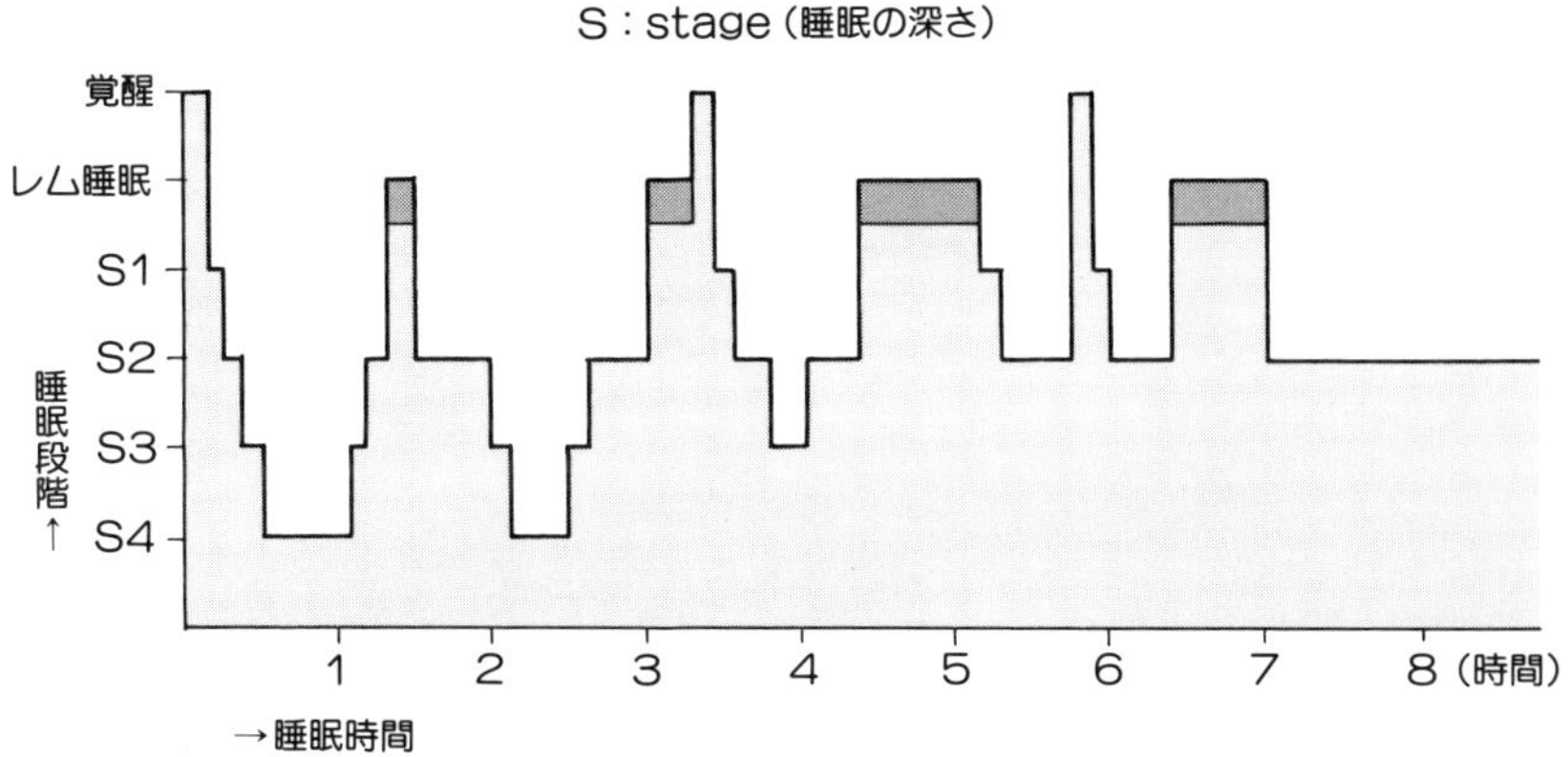

レム睡眠とノンレム睡眠は、約90分周期でひと晩に４～５回繰り返される。眠りに入って約30分で最も深い眠り（Ｓ４）に達し、90～120分後に最初のレム睡眠が現れる。明け方になるとしだいに眠りが浅くなり、目が覚める

疲れを翌日に残さないための睡眠効果評点表 (大島正光博士による)

就寝時刻＼睡眠時間	PM 8	9	10	11	12	AM 1	2	3	4	5
3	35	37	39	40	40	40	40	39	38	36
4	49	51	53	54	54	54	53	52	50	47
5	62	64	66	67	67	66	65	63	60	56
6	74	76	78	79	78	77	75	72	68	64
7	86	88	90	90	89	87	84	80	76	72
8	97	99	100	100	98	95	91	87	83	79
9	107	108	109	108	105	101	97	93	89	85
10 時間	116	117	117	115	111	107	103	99	95	91

疲れを翌日まで残さない数値を100として、何時から何時間寝たらよいかを出したもの。就寝時間が遅くなるほど、睡眠時間がより多く必要になる

上手に睡眠をとるための5つのポイント

「眠ろうとするほど眠れなくなる、十分に寝ているはずなのに疲れがとれない」という人は、次の5つのことを試してみてください。

① 一定の睡眠時間をとること

ここちよい眠りを得るためには、午後10時までに、(遅くても、その日のうちに)床につくようにします。睡眠時間は、不足でも過剰でも寿命が短くなる、というデータもあります。7～8時間の睡眠が、活力を作ります。

② 気分転換でリラックスを

精神的な疲労は気持ちを高ぶらせ、眠りを妨げることがあります。楽しい食事やだんらん、軽い運動などで気分転換をはかりましょう。就寝前に、ぬるめの風呂にゆったりと入って、頭の充血をとるのも効果的です。マッサージや指圧で筋肉の疲れをほぐすのもよいでしょう。

③ 空腹のときは、消化のよいものを少しとる

空腹で眠れないときは、消化のよい食物を少し温めて少量とります。辛い刺激物より、甘い薄味のほうが、気分がやわらぎます。温かい牛乳に少量の塩を加えて飲んでも落ち着きます。

④ 寝酒は1杯程度で眠りにつけるならよい

寝酒は、個人差が大きいものです。日本酒1合かウイスキー2杯程度で眠れるなら寝酒もよいものですが、3合も4合も飲まなければ眠れない人には、レム睡眠が少なくなるので決してよい睡眠が得られているとは言えません。

⑤ 単調な音楽に誘われて眠りの世界へ

水の流れや雨音など、単調な音の繰り返しが、眠りを誘います。30分～1時間でスイッチが切れるようにタイマーをセットし、毎晩同じ音楽を流すのも効果的です。

テレビやラジオは、注意を引きつけられて、かえって眠れないこともあります。

眠りをもたらすための5つの工夫

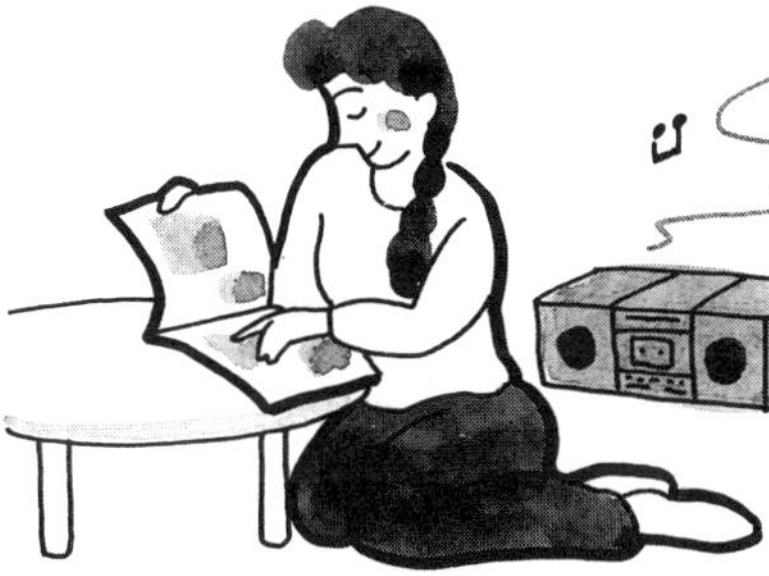

就寝前の２時間は、十分なリラックスを

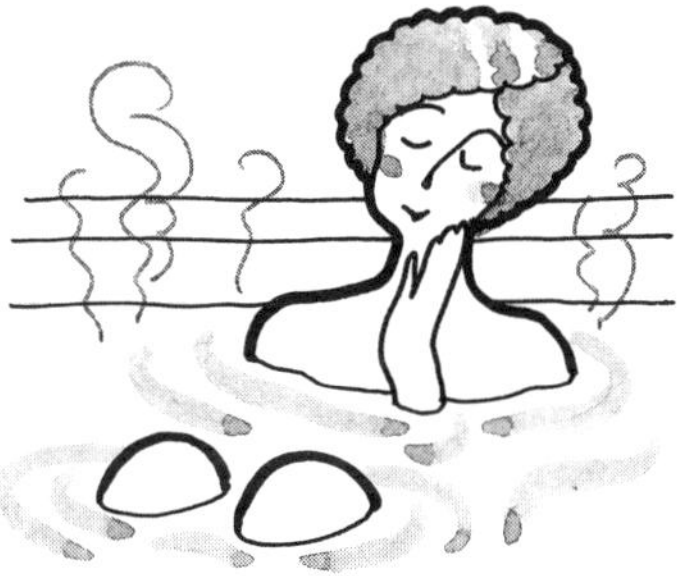

寝る前にぬるめの風呂にゆっくり入って、頭の充血をとる

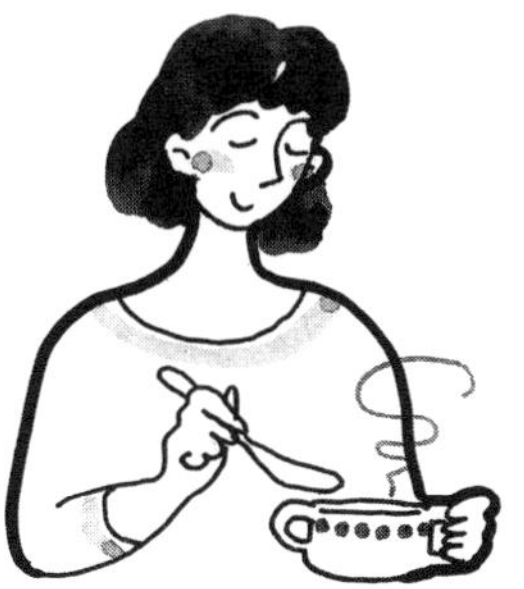

空腹で眠れないときは、消化のよいものを少しとる

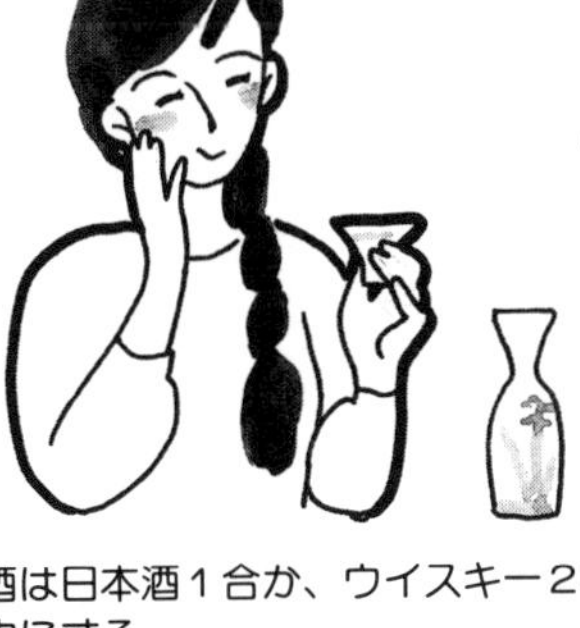

寝酒は日本酒１合か、ウイスキー２杯以内にする

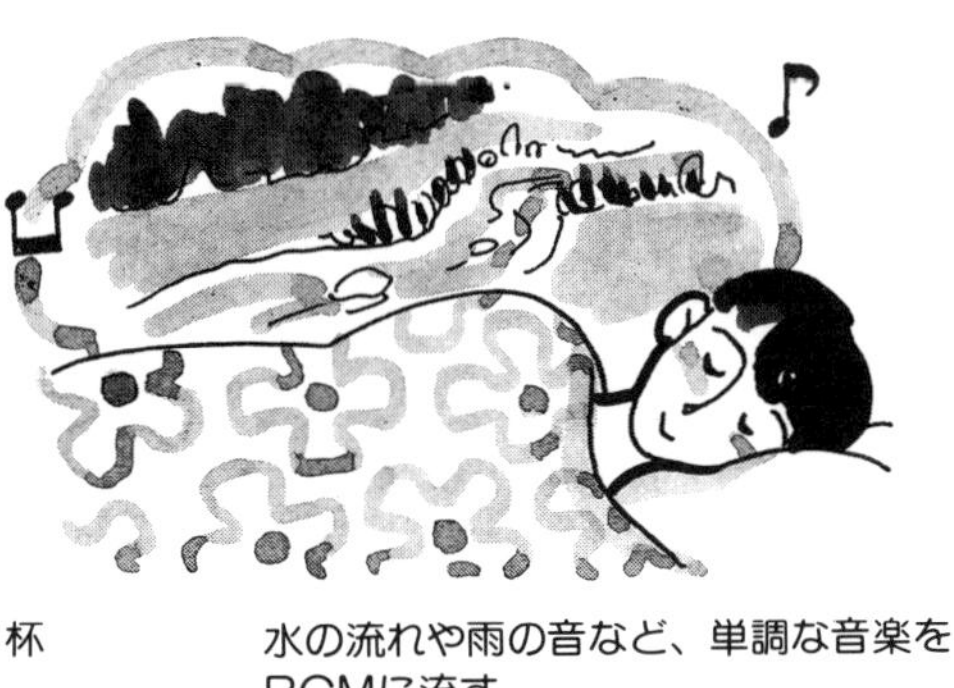

水の流れや雨の音など、単調な音楽をBGMに流す

ストレスをよき友として免疫力を高める

ストレスが続くとかぜをひきやすくなる

私たちが行った約300人の健康人に対するストレス調査では、慢性ストレスに陥っている人の22パーセントが「かぜをひきやすく、治りにくい」と答え、ほとんどストレスを感じたことのない人の4パーセントを大きく引き離していました。慢性ストレスを感じている人たちの免疫力の低下がうかがわれるデータです。

ガンの発症率とストレスとの関係

「愛する妻や夫との死別後には、残された配偶者にガンの発生率が高い」という1977年の『ランセット』(アメリカの医学雑誌)の論文は、世界中から強い関心を集めました。

わが国でも、子どもの白血病患者には、発病前に家族との死別、転校、転居などのストレス要因が認められた、という報告があります。

実験でも、外傷、手術、出産などによる肉体的ストレスや、事業の失敗、肉親との離別などによる精神的ストレスを強く受けた人の免疫力は著しく低下し、ウイルス、細菌、ガンなどに対する抵抗力が弱まることが証明されています。

また、ストレスによって腸内でウエルシュ菌や病原大腸菌などの悪玉菌が増加すると、発ガン物質が増えて腸ガンが発生しやすくなります。

忙しいときはかぜをひかないのはなぜ？

ストレスの真っただ中にいるときは案外病気にかからず、ひと山越えるとてきめんにかぜを

ホームスとラーエの社会再適応決定尺度
(人生イベントに対するストレス度)

人生イベント	ストレス度	人生イベント	ストレス度
配偶者の死	100	仕事・職業上の方針の変更	36
離婚	73	配偶者とのトラブル	35
配偶者との別れ	65	借金が1万ドル以上に及ぶ	31
拘禁	63	借金やローンのトラブル	30
親密な家族メンバーの死	63	仕事上の責任の変化	29
けがや病気	53	息子や娘が家を離れる	29
結婚	50	法律上のトラブル	29
職を失うこと	47	特別な成功	28
隠退	45	妻が働き始めるか、仕事をやめる	26
家族メンバーの健康上の変化	44	学校に行き始めるか、学校をやめる	26
妊娠	40	生活条件の変化	25
性的な障害	39	個人的な習慣の変更	24
新しい家族メンバーの獲得	39	職場の上役(ボス)とのトラブル	23
職業上の再適応	39	労働時間や労働条件の変化	20
経済上の変化	38	住居の変化	20
親密な友人の死	37	学校の変化	20

過去1年の間に、この合計が300点以上になるようなストレスに遭遇すると、その80%にうつ病や心臓疾患が起こるといわれる。もちろん、時代、民俗によって異なるのは当然である。桂らの日本人の調査では、家族の死は80点以上である

ひく、ということがよくあります。

急性のストレスに対しては、それに打ち勝とうとしてふだんは眠っている機能が働いて、一時的に免疫力も強くなります。

しかし、慢性的にストレスが持続し無理が重なると、反動で免疫力が低下し、ウイルスに対する抵抗力が失われてしまいます。

ストレスを利用して抵抗力をつける

人の感情の変化は、免疫力に微妙な影響を与えます。そして、多くの場合、ストレスは体の抵抗力に悪影響を及ぼしますが、免疫力を高める作用をすることもあります。

体の抵抗力を高めるには、まずストレスに積極的に対応する姿勢をもつことです。

適度のストレスは生活に張りをもたせ、人生を価値あるものにします。ストレスをよき友としてつき合っていく技術を身につけましょう。

●日常生活を改善して自律神経失調症を治す

ストレスと排便の関係を知って便秘の解消を

排便に対する羞恥心を克服しよう

女性は、子どものころから排便に対する羞恥心が強く、自宅以外のトイレで排便することをいやがる傾向があります。

排便を「したいときにしない」習慣が、大人になってからの便秘につながっているようです。

便秘がちの人は、「いつでも、どこでも排便できる」という気持ちをもつことが大切です。

便秘はストレスや対人トラブルによって引き起こされる

会社や学校でのストレスや対人関係のトラブルが、便秘を引き起こすことがあります。

その原因の1つは、ストレスによって腸内細菌が変化することです。健康な腸は〝善玉菌〟のビフィズス菌が多いために、便の状態も便通もよいものです。しかし、ストレス状態の中では、〝悪玉菌〟の病原大腸菌やウエルシュ菌が増え、便やおならが臭くなったり、腸の調子が悪くなって、便秘や下痢になります。

いきいきとした楽しい生活を送るように、感情をコントロールすることが大切です。

下剤はできるだけ使わず食物で胃腸をやさしく刺激する

毎日排便がないからといって、安易に下剤を使う人も多いのですが、下剤はなかなか調節が難しいものです。仕事に追われている人は、都合の悪いときに便意を催すことになり、かえって腸の自然なリズムを崩してしまいます。そうしているうちに、「過敏性腸症候群（腸が過敏

便秘予防は食事から始める

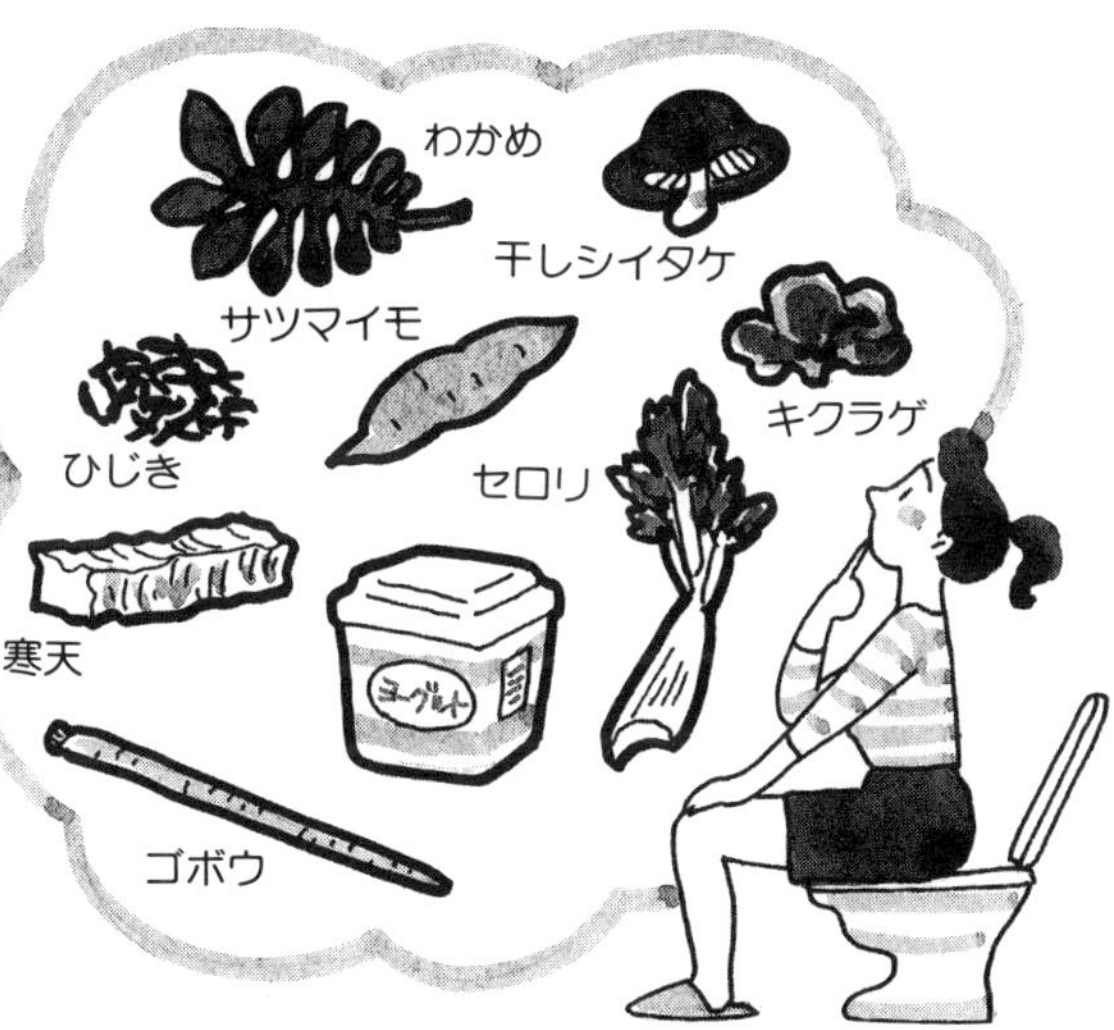
わかめ
干しシイタケ
サツマイモ
キクラゲ
ひじき
セロリ
寒天
ヨーグルト
ゴボウ

になり、下痢と便秘を繰り返す）」を起こすことにもなります。

ふだんから、乳酸菌（ヨーグルト、乳酸菌飲料に多い）や、食物繊維（海草、いも・野菜類に多い）を多めにとるよう心がけます。乳製品などに添加されているフルクトオリゴ糖（玉ねぎ、ごぼう、バナナ、麦の甘味成分）は、ビフィズス菌を増加させ、便通をよくします。

人間には「胃腸反射」という、胃の中に食べ物が入ると腸が動き出すしくみがありますから、冷たい牛乳や水を飲んで胃腸反射を促すのもよいでしょう。

排便の習慣づけと、適度な運動を心がける

便意がなくても、必ず決まった時間にトイレに行く習慣をつけましょう。朝に排便の時間がとれないときは、夕食後でもよいのです。便意が起きたときは、なるべくそのときにトイレに行くように心がけます。

散歩や軽い運動は腸を刺激し、便秘を解消します。特にデスクワークの多い人は、便秘になりやすいので、積極的に運動をしましょう。

入浴時は、ぬるま湯にゆっくりつかって心身をリラックス

日ごろ、何げなく入っている風呂も、りっぱなストレス解消法になります。入浴が心身に及ぼす影響をよく知って上手に活用し、リフレッシュをはかってください。

「ぬるめの湯に30分」が疲れをとるのに効果的

〃カラスの行水〃やシャワーを浴びるくらいでは十分とはいえません。38〜41度程度のぬるめの湯で、30分ぐらいの入浴時間をとりましょう。

水の中では浮力によって、体重は空気中に比べて約9分の1になり、筋肉や関節の疲労がやわらぎます。

また、水圧によって体内の血管が圧迫されて血液循環が活発になり、新陳代謝が高まり、乳酸などの疲労物質が早く取り除かれる、という作用があります。

のんびりと湯ぶねの中に体を浮かべているだけでも効果的ですが、手足の指を開いたり閉じたりするなど、ふだんあまり使わない筋肉を動かすのもよいでしょう。

快い睡眠を誘うにはぬるめの風呂にゆったりと

疲れや緊張は、翌日に残さず、入浴とたっぷりの睡眠で、その日のうちにほぐしましょう。

湯ぶねにゆったりつかっていると、しだいに副交感神経の働きが優位になって、心身ともにリラックスしてきます。42〜43度の高温では交感神経の活動を活発にしますから、眠りにつく前には適しません。

ただし、朝の目覚めの悪いときには、高温の

お風呂で楽しく心身のリラックス

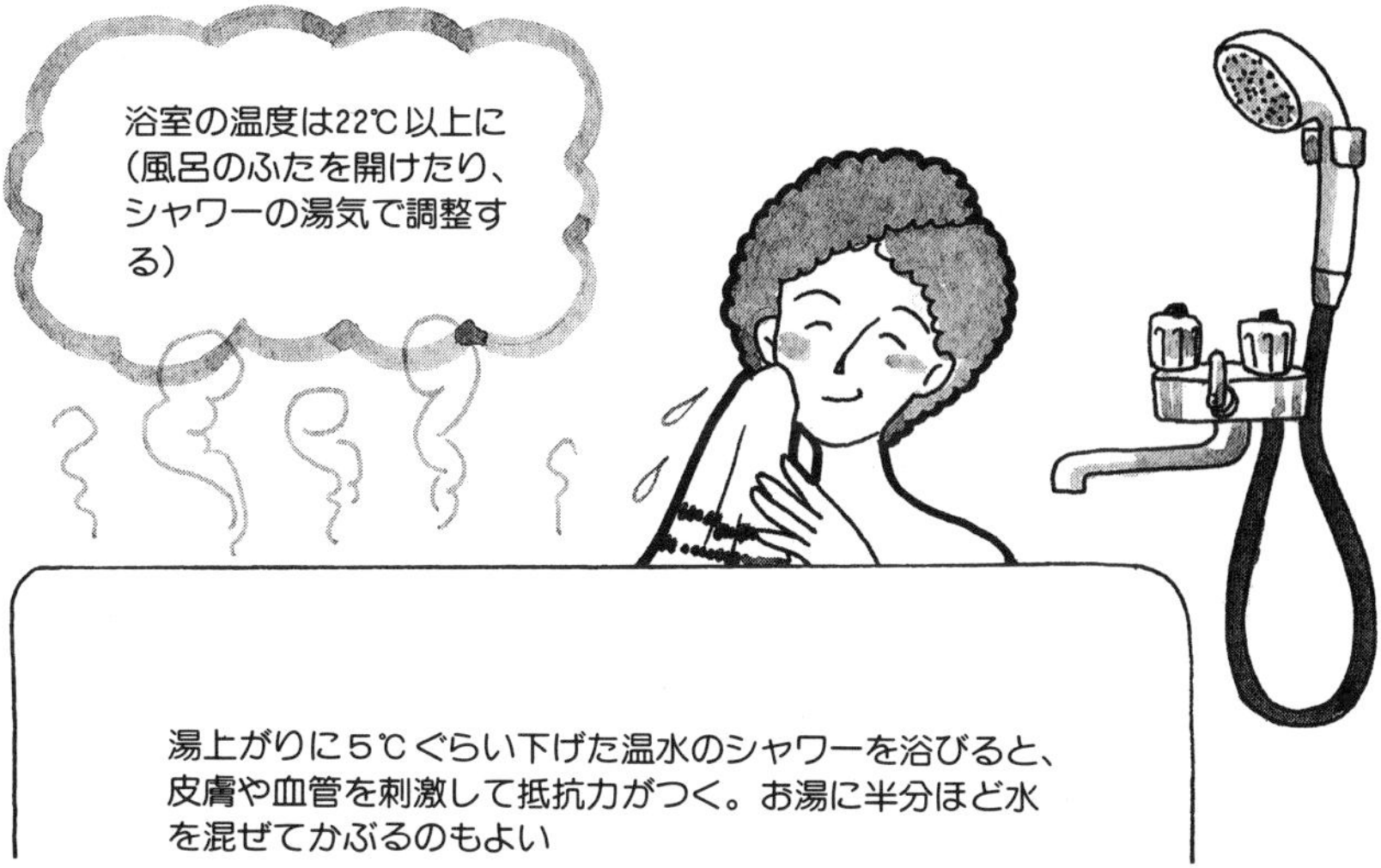
浴室の温度は22℃以上に（風呂のふたを開けたり、シャワーの湯気で調整する）
湯上がりに5℃ぐらい下げた温水のシャワーを浴びると、皮膚や血管を刺激して抵抗力がつく。お湯に半分ほど水を混ぜてかぶるのもよい

お湯にサッとつかったり、熱めのシャワーを浴びたりすると、心身ともにさっぱりします。

漢方薬やバス・ハーブ、各地の温泉の素《もと》など、さまざまな入浴剤でお湯の色と香りを楽しむのもよいでしょう。観葉植物を置いたり、湯ぶねに花びらを浮かべたり、音楽を流したりするのもよいものです。

入浴で"危険"を招かないための注意点

指の裏にシワが出てくるほど長時間つかったり、空腹のときや食事の直後、酒に酔っているときなどの入浴は禁物です。

冬の浴室の温度が低すぎるのは、高血圧の人にはたいへん危険です。入浴の前に浴槽のふたを開けたり、シャワーを流したりして、浴室の温度を22度以上にしておきましょう。

体を洗うときはゴシゴシこすらないで、末端から心臓の方へなでるように洗います。

酒は飲み方をまちがえると、ストレスを高める

適度な酒量は心の妙薬になる

適量の酒を友人や家族と語らいながら味わい、楽しむことは、日ごろの暮らしの中で積もったストレスの発散にも役立ちます。

酒量には個人差がありますが、左図の量を1単位として、1～2単位を「適量」とします。お酒の弱い人や女性は、2分の1単位を適量としてください。それ以上になると、飲酒がストレス解消に役立つとは言えなくなります。

毎日ストレスを忘れるために飲むとアルコール依存症になりやすい

ただ、ストレスに耐えきれずにアルコールを利用し、それを毎日のように続けるのは禁物です。このような飲み方は、アルコール依存症に移行して、心身ともに害する危険があります。

25ページの「ストレス度チェックリスト」を使った私たちの調査では、1週間当たりの飲酒回数が2～3回の人と、毎日の人を比較すると、毎日飲む人の方がストレスに対する抵抗力が弱い、という結果が出ています。

この傾向は特に女性に顕著です。女性は男性より少量の酒量でもアルコール依存症になりやすいこともわかっています。拒食症や過食症などの摂食障害が、アルコール依存症に発展するケースもあります。

くれぐれも、自分の感情や欲求のコントロールにアルコールを使うのは避けたいものです。また、飲酒の回数も、せいぜい週2～3回にしておきましょう。

お酒とは上手なつき合い方を

おもなお酒の１単位

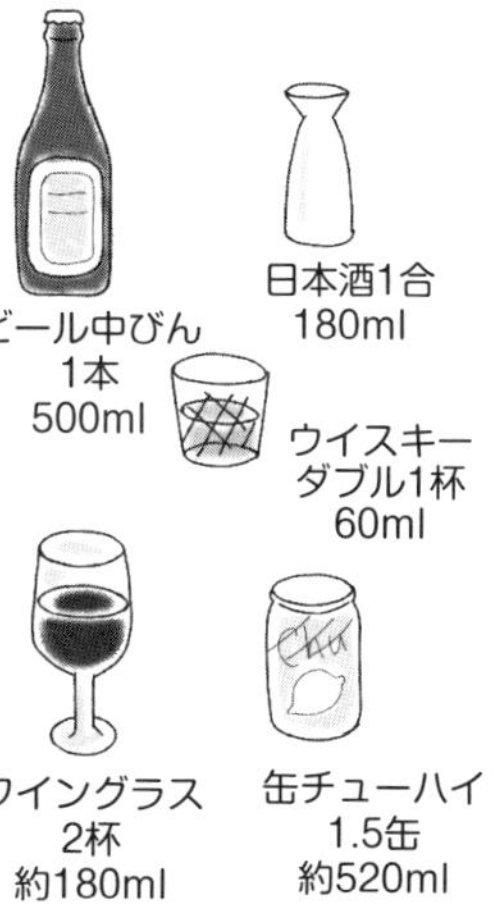
ビール中びん
1本
500ml
日本酒1合
180ml
ウイスキー
ダブル1杯
60ml
ワイングラス
2杯
約180ml
缶チューハイ
1.5缶
約520ml

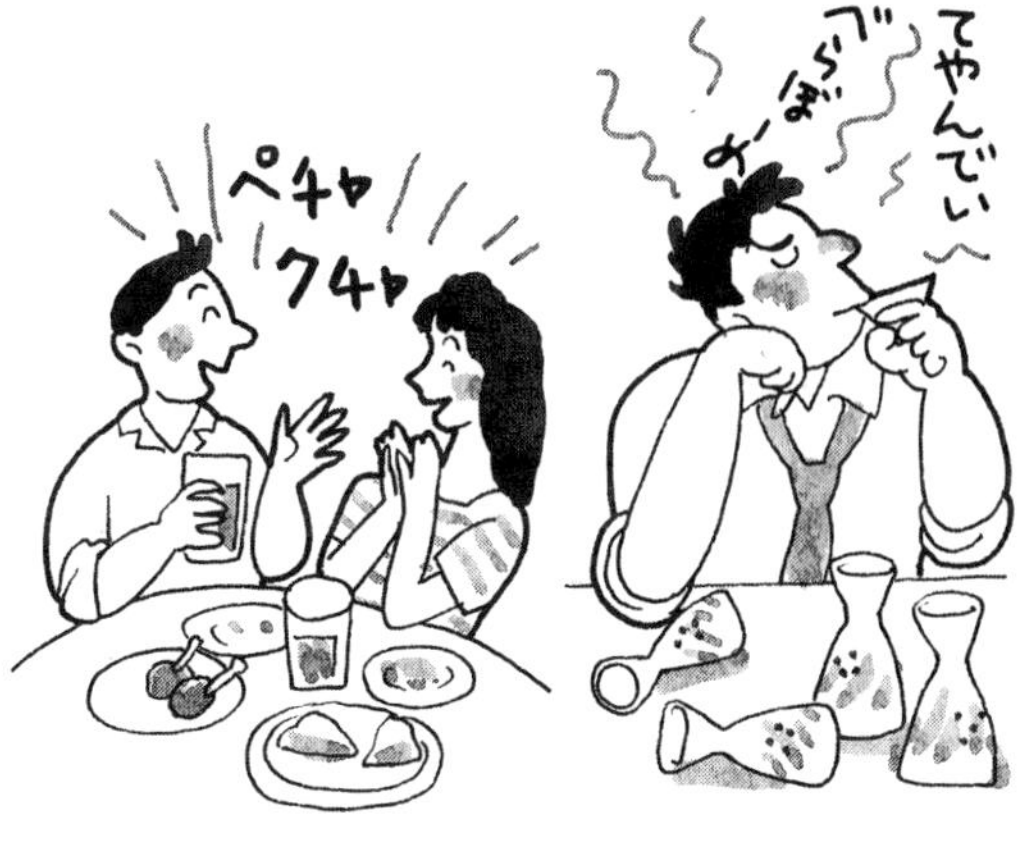

よい飲み方　　悪い飲み方
（飲酒は楽しく、量は控えめに）

コラム

やけ酒では心の傷を癒せない

「酒でも飲んで嫌なことは忘れよう」とよく言いますが、本当にお酒で嫌なことが忘れられるでしょうか。東京大学の松本則夫教授（薬品作用学）は、興味深い実験結果を発表しています。

ネズミを箱に入れて電気ショックを与え、翌日も同じ箱に入れます。するとネズミは、恐怖のためにショックがなくてもすくんでしまいます。その直後に、一方のネズミにはアルコールを、もう一方のネズミには食塩水を注射して次の日にも同じ箱に入れました。すると、アルコールを注射したネズミの方が、長い時間すくみ、2週間後でも同様の結果でした。

つまり、嫌なことを忘れたいと思ってやけ酒をすると、忘れるどころか記憶が鮮明に残るということです。お酒はストレス解消の手段としてではなく、楽しく飲みたいものです。

●日常生活を改善して自律神経失調症を治す

たばこをやめるための4つの心理作戦

ストレスに弱い人はたばこの本数が多い

私たちが調査した健康人のストレス調査では、次のことがわかりました。

① ストレス度が最も高いのは、男女とも1日20本前後吸うグループ。男性は喫煙本数が増えるに従ってストレス度が高くなる。

② 男性は、本数が増えるに従ってストレスに耐える力（ストレス耐性度）が低くなり、女性は20本前後でストレス耐性度が最も低い。

たばこは、ストレス解消に役立っているとは言えないようです。

たばこをやめる方法はこれだけある

たばこは、吸っている本人がガンや慢性閉塞性肺疾患、虚血性心疾患などにかかりやすくなるばかりではなく、そばにいる人も、たばこの煙の影響を受けて（受動的喫煙）しまいます。

やめたいけれどもやめられない、という人は、次のことを試してみてください。

●たばこと相性のよい行動を慎む　コーヒーやアルコールは、たばこの本数を増やしやすいので慎む。喫煙と相性の悪い行動（運動など）を取り入れると、さらによい。

●喫煙本数を記録する　毎日、吸った本数をグラフ化すると、「頑張るぞ」という気になる。

●喫煙に嫌悪を感じる場面を想像する　末期ガンの苦痛や、喫煙者の真っ黒な肺など、たばこの害を想像する。喫煙によって起こるのどの不快感や、煙や灰で汚れる部屋、経済的な損失なども想像する。

●**喫煙に代わるリラックス法を見つける**　心理的緊張を解く方法として、自律訓練法（↓113ページ）、運動（↓202ページ）、ヨガ（↓210ページ）、音楽療法（↓214ページ）、など、自分に合ったリラックス法を見つける。

ストレスに強くなるために、あなたもがんばって禁煙してみませんか？

たばこをやめるための心理作戦

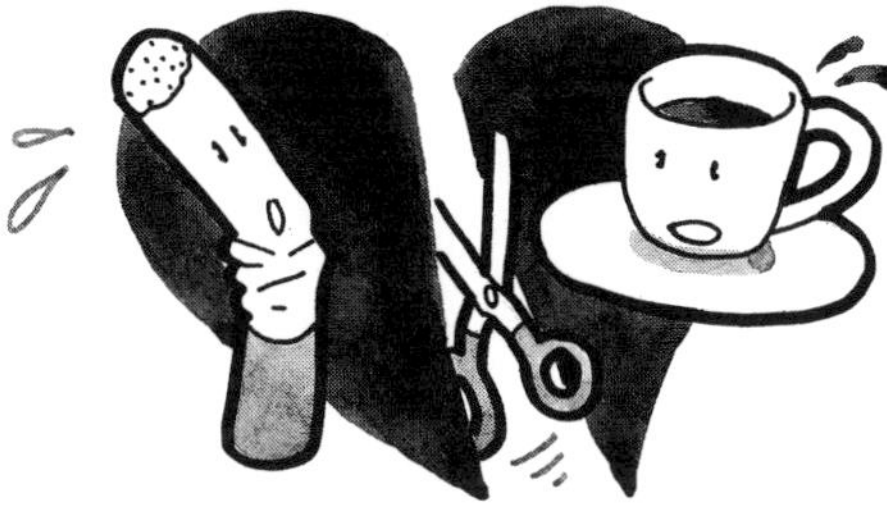

たばこと相性の合うものを慎む

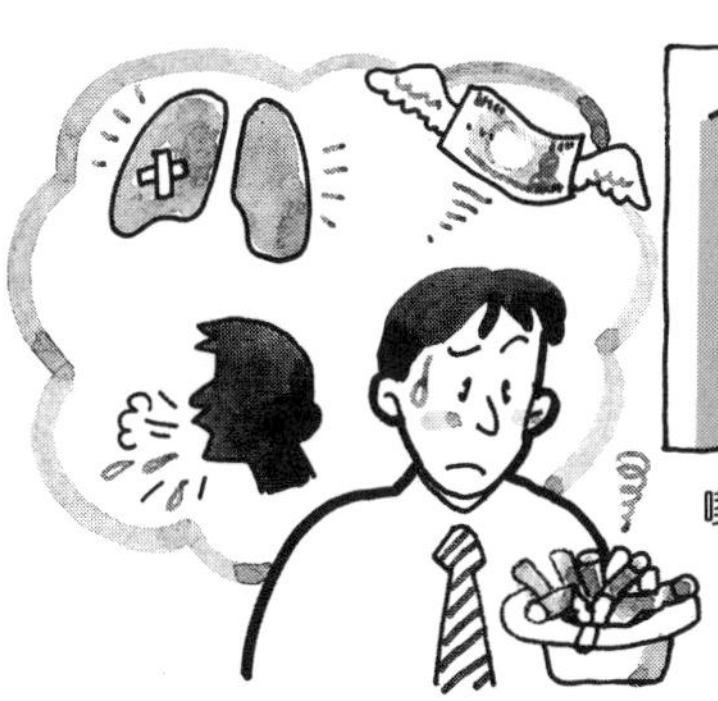

喫煙に嫌悪を感じる場面を想像する

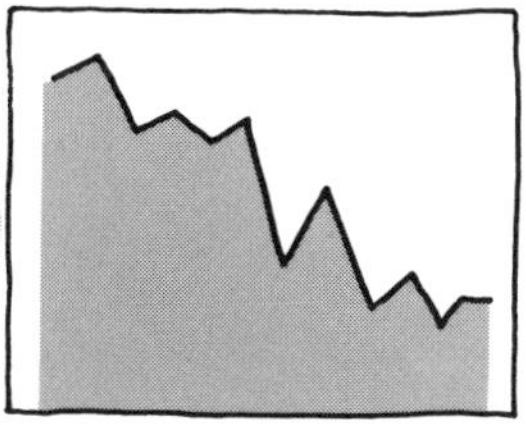

喫煙本数をグラフ化する

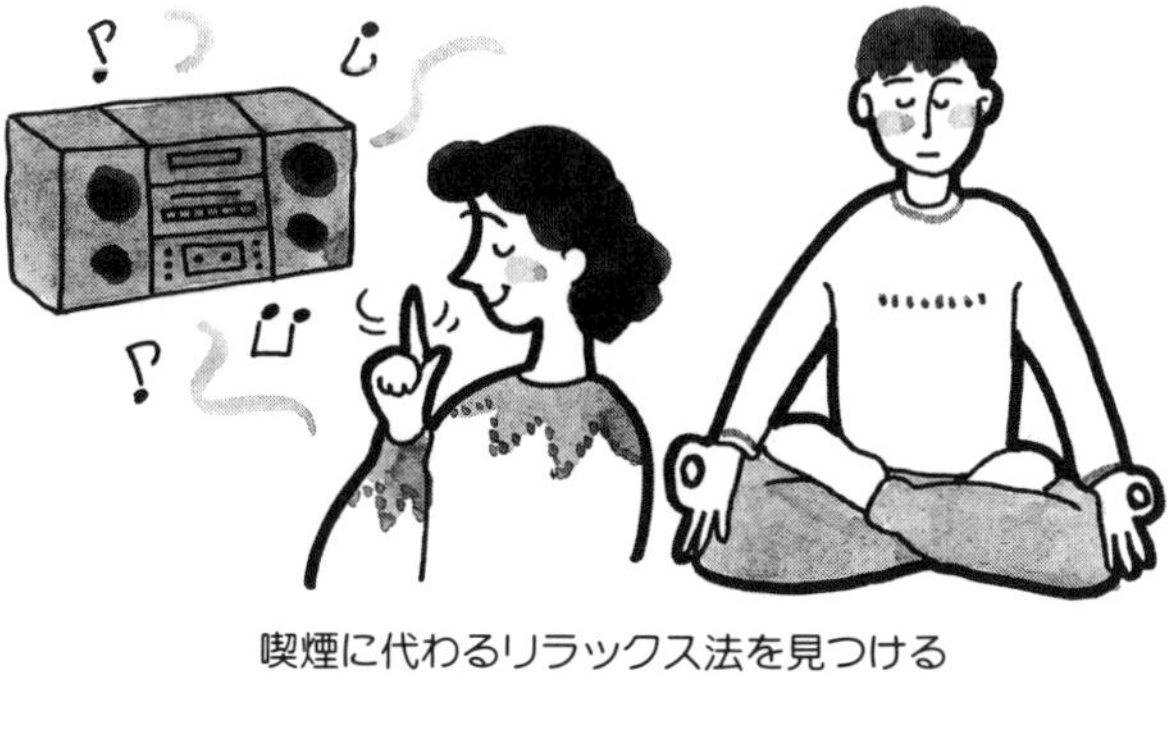

喫煙に代わるリラックス法を見つける

●日常生活を改善して自律神経失調症を治す

〝健康なセックスライフ〟で心も体も健康に

女性の自律神経失調症を語るとき、セックスの問題は、「根源的な原因」の1つと言ってもいいのではないか、と思えることがあります。

更年期障害、月経前症候群や重い月経痛などで悩む患者さんの中には、夫婦の性生活に問題がある人も多く、「私はそういうことは嫌いです」「私は淡白なほうです」など、セックスに対するかたくなな気持ちをもっていることが多いものです。

また、神経症タイプの人の中には、夫の愛情のこもった性的な欲求さえ毛嫌いして、「指一本さわられるのもいや」という人もいます。

そのために、夫もおもしろくなくなり、だんだん帰宅が遅くなったり、円満な家庭がこわされていくこともあります。

つまり、セックスという夫婦生活の基本的な部分がうまくいかないことが、ストレスと病気との悪循環を生む原因にもなる、という場合もあるのです。

母親から受けた禁止令によってセックスへの嫌悪感が生じる

セックスに対するかたくなな態度や嫌悪感は、どこから生まれるのでしょうか。

原因の1つに、子どものころに、おもに母親によって植え付けられた「セックスは悪いものだ」「セックスを楽しんではいけない」という禁止令があります。

その禁止令が働くために、夫婦生活の中でも、セックスを義務としてしかとらえられなかったり、リラックスして性を楽しもうとしな

セックスへの嫌悪感がストレスの原因になることもある

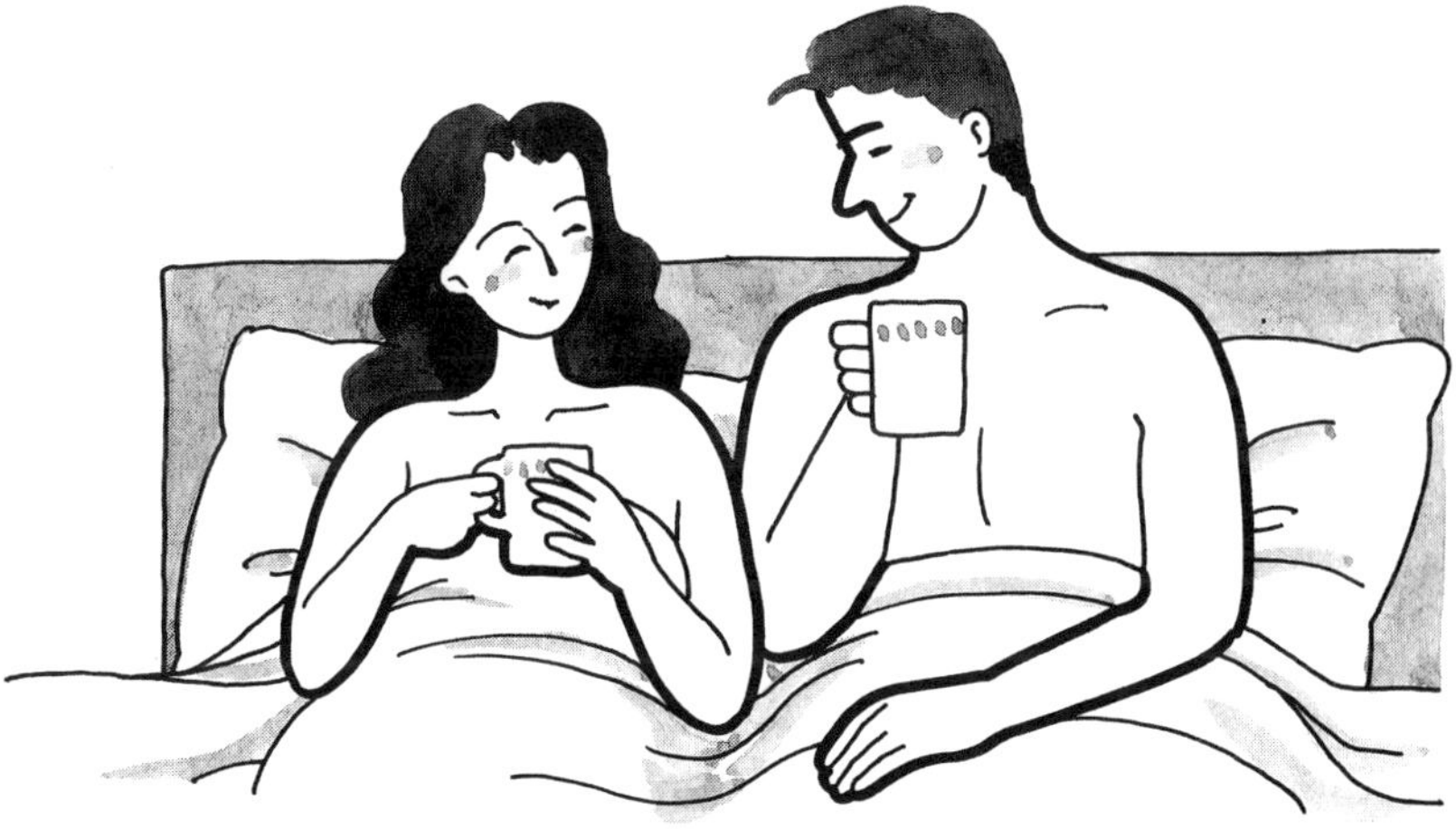

セックスに対するかたくなな態度をやわらげて、いきいきとした夫婦生活を

かったりするのです。

夫婦の性生活が充実してさえいれば、子どもたちが独立しても「空の巣症候群」になったり、夫が定年退職しても「主人在宅ストレス症候群」になったりすることはなかったのではないか、と思われる患者さんもいます。

セックスライフを肯定的にとらえて積極的に楽しんでみる

ストレス症候群に陥らないためには、性に対する自分のネガティブな考え方に気づいて、修正していくことが大切です。

「セックスを悪いものと考えず、もっと楽しんでいいのではないか」と、自分の禁止令をゆるめてみてください。

セックスを肯定的にとらえることによって芽生えてくる、夫との豊かなコミュニケーションや、いきいきした生活を通して心身の健康を回復する努力も必要です。

翌日の活力を生み出す休養のしかた

仕事の「休息」ではなくのんびり「休養」を心がける

本格的な休みがとれず、疲れがたまりがちな毎日を送っていると、たまの休日もついゴロゴロしがちですが、ストレス社会の中で生き抜くためには、「休養」をとる必要があります。

「休養」とは、「休息」「休憩」などの労働からの一時的な解放ではなく、「数日」「週」「月」を単位とした比較的長期の休みです。

しかし、日本では疲労回復のための「休息」や「休憩」が多く、長期間の「休養」はなかなかとれないものです。

長い日数の「休養」がとれない場合は、限られた休日を有意義なものにする心がけが大切です。

「休養」で次の日や将来への力を充電する

私なども、休日は家でゴロゴロしていたいのですが、子どもとプールで泳いだりすると、行く前は気がのらなくても、泳いだ後は爽快な気分になり、次の日の活力がわいてきます。

「休養」の「養」の中には、〝人間らしい情操を磨く〟〝豊かな人間関係を作る〟〝積極的に体力・気力を養う〟などの意味が含まれています。現在の生活だけでなく、将来の人生設計まで展望した、含蓄のある言葉です。

ストレス社会に生きる現代人にとっては、「休養」によって自分らしさを取り戻し、自己実現のために充電することは、非常に重要なことだと言えます。

休日には「休息」よりも「休養」を

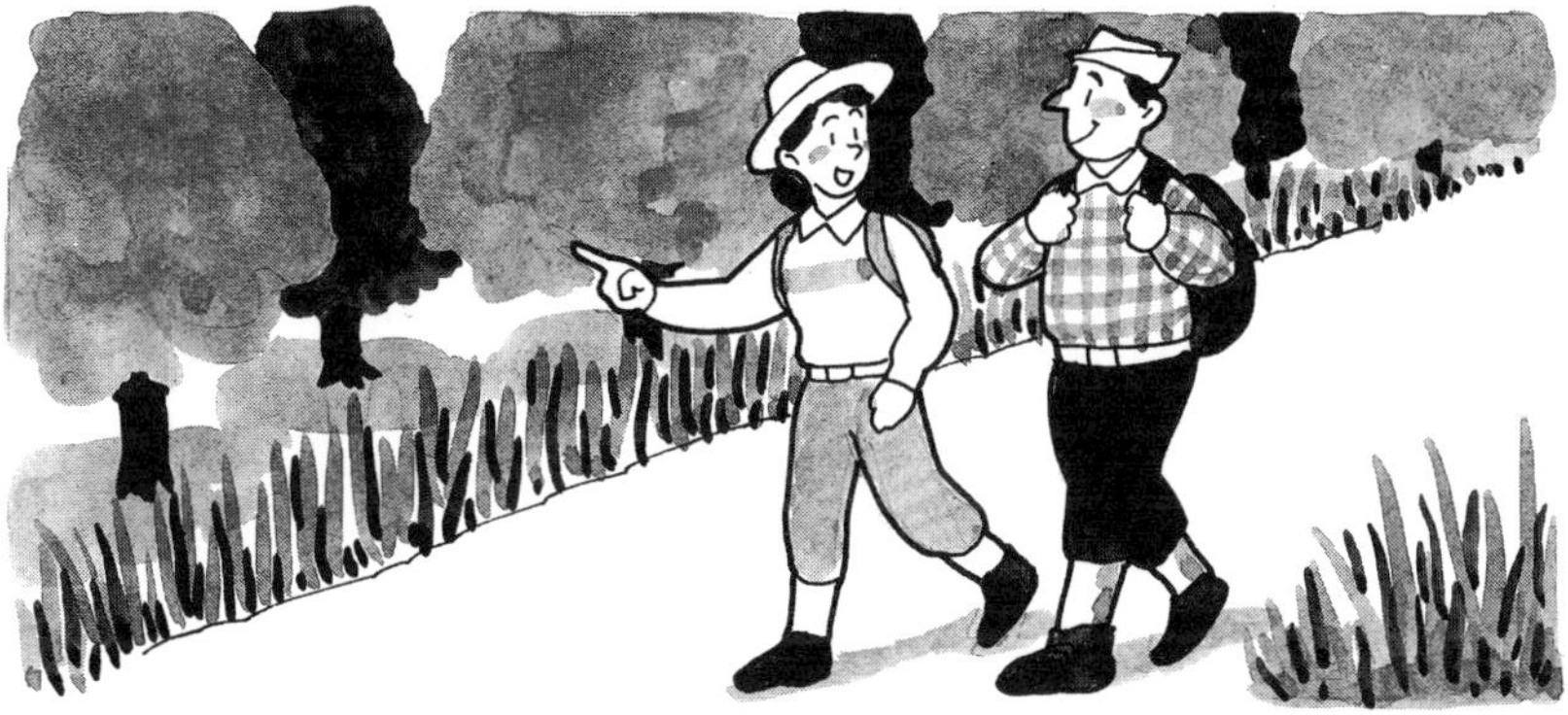

仕事をしているときの上手な休み方

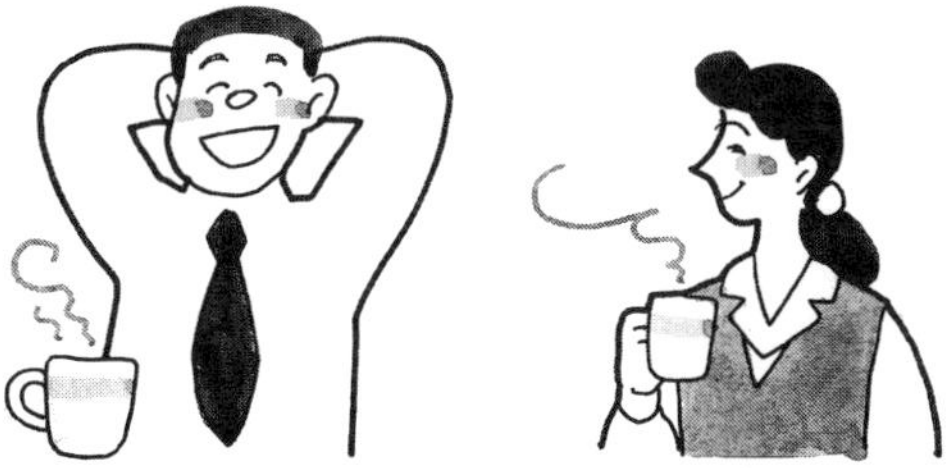

2～3時間に1度は、コーヒーブレイクやトイレ休憩を入れる

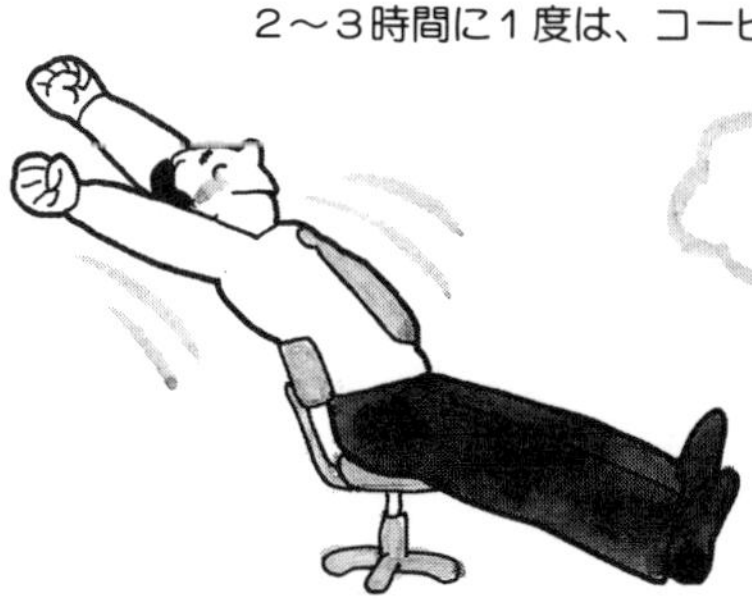

同じ姿勢の続くデスクワークでは、ときどき歩いたり、ストレッチ運動をする

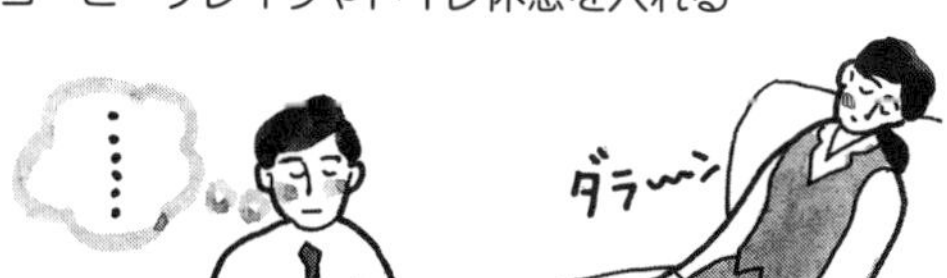

昼休みに10分ぐらい歩いて、全身の筋肉を動かす。自律訓練法や筋弛緩法をするのもお勧め

ソーシャルサポートが豊富な人はストレスも少ない

配偶者の死後、男性よりも女性のほうが長生きすることが多いのは、女性のほうがソーシャルサポート（社会的援助）を受けやすいからだ、と言われます。

ソーシャルサポートとは、家族や友人・知人などから得られる愛情や信頼など、その人を社会的に支え、援助するものです。

ソーシャルサポートの種類

ソーシャルサポートには、次の5つがあります。

① 結婚生活・夫婦関係・性生活での愛情や信頼
② 信頼できる友人の存在
③ 仕事や日常生活における役割の存在
④ 家族・親戚などから得られる信頼、愛情、親密な関係など（ファミリーサポート）
⑤ 経済・住居・財産などの物質的な充実

「ソーシャルサポートが豊富な人ほど生活が充実して、ストレスに強い」と言われます。なかでも家族から得られる「ファミリーサポート」は、ストレスに耐えるために重要なものです。

これが欠けると、生きがいや幸福感、自分の存在感などが失われ、社会の中でストレスに耐える力も弱くなります。

なぜ、ソーシャルサポートを受けられないのか

「人から相談はされても、私には相談する人がいない」「いつも人に尽くしてばかり」という人は、ソーシャルサポートを受けるのが苦手、という性格を自分で作っているようです。その

心を開くことがストレスへの対処法

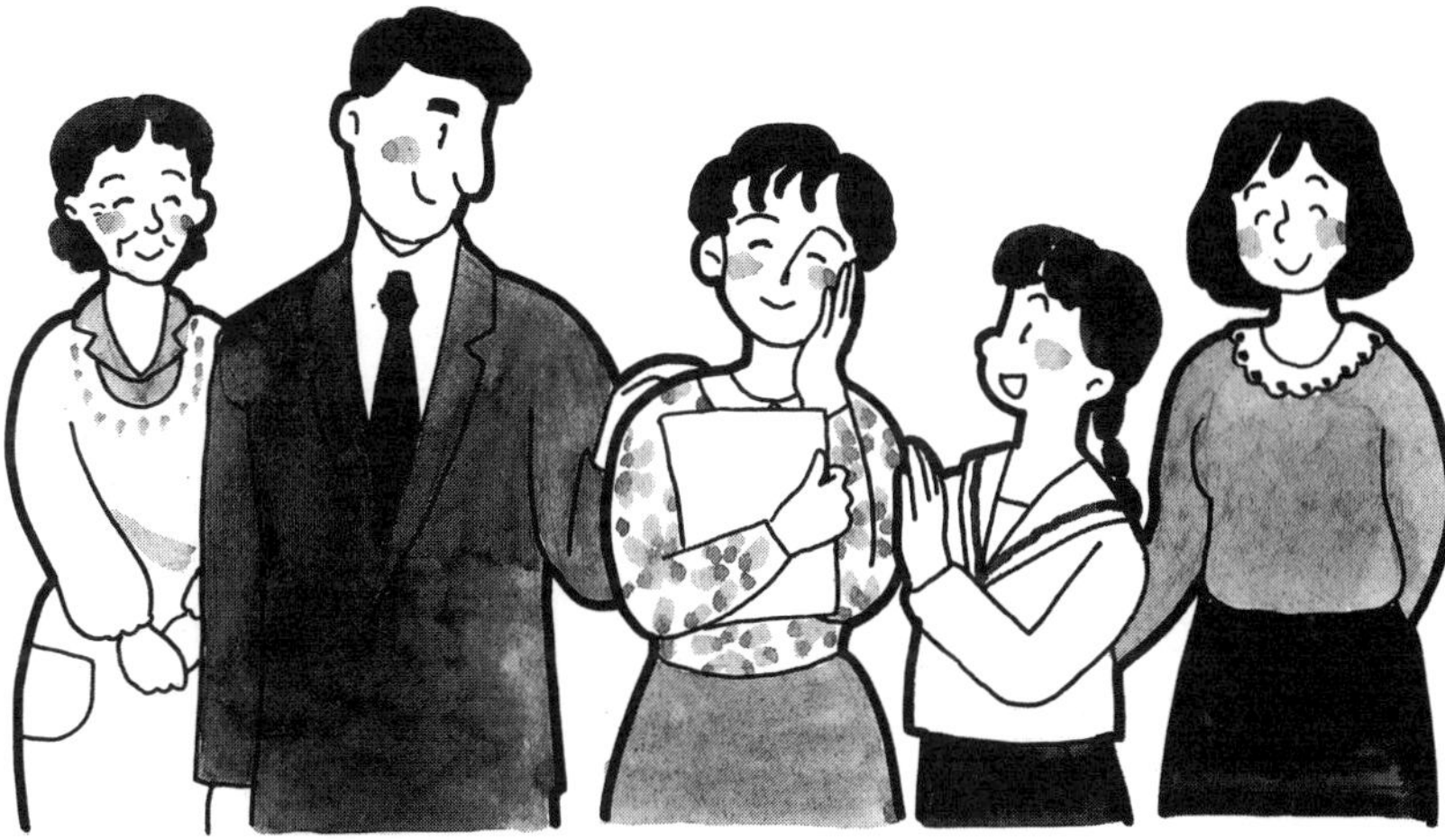

ソーシャルサポートは、ストレス社会に生きるうえでの"エネルギー"になる

人自身が「人に弱みを見せられない」「人の援助を受けることはできない」と、他人や社会に心を開いていないことが多いようです。

上手にソーシャルサポートを受けるには、自分から相談を持ちかけたり、自分の気持ちを素直に表現することが大切です。相手にとっても、相談を受けたり、頼りにされたりすることは、悪い気はしないものです。

交流分析（↓84ページ）を応用して、自分の交流パターンの問題点に気づくことも、ソーシャルサポートを受けるのが上手になるための近道です。

ソーシャルサポートが乏しいためにストレスに耐えられなくなってしまった場合は、カウンセリング（↓78ページ）などの心理治療を受けることも役に立ちます。

カウンセリングを受けること自体が、ソーシャルサポートを受けることにもつながります。

自己評価を上げればもっと生きやすくなる

自己評価が低いと人間関係がうまくいかないこともある

仕事がバリバリできて、しかもおしゃれ。なのに、「人と親密な交流ができない」「人からよい評価をもらっても達成感がない」「次から次へと高価な洋服などを買い込んでローンの返済にも困る」と言う人がいます。

傍目には「ルックスにも才能にも恵まれた自信たっぷりの女性」と映っても、彼女たちの心の中は自信がなくて、いつも不安なのです。

彼女たちは「自分はとるに足りない存在だ」「人から愛されない存在だ」など、自分に対する認知がゆがんでいるために、自己評価を下げているのです。

自分の存在を他人が受け入れてくれるという自信が持てないために、他人との情緒的な交流を結ぶのが苦手で、ほんの少しの行き違いから、人間関係を破綻させることもあります。

また、「完璧でないと人から認められない」「美しく着飾っていないと認められない」と思い込んでいるために、絶えず過剰な努力をし続けたり、流行を追い続けたりします。その結果、心身ともに疲れきって倒れたり、借金がかさんで自己破産に追いやられたり、ということが出てきます。

認知のゆがみと行動を修正して自己評価を上げる

では、自己評価を上げるには、どうしたらよいのでしょうか。まずは、自分に対する誤った認知を修正することから始めましょう。ノートに、自分についてまず最初に思ったことを書いてみます。次に、それについて、ほかにどんな考え方ができるのか、考えてみます（左表）。

さらに、流行を求める人は「流行遅れ」の服を着て、人と会ってみてください。「完璧でないといけない」と思っている人は、「80％くらい」のところで止めてみます。相手の反応がそんなに変わらず、むしろ、好ましく感じられていることに気づくと思います。

認知のゆがみを修正する方法

左に自分について思ったことを書き、右に置き換え可能な考え方を書く

ゆがんだ思考パターン	置き換え可能な考え方
完璧でなければならない	不完全でもいい
美しくなければ愛されない	自然のままでよい
自分はつまらない人間だ	自分にだってよいところはある

コラム

「あるがまま」で自己評価の低さを克服したオードリー・ヘップバーン

気品あふれる美しさと、引退後の慈善活動家としての活躍から、多くの人から賞賛されたオードリー・ヘップバーン。

しかし実際の彼女は、少女時代に父親に見捨てられ、母親には『才能のない子』と言われ続けて、とても自己評価が低かったのです。

しかし、晩年のインタビューでは、次のように話しています。「私の最大の勝利は、『あるがまま』の自分と一緒にやっていけるようになったことだと思います。（中略）私は理想からは程遠い人間ですが、自分をそう見捨てたものでもないと思うことにしました」（斎藤学訳）。

森田療法の基本的な態度でもある『あるがまま』は、自己評価を上げるためにも大いに役立ちそうです。

●日常生活を改善して自律神経失調症を治す

自律神経失調症の子どもを作らないために

「統合失調症の子どもを作る親」という概念があります。過剰な放任主義と、独りよがりの育児方法が、統合失調症に似た精神状態を持つ子どもを作ってしまうのです。

それと同じで、「自律神経失調症の子どもを作る親」も存在するようです。

自律神経失調症の患者さんを見ていると、子どものころに親の姿を見て身につけた生き方が、現在の病気の原因になっているのではないか、と思えることがあります。

たとえば、きれい好きで、わずかなほこりさえもがまんができない親の強迫的性格は、いつの間にか子どもにも引き継がれていきます。

自律神経失調症の中には、遺伝や体質が関係するものもありますが、自律神経失調症にかかりやすい気質というものも、親から子へと伝わります。

親の〝禁止令〟によって人生の脚本が作られる

第4章で挙げた〝禁止令〟（↓100ページ）でもわかるように、親から子どもへのメッセージは、言葉にしなくても親のしぐさで子どもに伝わり、子どもの人格形成に影響を及ぼします。

親から伝えられた〝禁止令〟によって、まだ精神的に未熟な子どもは、さまざまな人生の脚本を作ってしまいます。

よい脚本は、その子どもの長所として愛され、大事にされる要因になります。しかし、誤った脚本は、人間関係をこじれさせ、人生がうまく展開しない原因になります。その結果、ストレスをため込んで、自律神経のバランスをくずす要因になることがあります。

自律神経失調症の子どもを作らないためのポイント

子どもを自律神経失調症にさせないために

子どもは“親のコピー”でもある

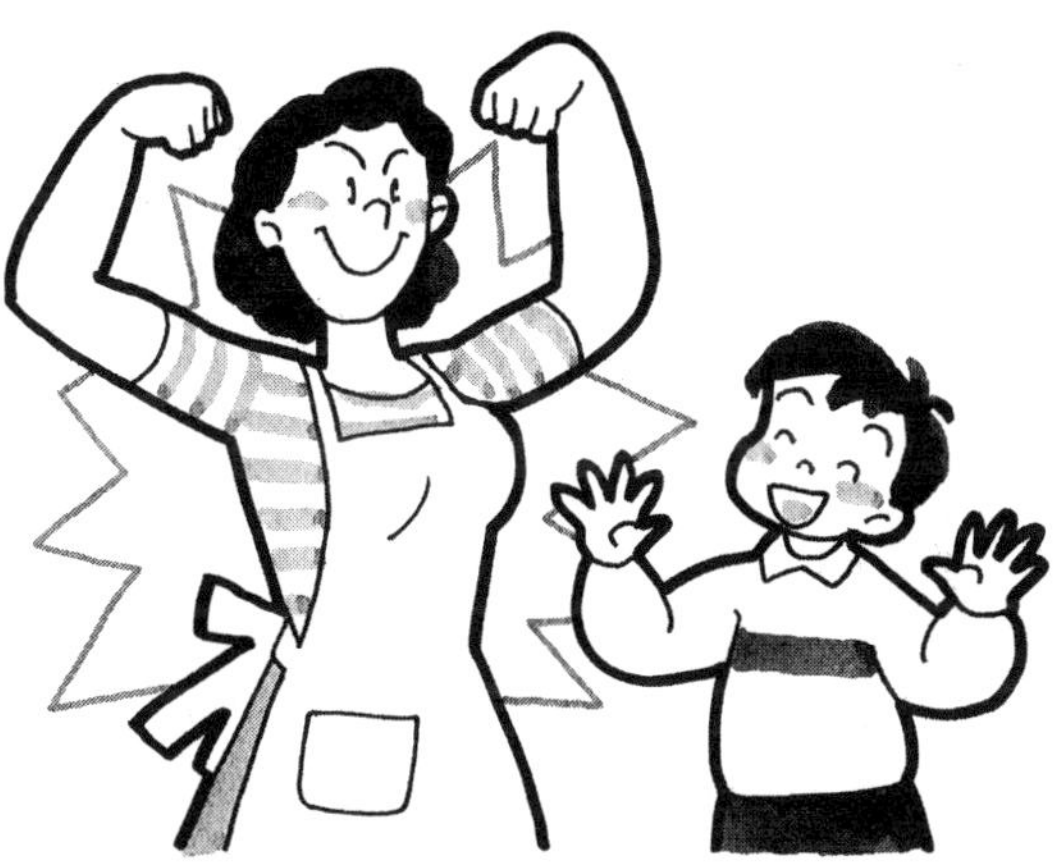

子どもを自律神経失調症にしないために、
親自身がいきいきと

は、まず親が自分のライフスタイルを改めていくことです。自分が親からどんな〝禁止令〟を受けて、どんな脚本に支配されているかに気づき、その禁止令を少しゆるめてみましょう。

「潔癖症」と言われるほどきれい好きな人は、「汚くても死なない」と思ってみたり、完璧を求めていつも100点満点を求める人は、「70点だっていいじゃない」と考えてみてください。

対人交流に問題があって、いつも気をつかっていたり、人の顔色ばかりうかがっている人は、自分のエゴグラム（↓86ページ）をながめて自我状態の低いところを高めてください。

子どもは、親とは違った人格をもつ一方で、親の長所も短所も引き継いでしまう側面ももっています。

子どもを自律神経失調症にしないために、まず親がいきいきと生きている姿を子どもに見せたいものです。

自己暗示を与えて自信をつける

自己暗示とは、自分にプラスのストロークを与えること

毎朝鏡の前に立って、「自分は強い。自分は絶対勝つ」と自己暗示を与えるスポーツ選手がいます。毎日が戦争のような現代社会の中でも、ストレスに強くなるために自己を強化するような自己暗示が有効なのです。

自己暗示とは、自分を高め、自分を幸福にするためにプラスのストローク（↓94ページ）を与えることです。

困難に直面したときも、「きっとやり遂げられる」「きっと時間が解決してくれる」「もっと楽観的に考えよう」などのプラスのストロークを自分に与えてみましょう。

「よくやったね」と自分をほめたり、自分を好きになることも、プラスのストロークを自分に与え、自己を強化することにつながります。

「気持ちが落ち着いている」と意識的にリラクゼーションを作り出す自律訓練法（↓113ページ）は、科学的な心身の自己暗示法です。1日に2～3回行ってみましょう。

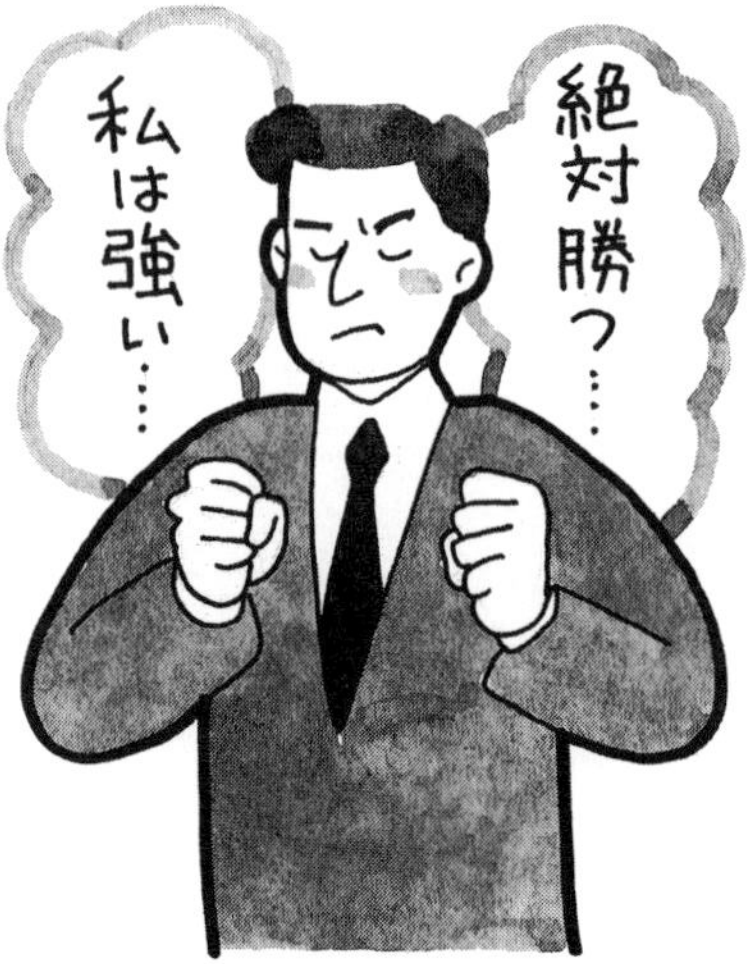

「自分は強い」と自己強化の暗示を与える

第6章

自律神経失調症を治す食事と栄養

楽しく食事をすることがいちばんの〝栄養〟

食事をするときは〝楽しみ〟も味わう

日常生活の煩雑さに追われて、生きている喜びや人間的な感覚を忘れがちな現在、せめて食事のときぐらいは楽しさやおいしさを味わって、心の潤いを取り戻したいものです。

胃液の分泌は感情に左右される

家族や友達など気のおけない者同士で楽しく食事をするときと、仕事に追われて食事をするときや、独りで寂しく食事をするときとでは、おいしさが違います。

食事のときの雰囲気は味だけではなく、胃腸の働きにも影響を与えます。

副交感神経は胃腸の働きを活発にし、交感神経は逆にこれを抑える働きをします。

不安や恐怖感のために交感神経がより優位に作用すると胃腸の正常な働きは抑えられ、焦燥やイライラのために副交感神経が優位に作用すると、強い酸をもつ胃液が大量に分泌され、胃壁を保護する粘液が減少して、胃壁は強いダメージを受けます。楽しく食事をすることは、胃液の分泌量を適切にし、胃や腸の働きをベストの状態に保ちます。

1日に1度は家族全員で食卓を囲む

テレビドラマから、家族全員でにぎやかに食事をする光景が消えて、どのくらいたつでしょうか。家族全員が忙しくて、子どもまで塾通いという家庭では、全員で食事をする機会が少な

楽しい食事を自分で演出する

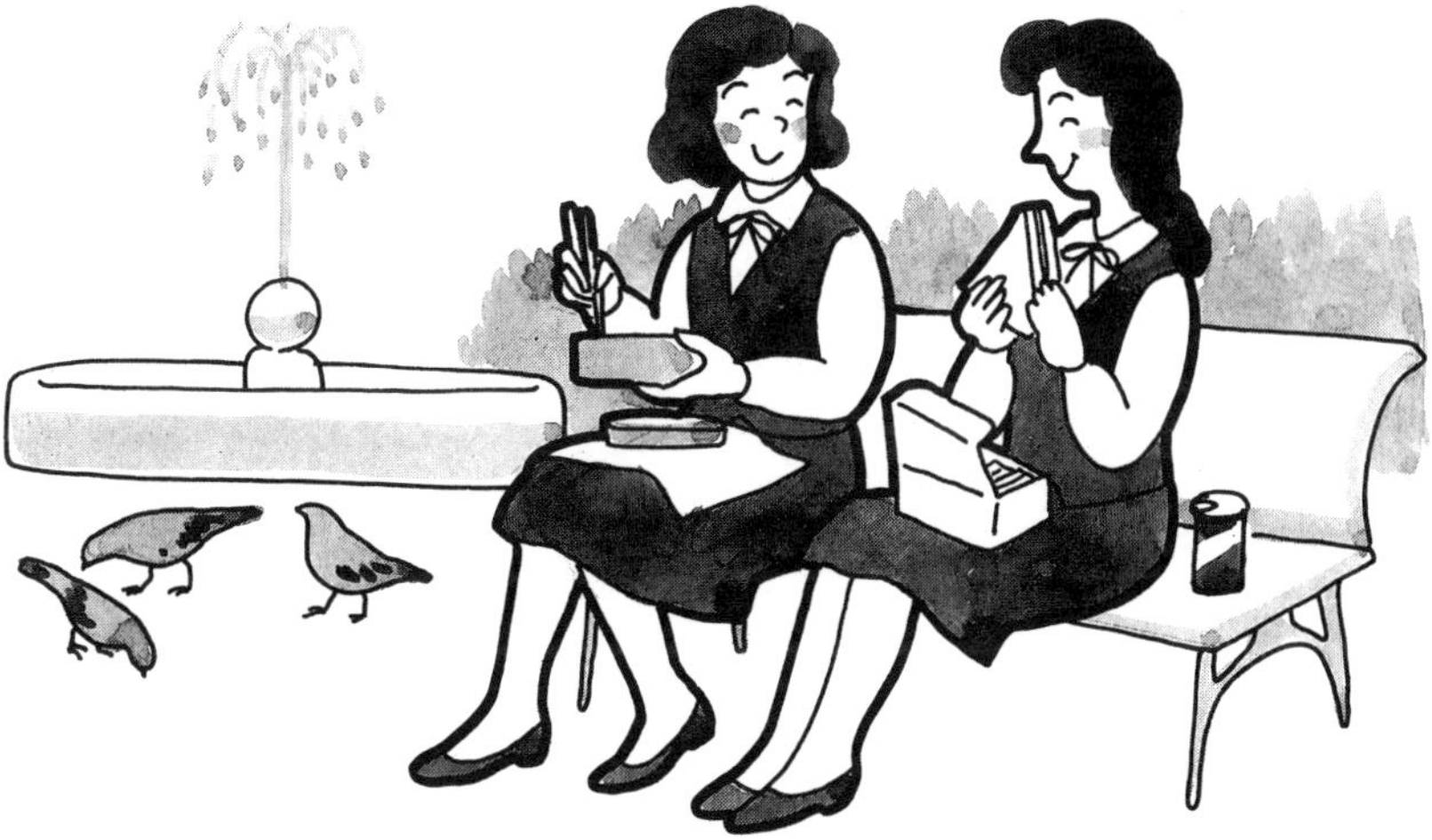

たまには場所を変えて気分転換を

くなっています。

家族全員が夕食に顔をそろえることが難しい場合は、朝食を家族いっしょにとるようにしてはどうでしょうか。

夕食では、昼間の疲れやうっぷんが残っていて、つい苦虫をかみつぶしたような顔になることもありますが、朝食のテーブルは、これから1日が始まる爽快な場所です。

食欲や顔色などから、家族のその日のコンディションを見られることも、朝食のテーブルならではのことです。

気分転換をするために〝食事の風景〟を変えてみる

仕事や勉強をしていた場所で食事をするのでは、それまでの時間の延長になってしまいます。昼休みには、気分転換も兼ねて場所を替えてみましょう。近くに公園があれば、そこで弁当を開いてみてはどうでしょうか。

食欲がわいてくる料理の〝知恵〟

「食べたい！」という欲求を喚起させよう

だれでも、食欲のないときに人から強制されると、かえって食べたくなくなるものです。「食べなければならない」と精神的に負担を感じることなく、箸《はし》をすすめたくなるような食事の工夫をしてみましょう。

何か食べたいものを思いついたら、それをすぐ作ってみたり、食欲増進をはかるために香辛料を使ってみるのもよいでしょう。ただし、潰瘍のある人は、香辛料など病状によくない食物は、できるだけ避けるべきです。

季節感のある料理で食卓を彩る

夏は冷たく、冬は温かいものを作り、季節感もいっしょに味わいましょう。夏は冷たく、といっても、そばやそうめんばかりでは栄養面で問題があります。そうめんには鶏肉やごま、きゅうり、トマトなども添えましょう。

春の木の芽、冬の柚子《ゆず》などの香りも、食欲をそそります。香りは、うす味でももの足りなさを感じさせないので、減塩にも役立ちます。

盛りつけを工夫して期待をふくらませる

どんな好物でも、丼に山盛りで出てきたのでは興ざめです。懐石料理のように、すてきな器に少量ずつ盛りつけてみましょう。

西洋料理のオードブルの盛り方も、これから出てくる料理への期待を高めます。家庭でも参考にしたいものです。

食欲をそそる食事のヒント

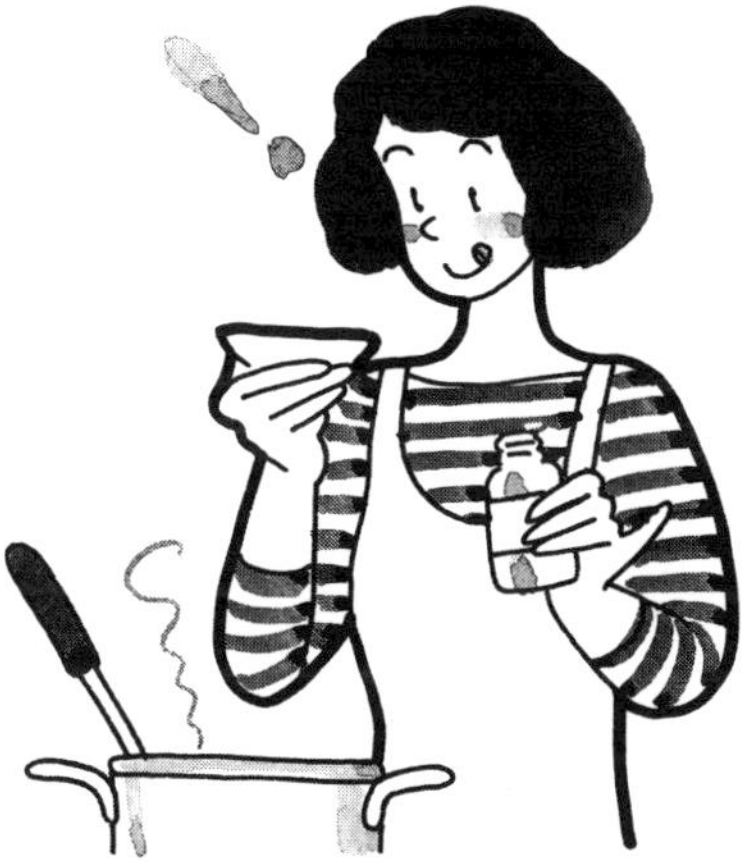

「食べなければいけない」と思うよりも、「つい食べたくなる」ように、好みを優先させる

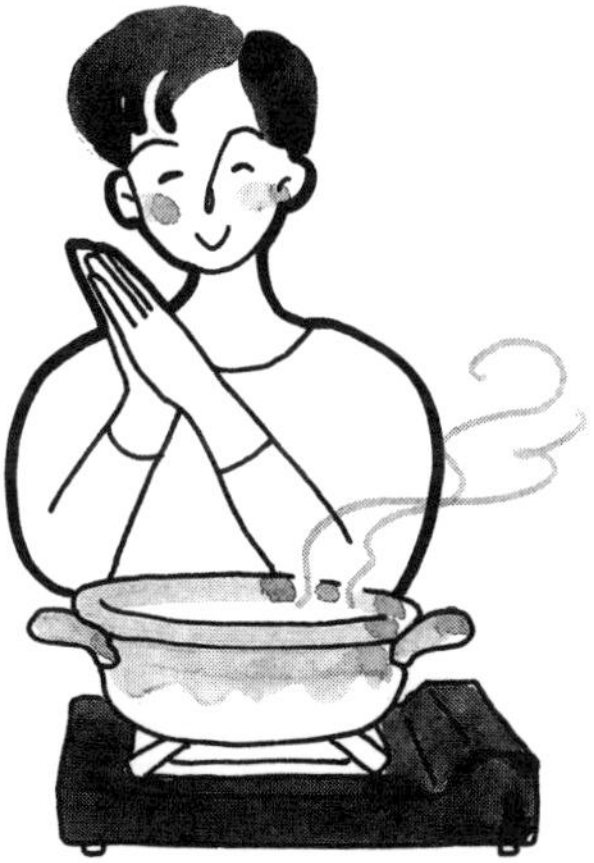

夏は涼しく、冬は温かくなど、季節感のある食卓に

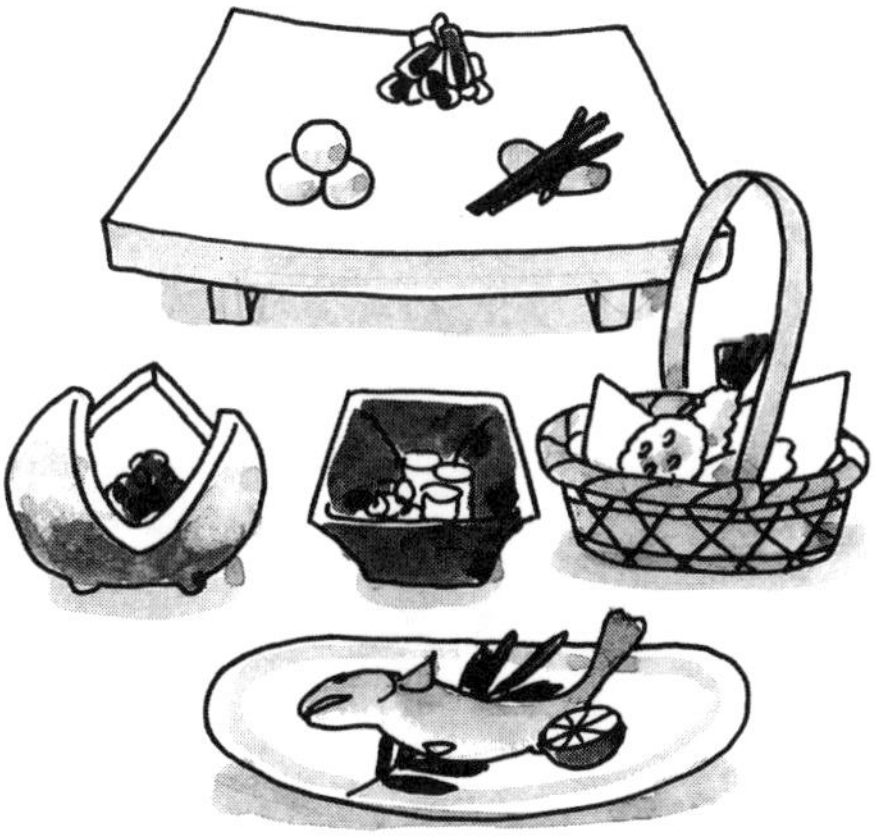

懐石料理やオードブルをヒントに、きれいな器に少量ずつ盛りつける

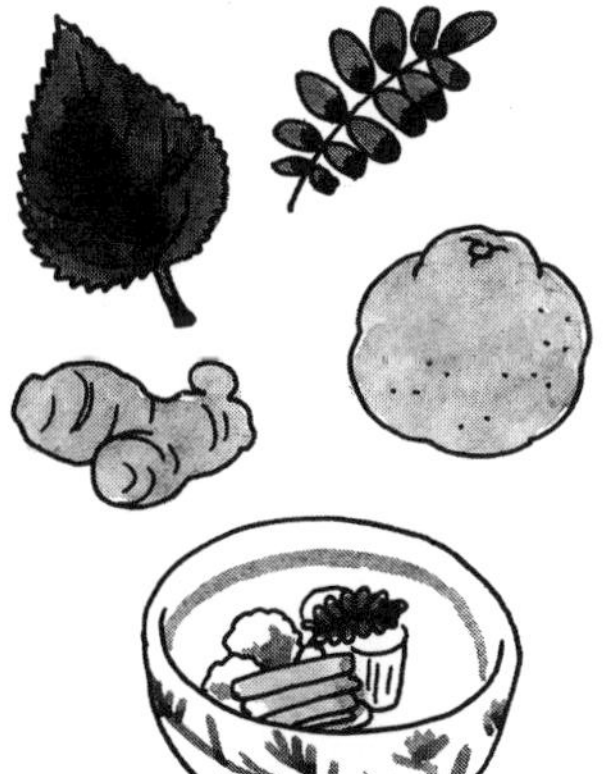

木の芽、柚子、しょうが、青じそなどのほのかな香りも、食欲をそそる

よくかんでゆっくり食べると心身が健康になる

書類を見ながら食事をしたり、食べるとすぐに仕事をするなど、せかせかと食事をしている人をよく見かけます。

そういう人は、食事が〝楽しみ〟よりも〝義務感〟になっていることが多く、早く食べる習慣がつきやすいものです。その結果、「よくかむ」ことをおろそかにしている人もいます。

あなたも、「よくかむ」より「早く食べる」ことを優先していないでしょうか。

かむことで消化機能がスムーズに働く

よくかむと次の2つの理由で食物の消化と、吸収がよくなります。

① よくかんで細かくなった食物は、表面積が大きくなって、胃液に触れる部分が多くなる。その結果、消化吸収がよくなる。

② かむことによって唾液の量が多くなると、味覚が敏感になり、でんぷんの分解がよくなる。また、食物と唾液が混ざることによって胃壁への刺激も緩和され胃を守る。

ゆっくりかんで、味わいながら食べることが、胃への最良のいたわりです。競争社会の中で胃をいためがちな皆さんに、ぜひ励行してほしいことです。

かむと脳の働きがよくなり、心も落ち着く

車の運転中に眠けを覚ますには、ガムをかむことが効果的である、という実験結果があります。これは、唾液中に含まれている生理活性成分の働きによるものです。

これが健康になる食べ方

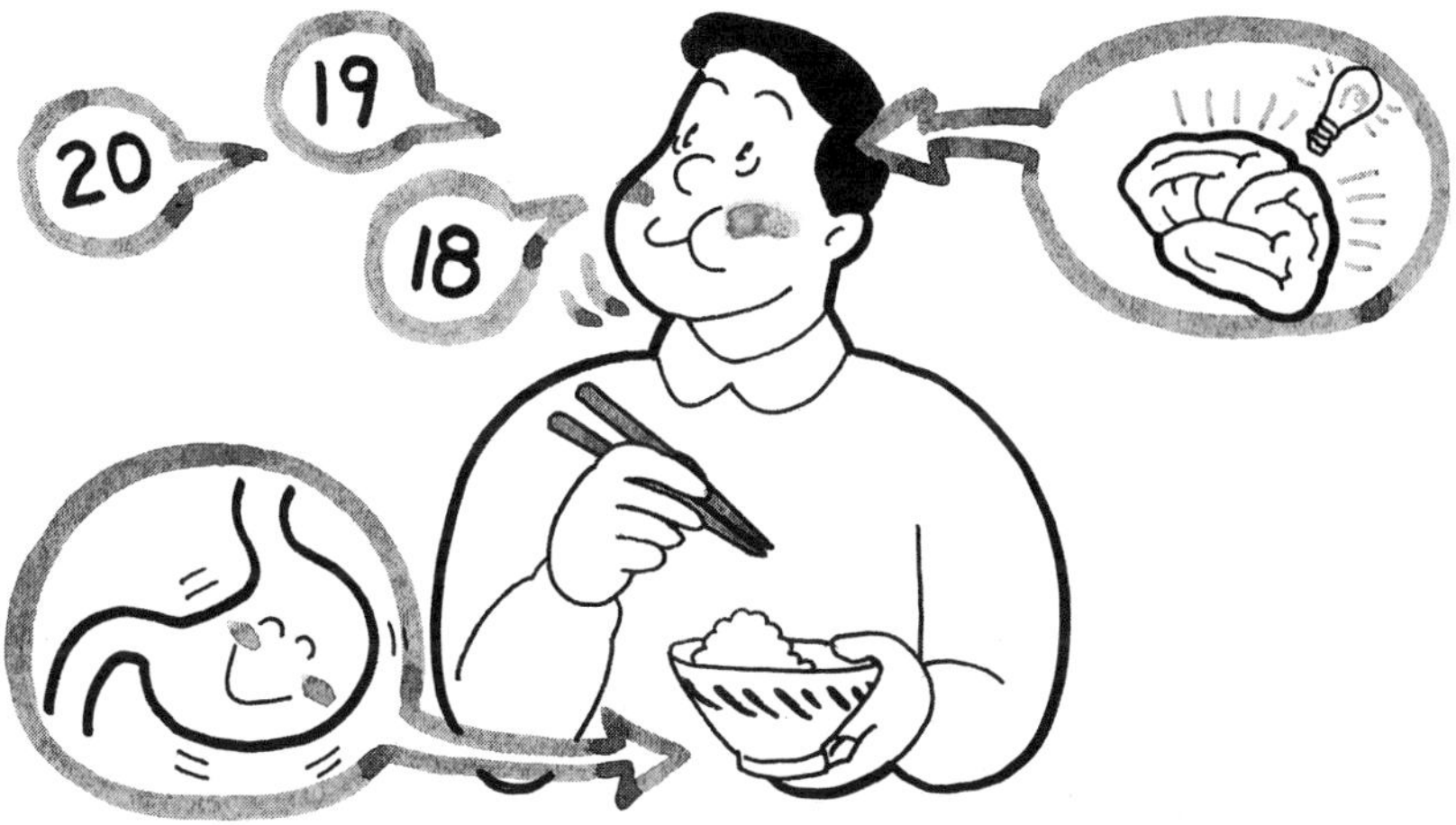

20回以上かんで、脳も胃もすこやかに

かむことには、脳を刺激し、活力を与え、心を落ち着かせる働きがあります。

よくかんでゆったりとした心で食事を楽しむことは、ストレスを予防することにもなります。

食べ過ぎを防ぎ、肥満予防の効果もある

かむ回数は、何回くらいが理想でしょうか。

食物の硬さや大きさにもよりますが、1度口に入れたら、少なくとも20回以上はかむことが大切です。

したがって、かまずに流し込める軟らかいおかゆより、ごはんのほうがよいのです。よくかんで食べるために、胃にやさしく、消化の面でも優れています。

また、かむことは満腹中枢を刺激しますから、満腹感を得やすくなります。

つまり、食べ過ぎにならず、肥満を予防するという効果もあるわけです。

〝朝食重視〟の食生活が健康を作る

きちんと朝食をとれば、生活が規則正しくなる

朝食をとる時間があったら、できるだけ遅くまで寝ていたい――夜型の生活に慣れた現代人は、朝食を簡単にすませたり、とらなかったりする人がたくさんいます。

朝食は、睡眠中に低下した体温と血糖値を上昇させて、知的活動を活発にする働きがあります。朝食を抜いてしまうと、1日中ベスト・コンディションで過ごせなくなりますから、ぜひ朝食を充実させてください。

1日の食事の回数が少ないと、とったエネルギーを脂肪として蓄積しやすくなります。ダイエットのためにも、朝食をとりましょう。

夕食をヘビーにすると睡眠にも影響する

「夕食だけはきちんと食べたい」と質量ともにたっぷりとる人は多いものです。

夕食をおなかいっぱい食べると、胃腸は睡眠後も活発に働き、それをコントロールしている脳も休まりません。さらに、脂肪分の多い肉類などの消化時間の長い食品は、胃に滞留する時間が長いために、内臓と脳を夜遅くまで働かせることになり、睡眠にも影響します。

便秘や生活習慣病などの予防に欠かせない食物繊維も、夕食でとりすぎると消化に時間がかかって眠りの質が悪くなります。

夕食はできるだけ消化のよい、胃腸に負担をかけない食品を、腹7分目程度に食べましょう。

食品の胃の中の滞留時間

白米	軽く１杯	2時間15分
パン	3枚	2時間45分
バター	25g	6時間
卵焼き	3切れ	2時間45分
牛すき焼き	150g	4時間45分
あじ刺身	100g	2時間45分
ほうれんそう	100g	2時間
じゃがいも	100g	2時間30分
りんご	100g	1時間45分
牛乳	コップ１杯	2時間

ぐっすり眠るためには、遅くても就寝の3時間前には食事を終えて、それ以後はお茶、コーヒーなどのカフェインも控えるようにします。

睡眠に効果のある食品をとる

質のよい睡眠でぐっすりと眠るためには、セロトニンやメラトニン（外が暗くなるころに分泌される眠気を起こさせる）などの睡眠にかかわるホルモンが働くことが大切です。

メラトニンとセロトニンは、トリプトファンというアミノ酸から作られます。トリプトファンは、赤身の魚や大豆製品、乳製品、バナナ、アボカド、くるみ、ゴマなどに多く含まれます。

エビ、ホタテ、青魚などの魚介類のうまみ成分のグリシンというアミノ酸は、体内時計に作用して、睡眠のリズムや質を調整します。

ごはんやパン、麺類などの穀類などに含まれる糖質（炭水化物）も、ストレスを和らげ睡眠の質をよくします。

バランスのよい食事は朝2・昼3・夕2で

リラックスして楽しみながら食べることが一番の栄養

「栄養バランスのよい食事をしましょう」と言われると、とりすぎ（または不足し）ている食品ばかりを気にして、かえって栄養バランスをくずしてしまうことがあります。

体によい食事をするためには、栄養学の知識よりも、リラックスして楽しみながら食事をする方が大切です。

ただ、そのときの気分で食事をしたり、好きなものばかり食べたりするのは、本当に食事を楽しんでいるとはいえません。次の2点を守って、楽しく健康に食事をしましょう。

●1日に3回、それぞれ3皿をとる

まず1日に3回食事し、それぞれの食事で、「穀類（主食）＋たんぱく質類（主菜）＋野菜（副菜）」の3皿（または3種類の料理）を食べましょう。3食の食事ボリュームの割合は、朝2・昼3・夕2というように、昼食を多め、夕食を少なめにします。

このように食べれば、不足しがちな栄養も、とりやすくなります。たとえば野菜を、1日の摂取量350グラムを一度にとるのは大変ですが、100～150グラムを3回とると楽です。

●彩り豊かな食事を心がける

緑黄色野菜を使ったカラフルな食事は、栄養のバランスをとるための1つの目安になります。緑黄色野菜はビタミンや食物繊維、ポリフェノールが豊富で、しかもカラフルにするためには、多品種使わなければならないからです。

「3皿を3回」でバランスのよい食事を

牛乳、みそ汁、スープなどは「３皿」の中には含まないで数える

朝

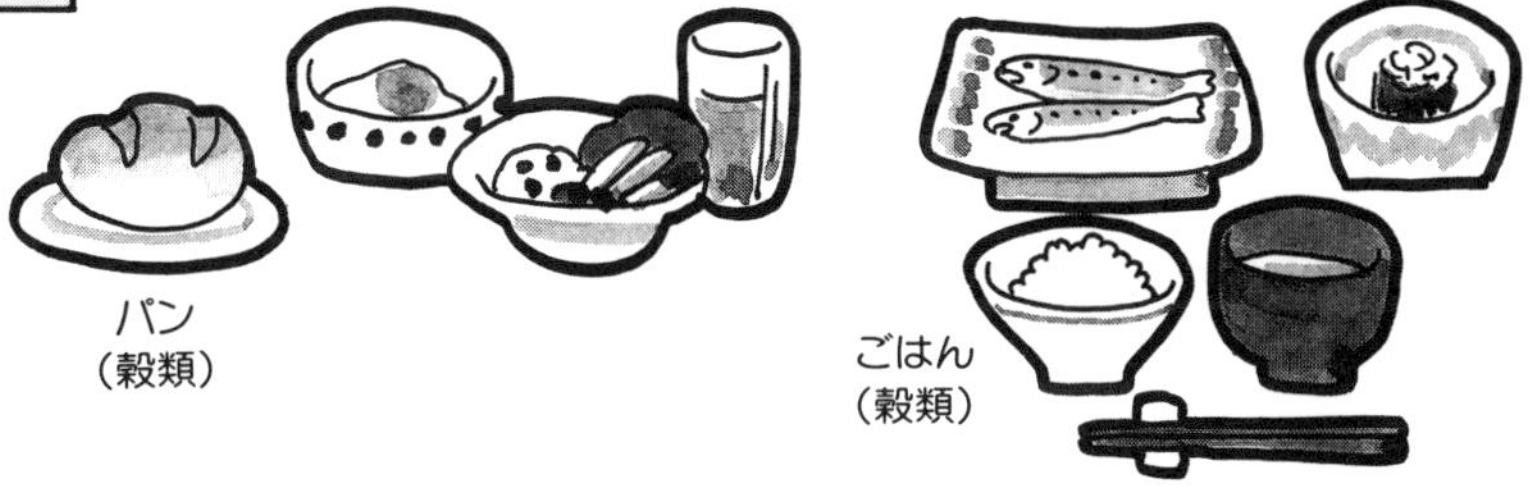
ポーチドエッグ
（たんぱく質）
サラダ
（ビタミン）
パン
（穀類）
干物
（たんぱく質）
野菜
（ビタミン）
ごはん
（穀類）

昼

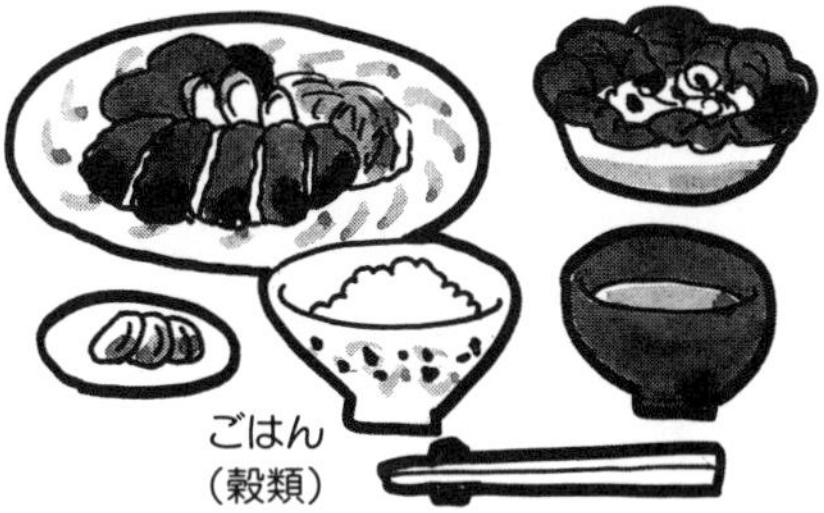
とんかつ
（たんぱく質）
野菜サラダ
（ビタミン）
ごはん
（穀類）

夕

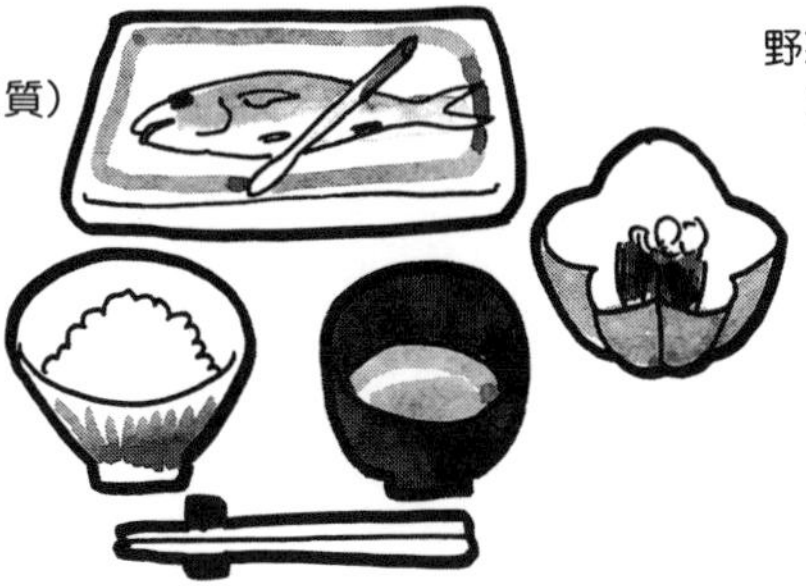
焼魚
（たんぱく質）
野菜のおひたし
（ビタミン）
ごはん
（穀類）

疲労・無気力の原因は「糖質のとりすぎ」にある

食指が動くケーキやアイスクリーム、清涼飲料水などのはんらんによって、現在の日本人の砂糖の平均摂取量は、戦前の約2倍にも上っています。現代人の砂糖好きが、ストレスや無気力、疲労などの原因となっているようです。

糖質をとりすぎると体を酸性化させる

現代の子どもたちは、砂糖のとりすぎの弊害に陥っている、と言われます。

ある報告によれば、自閉症、ノイローゼ、登校拒否などの子どもたちには、ほとんど例外なく甘いもののとりすぎが見られました。

糖質のとりすぎがなぜよくないかというと、それが代謝するときに、ビタミンB_1を大量に消費するためです。糖質とビタミンB_1とのバランスがくずれると、体内に強い酸が蓄積して、体は酸性に傾きます。それが原因で、疲労、無気力などの症状が現れるのです。

気分がイライラすると砂糖が欲しくなる？

いやなことがあるとケーキを食べ、失恋をして悲しいときはおせんべいをバリバリ――こういう風景はよく見られるものです。

何かがうまくいかないときや、精神的に抑えつけられているときなどに、そのいらだちを食べるという行為に代えて、抑制されたものを発散しようとするのが「気晴らし食い」です。

一般的に、気晴らし食いのときの食べ物は、高糖質のお菓子などが多いようです。

最近の研究では、糖質をとると、セロトニン

食品の糖分含有量 （カッコ内は糖分量）

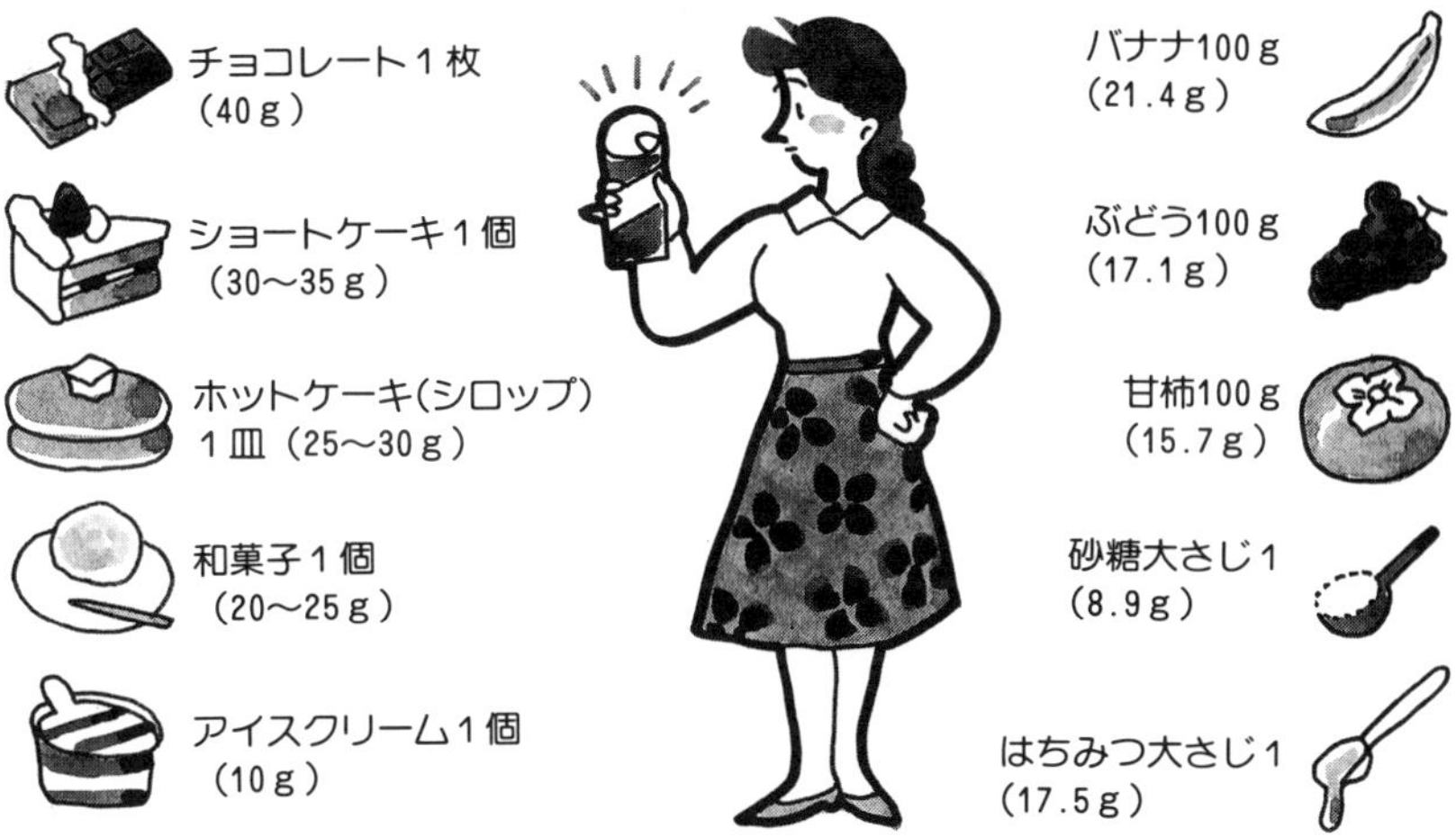

缶ジュース１缶で、１日の適量の半分以上の砂糖を摂取

という情緒を安定させる効果のある物質の濃度が脳内で上昇する、ということがわかってきています。

しかし、気晴らし食いはエネルギー過剰や肥満につながりますから、気をつけましょう。

砂糖の摂取量を少なくする工夫

自動販売機で手軽に買うことができて、のどがかわくとつい手が出てしまう清涼飲料水は、1缶に20～30グラムの砂糖が入っています。

成人にとって適量の砂糖摂取量は1日に50グラム以下と言われていますが、これは料理の調味料も含めた量です。清涼飲料水をガブ飲みしたり、お菓子もいっしょに食べたりすると、適量の何倍もの砂糖を摂取することになります。

のどがかわいたら、水かお茶、牛乳などを飲んで、ジュースやコーラはたくさん飲まないようにすべきです。

ストレスをやわらげるたんぱく質を積極的にとろう

ストレスにさらされるとたんぱく質が大量に消費される

私たちの体には、ストレスがかかったときに、その刺激から身を守ろうとする防御機能が備わっています。この機能にもっとも重要な役割を果しているのが、副腎です。

副腎は、皮質と髄質で構成されていますが、ストレスにさらされると、体内の環境を一定に保とうとして、副腎皮質ホルモンや副腎髄質ホルモンの分泌が活発になります。

このとき、たんぱく質の分解も促進されることがわかっています。ですから、ストレスを感じている人は、たんぱく質を十分に摂取して、体内で消耗したたんぱく質を補う必要があるのです。

たんぱく質は脳細胞をつくる重要な材料でもある

不眠や精神不安、気持ちの落ち込みなどの症状を引き起こすのは、脳内の神経伝達物質であるセロトニンの減少によるものと考えられています。このセロトニンは、必須アミノ酸（体内では合成できず、食品から摂取しなければならないたんぱく質）を材料にして生成されます。

また、精神を高揚させる作用のある、ドーパミン、ノルアドレナリンなどの神経伝達物質も必須アミノ酸からつくられます。

そのほか、たんぱく質には、ウイルス感染に対する抵抗力や免疫力を高める働きもありますから、必須アミノ酸をバランスよく含んだ食品を積極的にとるように心がけましょう。

1日のたんぱく質摂取の目安

	18～29歳		30～49歳		50～69歳		70歳以上	
	男性	女性	男性	女性	男性	女性	男性	女性
たんぱく質量	60g	50g	60g	50g	60g	50g	60g	50g
牛乳・乳製品	300g	250g	250g		250g		250g	
牛乳	1.5杯	1杯	1杯		1杯		1杯	
チーズ	1切れ	1切れ	1切れ		1切れ		1切れ	
卵	50g（1個）		50g（1個）		50g（1個）		50g（1個）	
魚肉類	140g	100g	140g	100g	120g	100g	100g	80g
魚 あじなら1)	1.5尾	1尾	1.5尾	1尾	大1尾	1尾	1尾	小1尾
魚 まぐろなら1)	7切れ	5切れ	7切れ	5切れ	6切れ	5切れ	6切れ	4切れ
肉 牛肉なら2)	80g	70g	80g	70g	70g	50g	70g	50g
肉 豚肉なら2)	70g	60g	70g	60g	60g	40g	60g	40g
肉 鶏肉なら2)	90g	80g	90g	80g	80g	60g	80g	60g
豆・豆製品	80g		80g		80g		100g	
大豆なら	20g		20g		25g		25g	
豆腐なら	1/2丁		1/2丁		1/2丁		2/3丁	
納豆なら	1/2パック		1/2パック		1/2パック		2/3パック	
味噌なら	大さじ3		大さじ3		大さじ3		大さじ4	

1）2）1日に魚と肉の両方を食べて、魚肉類の摂取量になるようにする

中高年の人は「肉や卵はあまり食べないほうがよい」と考えがちだが、肉類は、血管壁を強くするので、高齢でも健康な人は卵や肉類をあまり減らさなくてよい。ただ、ロースや霜降り肉などの脂肪の多い肉は、コレステロールや中性脂肪を多く含むので、脂肪の少ない赤身肉を選ぶ。特に、血中コレステロール値の高い人や、家族性高コレステロール血症の人、閉経後の女性などは、肉類の脂肪をとりすぎないようにする

1日1回魚を食べると脳の働きがよくなる

記憶学習能力を高めるDHA

「魚を食べると頭がよくなる」という歌がはやりましたが、どうして魚を食べると頭がよくなるのでしょうか。

それは、魚介類、特に青魚の油に多く含まれるDHAという脂肪酸が、脳の神経間の情報伝達をスムーズにするためです。DHAは脳や網膜、肝臓にたくさん存在していますが、脳のDHAが少なくなると、記憶学習能力が低下したり、神経系の機能に悪影響を及ぼしたりします。

DHAはガンや高血圧、心臓病などの予防にもなる

DHAは、血液の凝集を抑えたり、血管をなめらかにして血栓を予防し、高血圧や脳卒中、心臓病などの生活習慣病を防ぐ効果があります。

最近の研究では、DHAは大腸ガンや乳ガンのリスクを減らしたり、アレルギー症状の抑制にも効果があることがわかっています。

脳の老化をある程度抑えて認知症を予防したり、視神経の細胞の活性を高めたりする働きがあるとも言われています。

調理方法は揚げ物以外ならOK、冷凍してもDHAは減少しない

DHAは、煮たり焼いたりしても失われることはほとんどありません。缶詰も同じです。

ただ、油で揚げた場合は、油の中にDHAが溶け出して、半分ほど失われてしまいますから、天ぷらやフライ、空揚げなどは避けた方がよいでしょう。

魚を食べれば頭はスッキリ

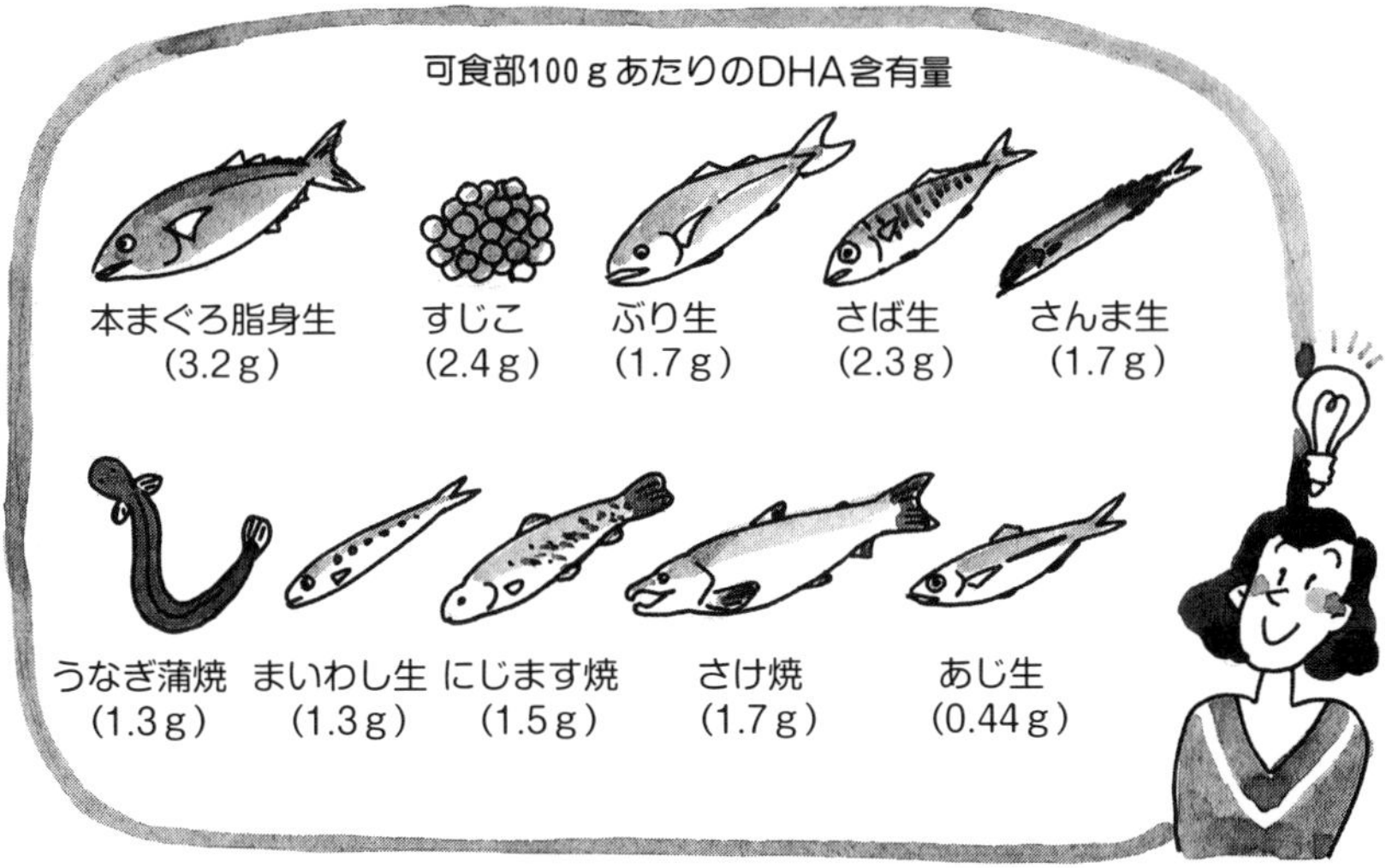

貯蔵方法は、マイナス20度以下の冷凍庫で保存して6か月たってもほとんどＤＨＡの減少はなかったという報告があります。

ＤＨＡの弱点・酸化を予防するには

ただ、ＤＨＡなどの多価不飽和脂肪酸は、酸化しやすいという欠点もあります。酸化によって活性酸素（フリーラジカル）が生まれると、動脈硬化や白内障などの病気や、老化の原因になります。

加熱すると酸化が進みますから、刺身やカルパッチョなど生で食べる調理法が最適です。焼き魚や煮魚には、レモンや大根おろし、しょうがなど抗酸化作用のある食品を添えます。

干物は時間が経ったものはＤＨＡの酸化が進んでいますから、ＤＨＡをとったつもりが、活性酸素をとっていた、ということになります。干物よりも新鮮な生の魚が適当です。

DHAの多い魚は、このように調理するとおいしい

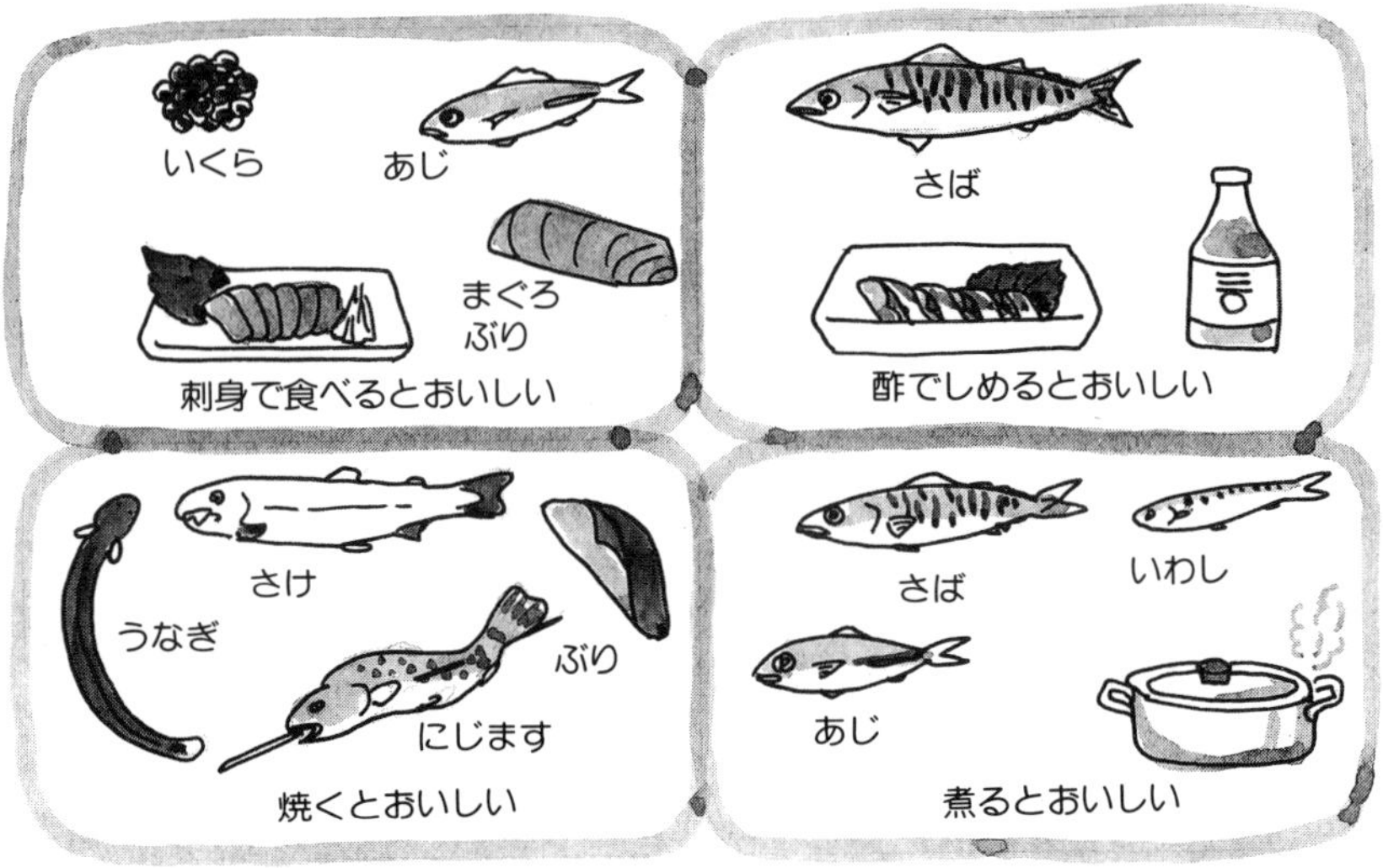

毎日青魚を1皿食べて、ストレスの解消を

最低でも、1週間に3回、特に、成長期の子どもや高齢者、ストレスの多い人などは、毎日1回は青魚を1切れ（または1尾）食べるようにしましょう。

リノール酸とα-リノレン酸とのバランス

リノール酸やα-リノレン酸は、体の中で不足してはならない必須脂肪酸です。しかし、リノール酸のとりすぎは、ガンやアレルギー、血栓性疾患、老化などを促進します。一方、DHAと同じ系列で、魚やえごまなどに多く含まれるα-リノレン酸はそれらを抑制する働きがあります。

食事でとるリノール酸とα-リノレン酸とのバランスは、1対1が適当ですが、食生活の欧米化に伴って肉食が多くなり、日本人のリノール酸摂取量は必須量の10倍になっています。

リノール酸とα-リノレン酸の働きと、多く含む食品

	リノール酸	α-リノレン酸
効用	・悪玉コレステロールを減らす ・高血圧を予防する	・悪玉コレステロールを減らす ・高血圧を予防する ・アレルギー症状を改善する ・がんの発生を抑制する
短所	・善玉コレステロールを減らす ・酸化しやすい ・免疫力を低下させる	・酸化しやすい ・熱に弱い
多く含む食品	サフラワー油(高リノール酸)、ひまわり油（高リノール酸)、くるみ、アーモンド、油揚げ、大豆、湯葉	えごま、なたね油、大豆油、がんもどき、大豆、厚揚げ、高野豆腐、納豆、あゆ、おいかわ

コラム

マーガリンや菓子などのトランス脂肪酸は、動脈硬化の危険大！

マーガリンやショートニングなどの加工油脂や、ビスケット、クッキー、シュークリーム、コーヒーのミルクなどの加工油脂を原料とした食品には、油脂の加工によってできたトランス脂肪酸という不飽和脂肪酸が多く含まれます。

トランス脂肪酸は、悪玉コレステロールを増加させて善玉コレステロールを減少させる働きがあるといわれ、多量に摂取を続けると、動脈硬化などによる虚血性心疾患のリスクを高めるという報告もあります。

欧米諸国に比べて日本でのトランス脂肪酸の平均摂取量は少なく、多くの人は健康に影響しない程度の摂取量です。ただ、クッキーやビスケット、ケーキなどをよく食べる人は、トランス脂肪酸のとりすぎが報告されていますから、注意が必要です。

ビタミンB・Cがストレス解消を促す

疲労感や倦怠感を感じたり、体の抵抗力が弱ったりするのは、食生活が乱れてビタミンが不足しているのかもしれません。

このような状態を、最近、「潜在性ビタミン欠乏症」と呼ぶようになっています。

脳や自律神経の正常な働きに不可欠なビタミンB群

ビタミンB群は、脳の働きに不可欠だったり、自律神経を調整したりする働きをします。特に、次のビタミンは重要です。

●ビタミンB_1

ビタミンB_1は、ごはんやパン、麺類、お菓子などに含まれる糖質をブドウ糖に変えて、体を動かすエネルギーを作り出すために不可欠な栄養素です。

ビタミンB_1が不足すると、糖質の代謝が滞って、体の中に疲労物質がたまって疲れやすくなったり、筋肉痛が起こったりします。

脳や神経はブドウ糖をエネルギーにして活動しているので、ビタミンB_1が不足すると、脳が十分に活動できず、イライラや集中力、記憶力の低下などの精神症状が現れてきます。

アルコールを体内で分解するときは、ビタミンB_1が大量に必要です。お酒を毎日大量に飲んでいる人は、ビタミンB_1が極端に不足して、ウェルニッケ・コルサコフ症候群という中枢神経が冒される病気にかかることがあります。

ねぎやにんにくなどのにおい野菜に含まれるアリシンという成分は、体の中でビタミンB_1を効率よく働かせる役目をします。そばや豆腐、

ビタミンB1、B6、B12、パントテン酸を多く含む食品

ビタミンB1

肉類

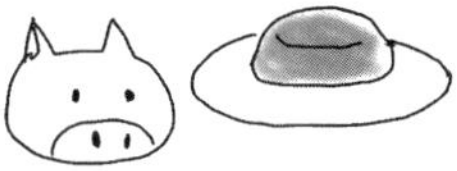

豚ひれ（100ｇ中0.98㎎）
豚もも（脂身あり100ｇ中0.90㎎）
豚ロース（脂身あり100ｇ中0.69㎎）

魚介類

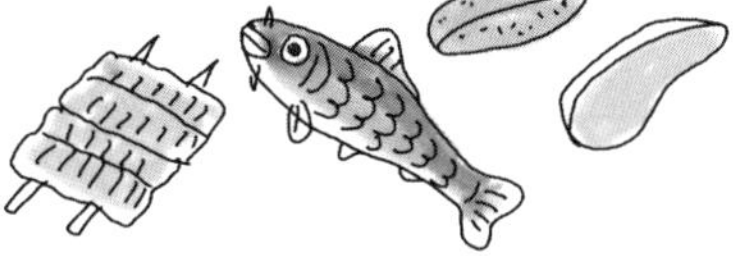

うなぎ蒲焼（100ｇ中0.75㎎）
こい（150g中0.69㎎）
たらこ（40ｇ中0.28㎎）
紅ざけ（100ｇ中0.26㎎）

穀類

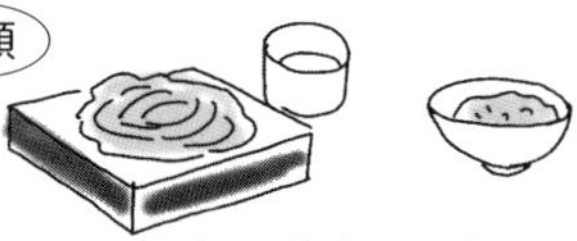

生そば（130g中0.25㎎）
玄米（130g中0.21㎎）

豆類

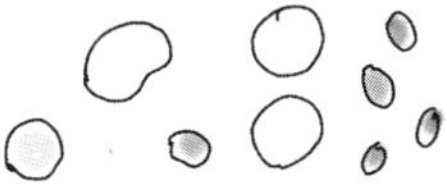

大豆・乾（50ｇ中0.42㎎）
えんどう豆・乾（50g中0.36㎎）
レンズ豆・乾（50ｇ中0.28㎎）
いんげん豆・乾（50ｇ中0.25㎎）

ビタミンB6

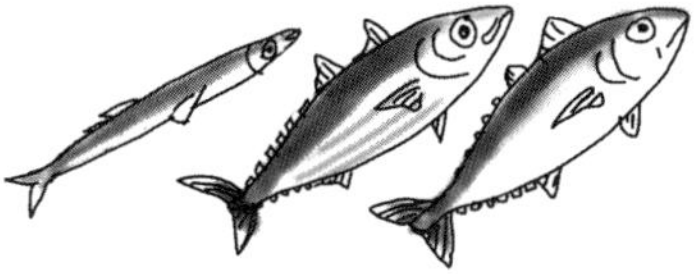

さんま（150g中0.77㎎）
かつお・春（100ｇ中0.76㎎）
めじまぐろ（100ｇ中0.73㎎）

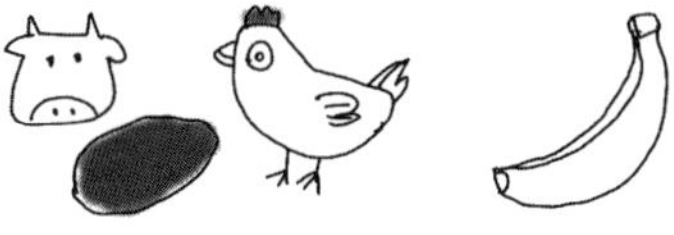

牛レバー（50ｇ中0.45㎎）
牛ひれ（100ｇ中0.37㎎）
鶏レバー（50ｇ中0.33㎎）

バナナ（160g中0.61㎎）

パントテン酸

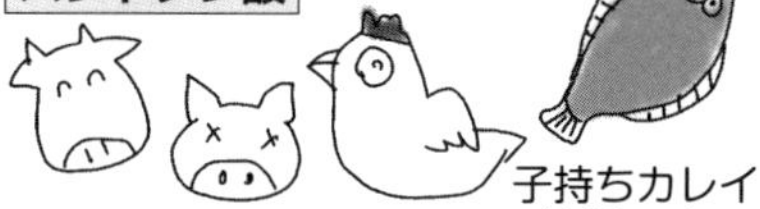

鶏レバー（50ｇ中5.1㎎）
豚レバー（50ｇ中3.6㎎）
牛レバー（50ｇ中3.2㎎）
鶏もも（皮なし100ｇ中2.1㎎）

子持ちカレイ（100ｇ中2.4㎎）
たらこ（40ｇ中1.5㎎）

ビタミンB12

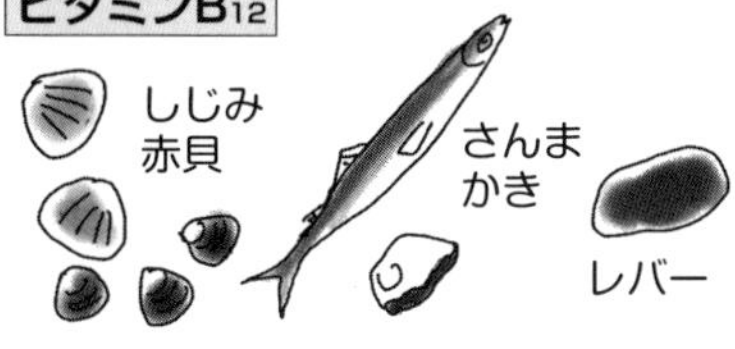

豚肉、カツオなどのビタミンB_1を多く含む食品を食べるときは、ねぎやにんにくを一緒に食べましょう。

穀類に含まれるビタミンB_1は、精製する過程で胚芽が取り除かれてしまいます。ですから、玄米や胚芽精米、全粒粉の小麦粉など、精製度の低いものを選ぶと、ビタミンB_1が補えます。

●ビタミンB_6

さんまや、かつお、めじまぐろ、バナナ、牛レバーなどに多いビタミンB_6は、神経細胞間で情報を伝達するアドレナリン、ドーパミン、セロトニンなどの神経伝達物質の生成ともかかわるビタミンです。

ビタミンB_6が不足すると、神経の働きをよくするアミノ酸の代謝が停滞して、不眠症やうつ状態になることもあります。

ビタミンB_6は、卵胞ホルモンの代謝に働きかけて、月経前症候群（ＰＭＳ）を改善する働きもあります。

●パントテン酸（ビタミンB_5）

牛豚鶏レバーや鶏もも肉、子持ちガレイなどに多いパントテン酸（ビタミンB_5）は、ストレス対抗ホルモンの副腎皮質ホルモンの産出を促す働きがあります。

●ビタミンB_{12}

ビタミンB_{12}は、神経細胞の中のたんぱく質や脂質、核酸の合成を助けて、神経系の働きを正常に保って、気持ちを安定させます。

ストレスへの抵抗力をつけるビタミンC

美しい肌を作ったり、かぜに対する抵抗力をつけるビタミンCは、ストレスへの抵抗力を増やすためにも必要な栄養素です。

ビタミンCは副腎に多く含まれ、ストレスへの抵抗に必要な副腎皮質ホルモンを作るために利用されています。

ビタミンCの摂取量が不足すると、副腎に含まれるビタミンCの量も減少し、ホルモンを作る機能が低下して、ストレスに対する抵抗力もだんだん弱くなってきます。

ビタミンCは自律神経の働きにも関係し、交感神経の働きが高まると、代謝が高まった臓器の中で大量に消耗されます。

忙しいときこそビタミンB・Cの充実を

ストレスの多い人ほど、体はビタミンB・Cをたくさん必要とします。にもかかわらず、そういう人に限って食欲がなかったり、忙しくて食事の時間がとれなかったりして、ビタミンB・Cが不足しがちです。忙しいときこそ、食事を充実させましょう。

ビタミンCを多く含む食品

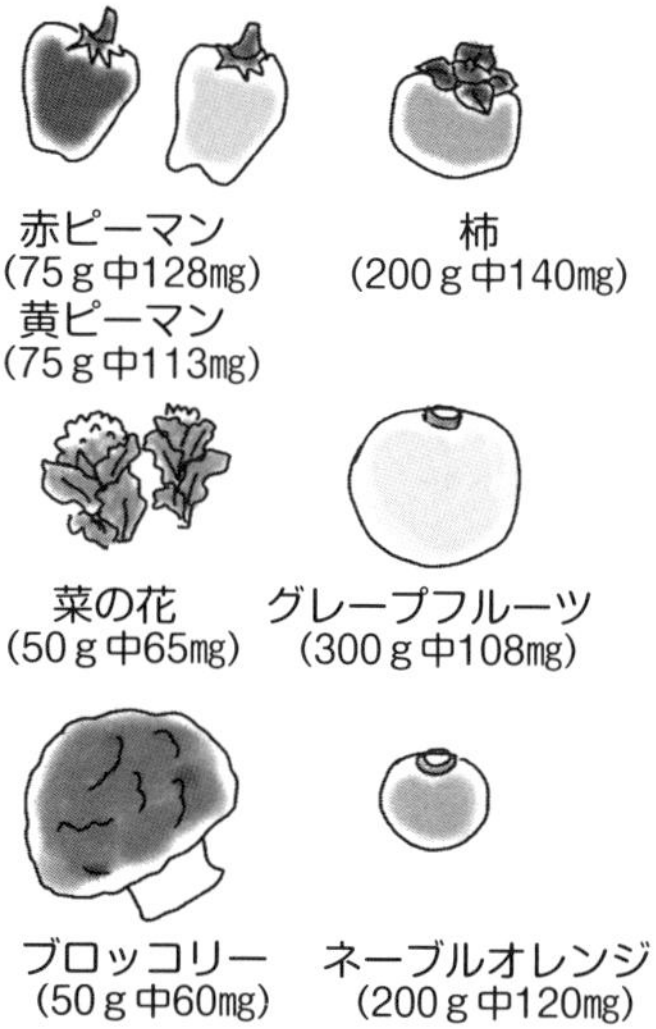
赤ピーマン
(75g中128mg)
黄ピーマン
(75g中113mg)
柿
(200g中140mg)
菜の花
(50g中65mg)
グレープフルーツ
(300g中108mg)
ブロッコリー
(50g中60mg)
ネーブルオレンジ
(200g中120mg)

コラム

野菜のビタミン含有量が減少している!

ビタミンは食品からとるのが理想的ですが、最近の野菜は、土壌の変化や輸入野菜の増加などによって、以前に比べてビタミン含有量が大きく減少しています。

たとえば、セロリのビタミンC含有量は、50年前は30mgあったのに対して、現在は約7mg（可食部100gあたり）と、約4分の1に減っているのです。多品種の食品をとったり、健康補助食品（→194ページ）を適度に利用したりして、上手にビタミンを補いましょう。

カルシウム不足はイライラの原因になる

日本にはカルシウム不足の人が多い

「仕事中毒」「過労死」などが社会問題になっている今日の日本社会では、多くの人がストレスにさらされ、栄養面では、カルシウムが以前にも増して必要になっています。

ところが、今日の日本人のカルシウム摂取量は、いつも不足しています。毎年厚生労働省が発表する「国民健康・栄養調査」では、他の栄養素は足りているのに、カルシウムの摂取量は所要量（1日にとるのが望ましい量）の約90パーセントにしか満たないのです。

カルシウムには骨や歯をつくる働きがあり、胎児から老人に至るまで重要な栄養素です。

カルシウムが不足すると、老年期に入って骨《こつ》粗鬆症《そしょうしょう》（骨のカルシウムが抜けてもろくなり、骨折しやすくなる病気。ホルモンのバランスの乱れから閉経期以降の女性に多い）のような病気も出てきます。

カルシウムは神経の興奮を鎮め、ストレスを抑える

「カルシウムが不足すると怒りっぽくなる」と言われますが、カルシウムには脳細胞の興奮を鎮める働きがあります。

ある実験によると、カルシウムの足りているネズミは、ストレスで興奮が起こっても、その刺激から開放されるとすぐに回復したのですが、カルシウム不足のネズミは、ストレスの起きる刺激がなくなったあとも興奮が何倍も拡大し長く続いたそうです。つまり、脳の細胞内に

カルシウムを多く含む食品

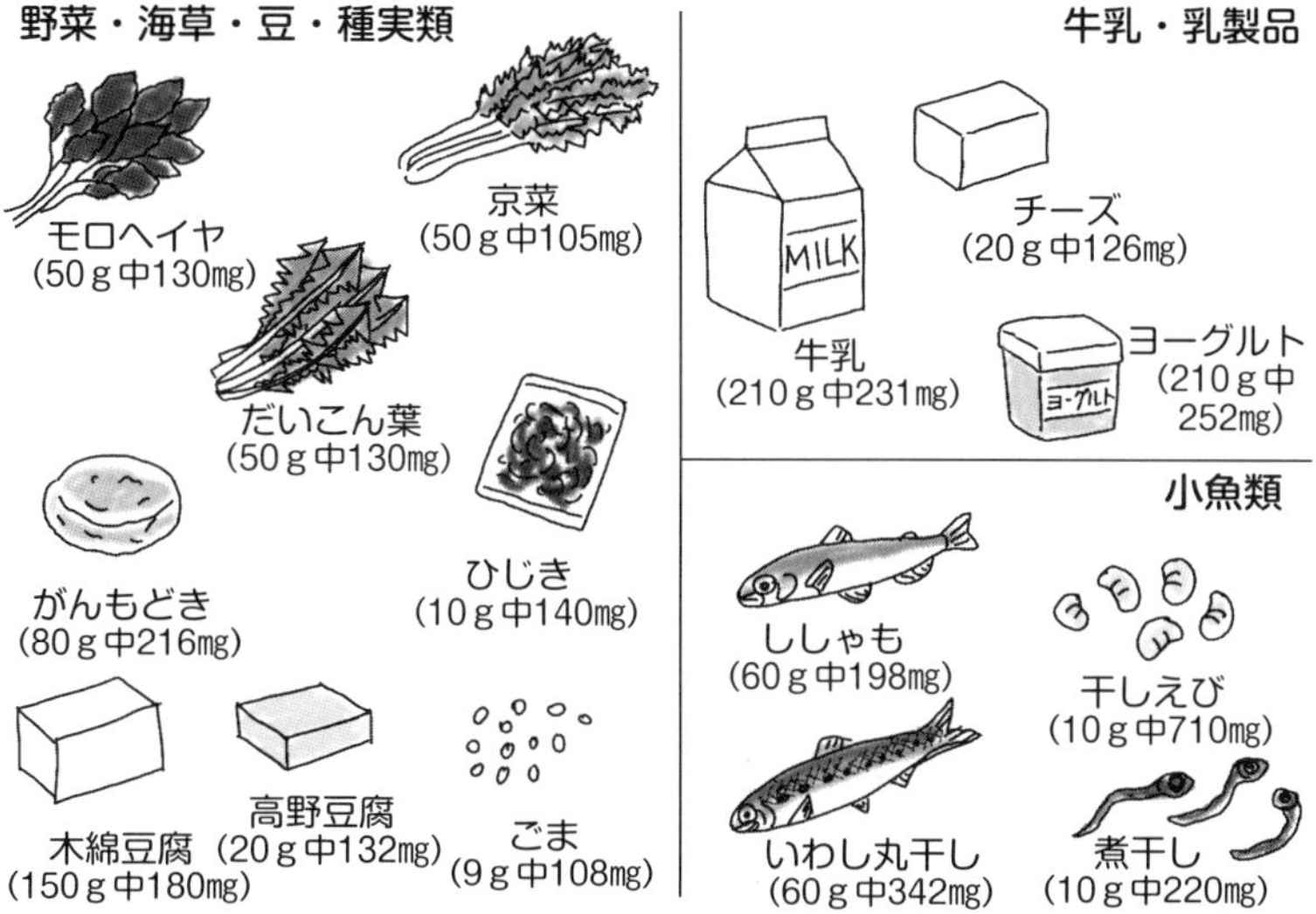

カルシウムが十分にストックされていれば、ストレスの感じ方もやわらいでくるのです。

牛乳・乳製品を〝心の健康〟の隠し味に

牛乳や乳製品でカルシウムを摂取すると、全体の53パーセントを体内で吸収できます。カルシウムの吸収率は小魚で38パーセント、野菜で18パーセントくらいですから、牛乳や乳製品の吸収率がどんなに優れているか、がわかるでしょう。

牛乳に含まれているCPPという物質も、カルシウムの吸収をよくします。毎日牛乳を1本飲めば、他の食事（魚など）と合わせて十分なカルシウムがとれるのです。

しかし、中高年の中には、牛乳が苦手な人もたくさんいます。牛乳特有のにおいが気になるなら、卵焼き、茶碗蒸し、スクランブルエッグなどに入れると、卵でにおいが消えます。カレーにもよく合います。スキムミルクをてんぷらやコロッケの衣に入れてもよいでしょう。

ちょっとした工夫でカルシウムを補給できる

日本人の食生活は、昔から魚類や海草類になじんでいましたが、最近、それらが家庭の食卓から消えつつあるのは、残念なことです。

カルシウムを多く含む小魚、大豆、緑黄色野菜、海草類などは、つとめてとるようにしたいものです。シラス干しを、おひたしや大根おろしの上にふりかけるなど、ちょっとした工夫で小魚も食べやすくなります。

カルシウムの吸収を助けるビタミンDは、紫外線にあたることによって増加します。干ししいたけや乾燥きくらげなど、日光に30分ほどあてるとビタミンDの補給に役立ちます。

紫外線が皮膚にあたるとビタミンDが増加するので、天気のよい日には散歩してみましょう。

カルシウムを排出してしまうリンのとりすぎに気をつける

リンは、カルシウムに次いで体内に多く存在し、その約80パーセントはカルシウムと結合して、骨や歯の成分になっています。リンとカルシウムのバランスがくずれると、カルシウムがうまく体で使われなくなって骨が弱くなります。

食品からとるリンとカルシウムの比率は1対1ぐらいがよい、と言われています。ただ、リンは多くの食品に含まれ、しかも現代人が好む加工食品や清涼飲料水、肉、魚、卵などにとくに多いために、日本人の食生活はリンが過剰ぎみで、カルシウムの約2倍になっています。

リンとカルシウムをバランスよく含んだ牛乳・乳製品や、リン含有量の少ない野菜や海草類をとったり、肉・魚・卵・加工食品・清涼飲料水のとりすぎを控えたりして、リン・カルシウムのバランスを調整しましょう。

カルシウムをおいしくとる工夫

●カルシウムふりかけ

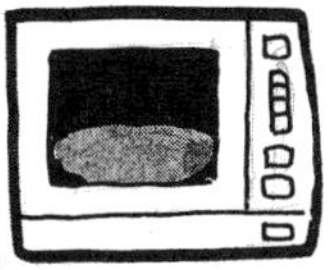

① たらこ、さけ、わかめ、干しえび、酢昆布、しらす干しなどは、電子レンジでカラカラに

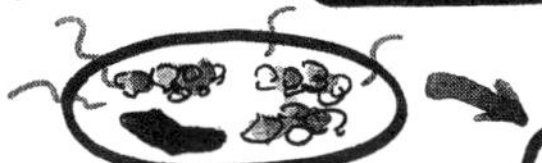

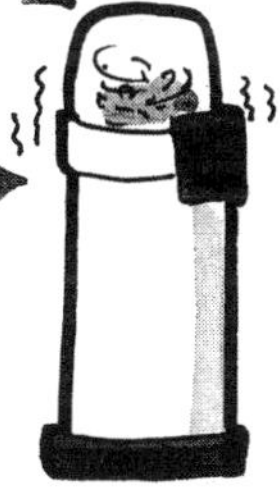

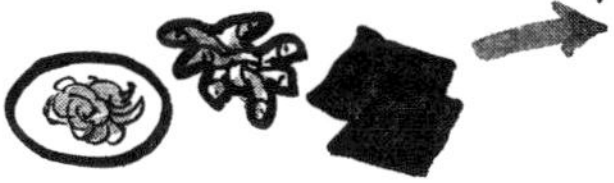

② 花かつお、煮干し、のりなどはそのままで

③ ミキサーにかける

●だし

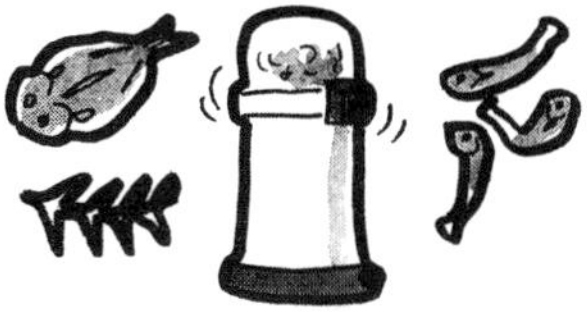

① 煮干し、アジの干物、魚の骨などを、ミキサーでこなごなにする

↓

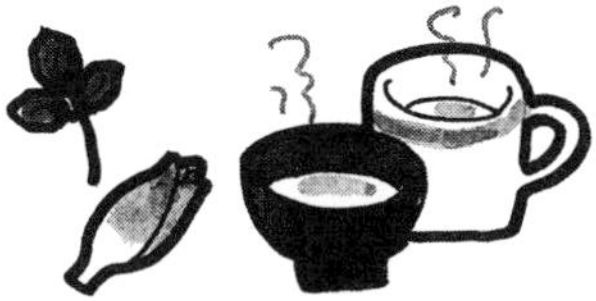

② お吸物、スープなどに。三つ葉、みょうがなどを合わせると、くさみが取れる

●つみれ

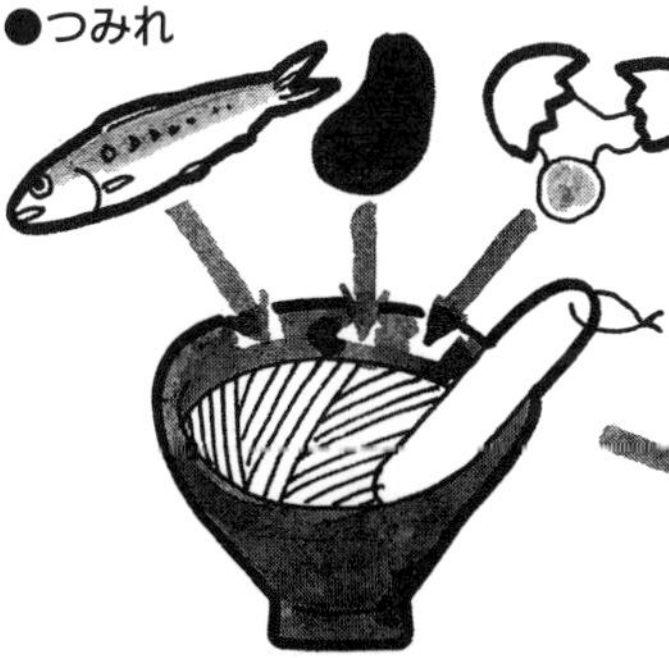

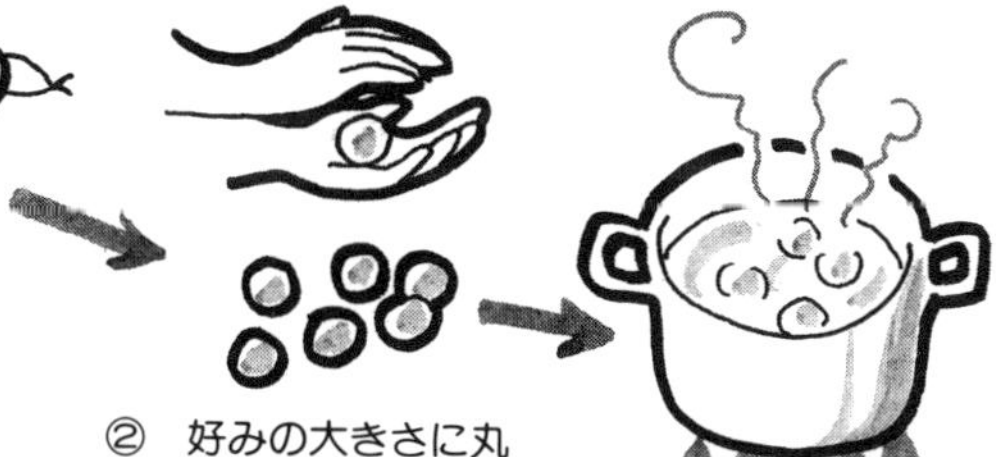

① 内臓を取ったいわし、卵黄、さといも（または小麦粉か、かたくり粉）をすりばちに入れ、すりこぎでする

② 好みの大きさに丸める

③ お湯でゆがく。鍋物などにはそのままで

●いわしのくさみが気になるなら、①でアオノリや梅干しなどを入れるか、③で三つ葉を入れるとよい

心身の働きを円滑にする鉄のとり方

体が疲れやすい、顔色がいつも青白い、立ちくらみや動悸《どうき》・息切れがしやすいなどの症状がある場合や、健康診断などで「鉄欠乏性貧血」と指摘された場合は、食生活を点検してみましょう。食事の偏りや小食によって、鉄が不足していることがあります。

きちんと食事をしていれば鉄は不足しない

鉄は体の中で酸素を運搬する「運び屋」の役目をし、たんぱく質・糖質・脂肪などを酸化させてエネルギーを作ります。

左図のように、鉄は多種の食品に含まれ、ふつうに食事をしていれば不足しません。しかし、ダイエットをしていたり、食事がファーストフードやインスタント食品に偏っていたりすると、鉄不足に陥ります。

子どもや生理中の女性、妊娠中・授乳中の女性は、特に鉄が必要ですから、食事をきちんととることが大切です。

鉄を上手にとるためのヒント

鉄はいっしょに食べるものによって、吸収率が大きく左右されます。

鉄の吸収をよくするために、次の2点を心がけてください。

① ビタミンCは鉄の吸収率をよくするので、オレンジジュースや果物・淡色野菜など鉄を多く含む食品といっしょにとる。

② お茶、コーヒー、紅茶など鉄の吸収を悪くする飲物をのみすぎない。

鉄が多く含まれる食品

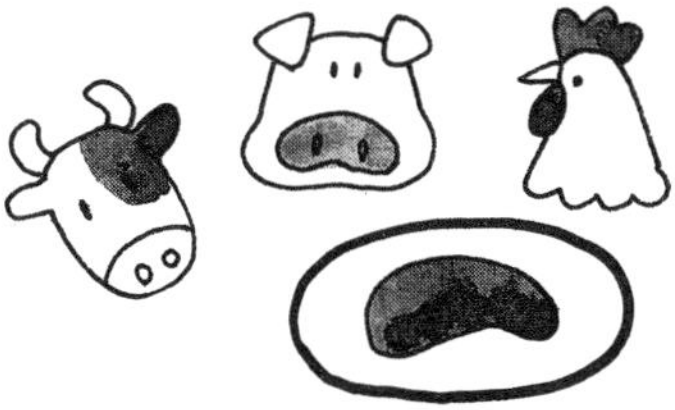

豚レバー(50g中6.5mg)
鶏レバー(50g中4.5mg)
牛レバー(50g中2.0mg)

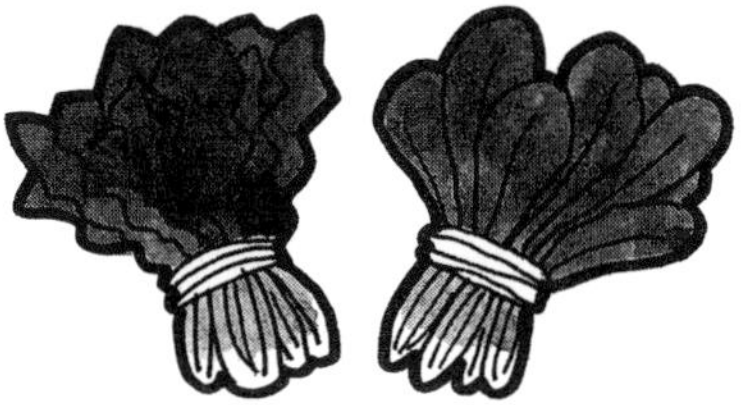

菜の花(50g中1.5mg)
こまつな(50g中1.4mg)
ほうれんそう(50g中1.0mg)

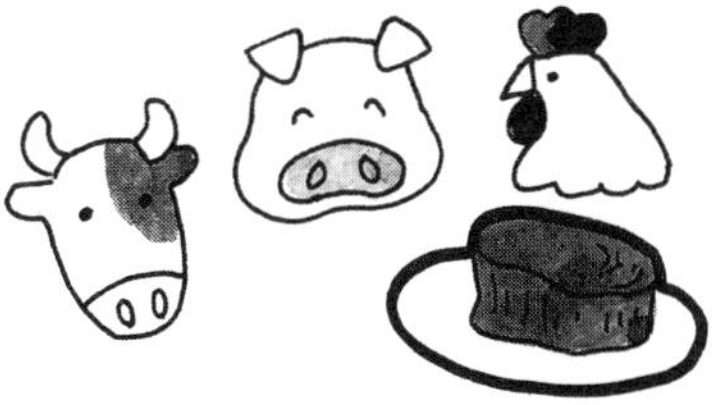

牛もも(100g中2.7mg)
豚かた(100g中1.1mg)
鶏もも皮なし (100g中2.1mg)

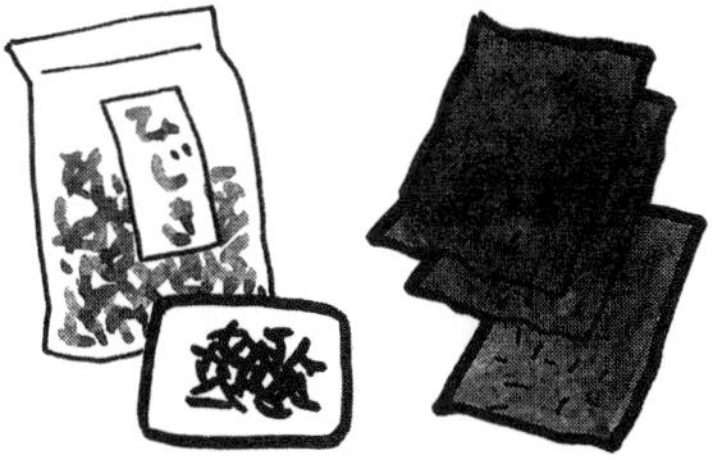

ひじき(10g中5.5mg)
岩のり(10g中4.8mg)

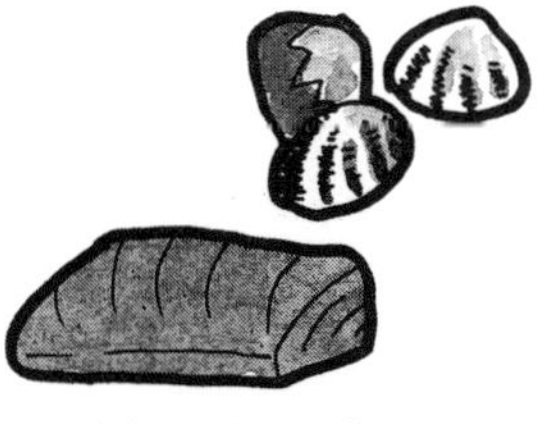

赤貝・身(50g中2.5mg)
あさり・身(50g中1.9mg)
カツオ・春(100g中1.9mg)

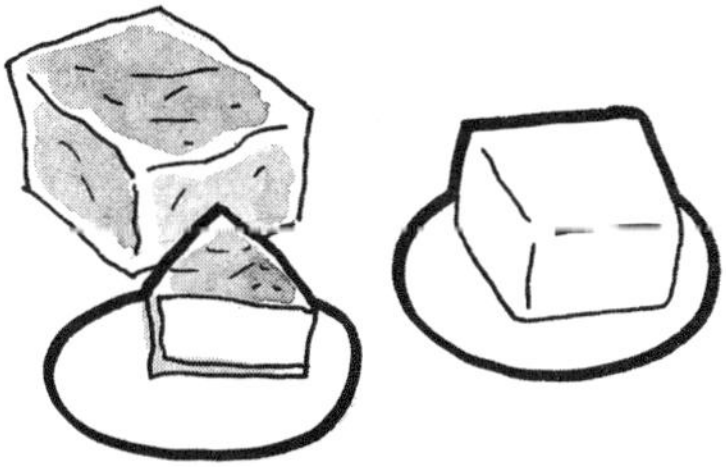

大豆・乾(50g中4.7mg)
がんもどき(80g中2.9mg)
生あげ(100g中 2.6mg)
木綿豆腐(100g中 0.9mg)

＊鉄の吸収率は、野菜ではまあまあ。豆・大豆製品、穀類はよくない。
肉類・魚類・卵は優れている

現代人の食事には〝微量元素〟が不足している

自律神経に作用する微量元素の働き

マグネシウム、マンガン、セレン、ヨードなど、人体にごく少量含まれている無機質を〝微量元素（ミネラル）〟と言います。

微量元素は、生理作用を活性化させる栄養素といわれていますが、神経を平静に保つ作用があることもわかっています。

マグネシウムはカルシウムの働きを助ける作用があり、精神を安定させるのにひと役買っています。マグネシウムは、アーモンド、カシューナッツ、ひじき、納豆、きなこなどに多く含まれています。

マンガンは、玄米ごはん、大豆、茶葉などに多く含まれており、神経過敏、イライラを静める作用があります。

また、海草に多く含まれるヨードは、神経の緊張を解き、思考力を高める働きがあります。

自然な形をした食品を選ぼう

微量元素は、あらゆる食品の中に含まれており、ふつうに食事をしていれば十分に摂取できる栄養素です。しかし、最近の米、小麦、砂糖などで見られる著しい精製や、加工食品の増加によって、不足が懸念され始めています。

微量元素を不足なくとるには、自然のままの材料を使った食品をいろいろ食べることです。

特に「自然食品」にこだわらなくても、新鮮な野菜や魚、肉を食べるようにすれば、不足することはありません。

海草にはたくさんのヨードが含まれている

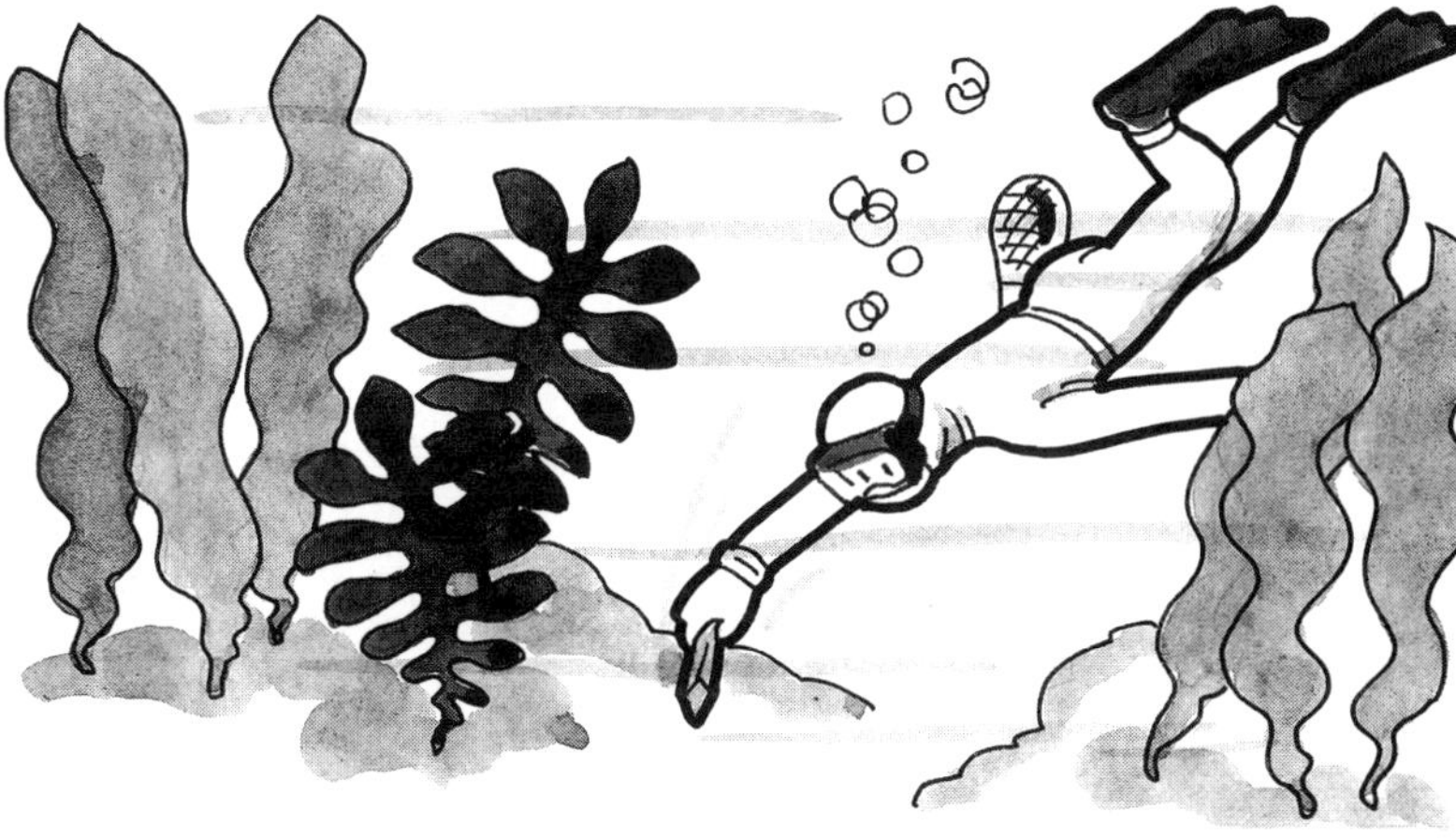

ヨードは、こんぶ、わかめ、のり、寒天などに多い。わかめは、１日に乾物で５ｇ(戻して35ｇ)をみそ汁や酢の物に入れて食べると、不足しない

食品は加工していないものを買ってくる

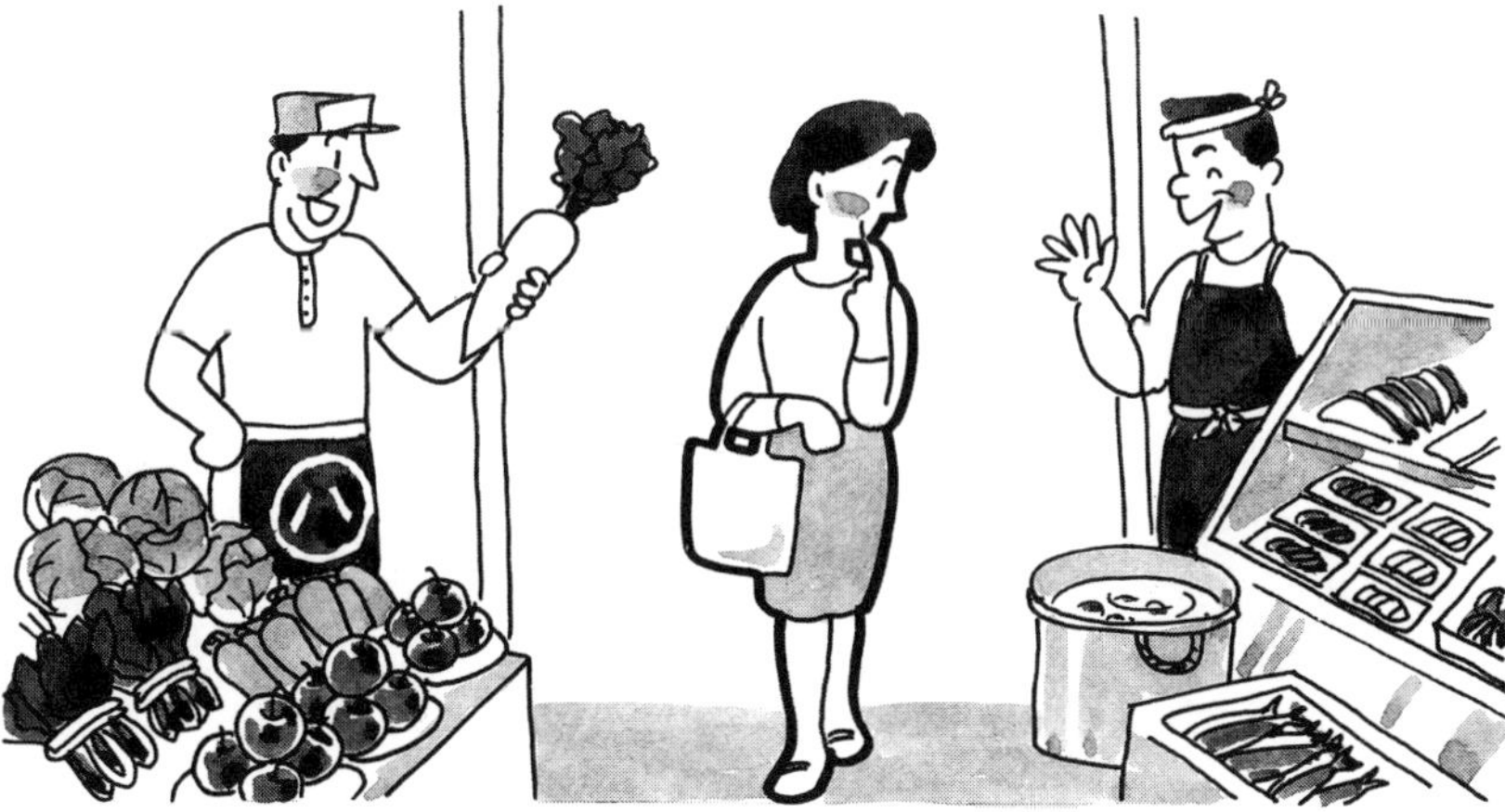

加工してない食品を調理するだけで、微量元素は不足なくとれる

加工食品はほどほどに使って食生活にゆとりを

加工食品のとりすぎは健康を害するもとに

缶詰、冷凍食品、レトルト食品、スナック菓子などの加工食品やインスタント食品は、便利な反面、健康への影響も気になります。次のことに気をつけて、上手に使いましょう。

① 添加物が多い

カップラーメンなどのインスタント食品や、かまぼこ、ちくわ、ハムなどの加工食品には、「リン酸」「リン酸塩」「縮合リン酸塩」などのリンが食品添加物として含まれ、おもに酸味づけや結着剤、膨張剤、品質改良剤などに使われています。

リン自体には問題はありませんが、加工食品を多くとる人は過剰摂取に陥って、体の中のカルシウムの利用率を低下させることになります。

また、保存料に使われる亜硝酸塩やソルビン酸なども、とりすぎると有害です。

② 精製によってビタミン・ミネラルが消失

インスタント食品や加工食品は、精製によってビタミンやミネラルが消失していることが少なくありません。

③ 糖質や塩分をとり過ぎることに

加工食品は全体に味付けが濃く、砂糖や食塩をとり過ぎることもあります。大量に砂糖をとると、糖質をエネルギーに換えるときに必要なビタミンB_1の不足を招き、疲労や無気力などの症状が出てきます。

塩分のとり過ぎは高血圧を招き、さらに脳卒中、心筋梗塞などの怖い病気を招きます。

加工食品を上手に利用する方法

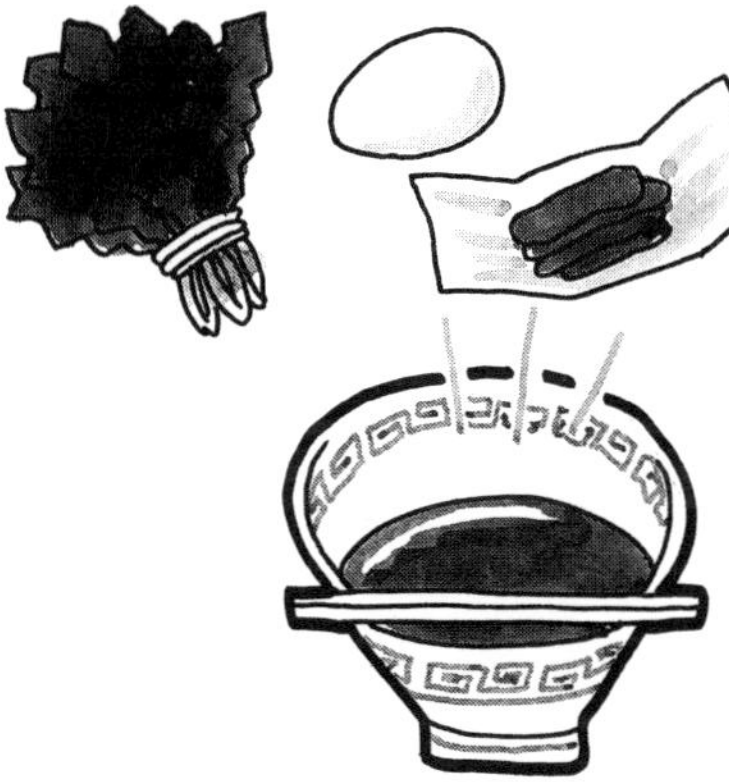

① インスタントラーメンには、肉や卵、野菜などの具をたくさん入れる。スープは、塩分が多いので残す

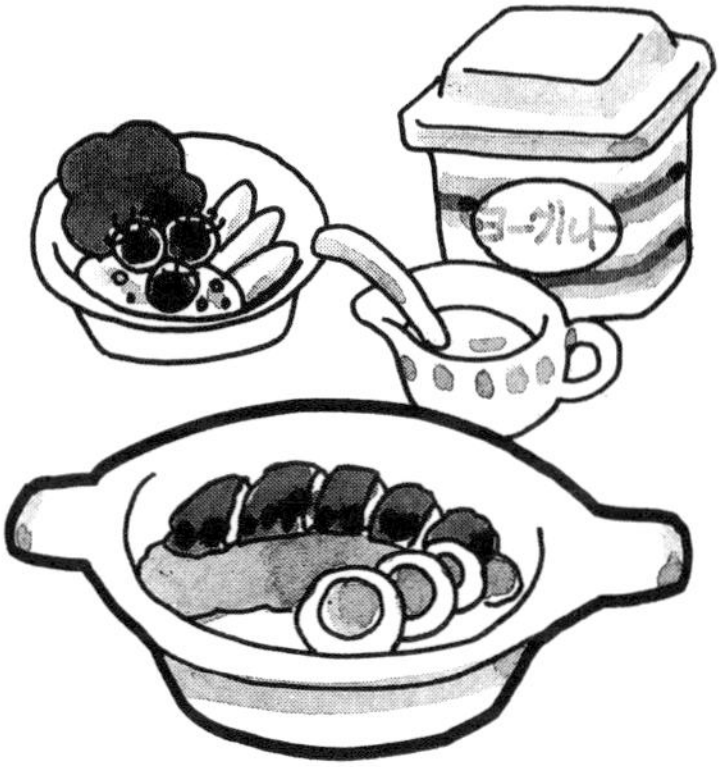

② レトルトのカレーには、具にゆで卵、カツなどを入れ、サラダを添えるとよい。ヨーグルトをかけてもおいしい

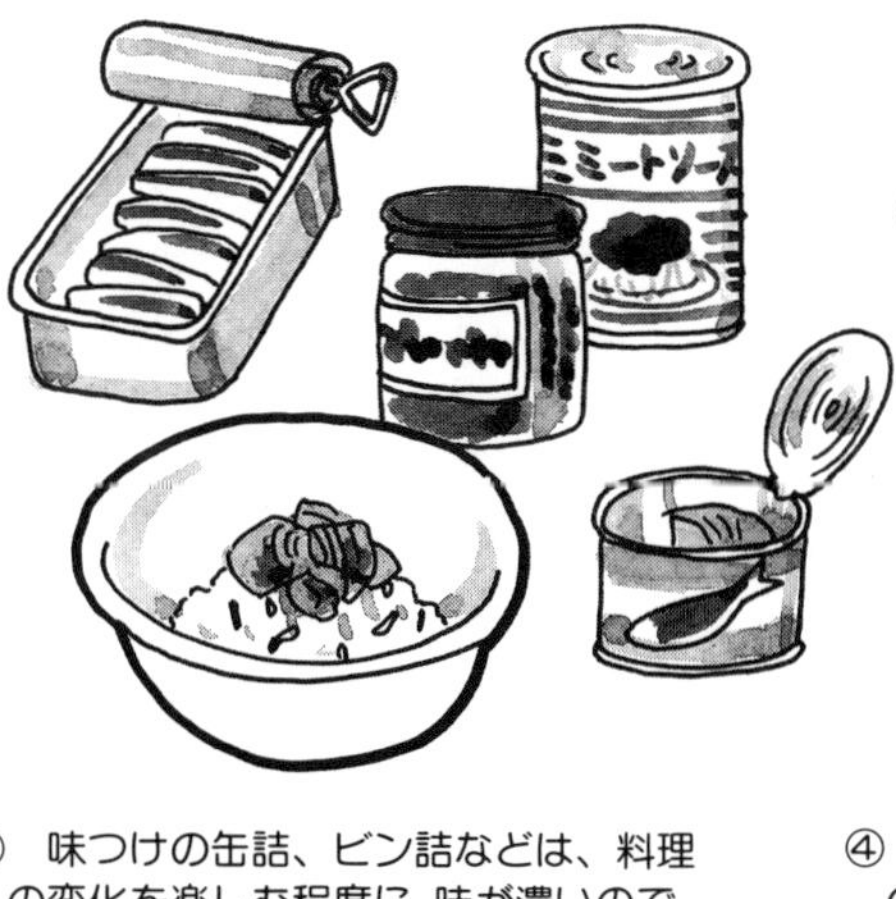

③ 味つけの缶詰、ビン詰などは、料理の変化を楽しむ程度に。味が濃いので、塩分のとりすぎにならないように少量食べる。水煮や油漬けなどの素材缶詰は、料理の素材として使う

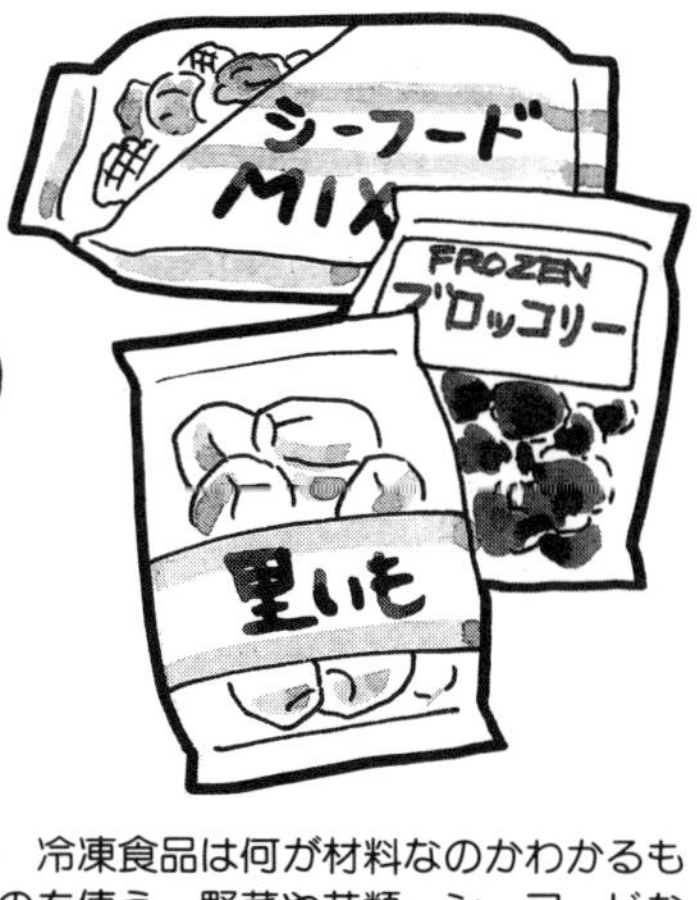

④ 冷凍食品は何が材料なのかわかるものを使う。野菜や芋類、シーフードなどは調理に使ってもよい。冷凍食品の栄養素は比較的損なわれていないが、ビタミンCは損なわれている

外食やコンビニエンスストアの賢い利用法

忙しいときは、外食やコンビニのおにぎりや弁当を利用するのも1つの手です。

ただ、外食やコンビニの弁当は、栄養が偏ったり、味つけが濃かったりしますから、次のことに注意して、上手に利用しましょう。

外食をするときの注意点

外食は全体に味が濃く、塩分のとりすぎになります。ラーメンのスープなどは全部飲まないで残しておきます。

牛丼の肉には、脂肪の多いバラ肉が使われています。たんぱく質をとったつもりが、実は脂肪ばかりとっていた、ということがよくあるのも、外食の落とし穴です。

主食が多く、野菜が少ないという欠点もあります。昼食が外食なら、朝食や夕食で肉・魚や野菜などをたっぷり補ってください。

コンビニのおにぎりや弁当にはプラスα食品を追加

コンビニの弁当は、揚げ物が多くてカロリーが高く、味つけが濃く、野菜が少なめです。いつも食べていると生活習慣病の心配も出てきますから、次のように工夫してみてください。

- 揚げ物の入っていない弁当を選んだり、揚げ物の衣をはずして食べる。
- ごはんは白いものを。量が多すぎるときは残す。
- おひたしや、果物、牛乳・ヨーグルトなどを追加する。
- みそ汁やサラダなど、手作りしてみる。

外食・コンビニエンスストアのメニューの注意点

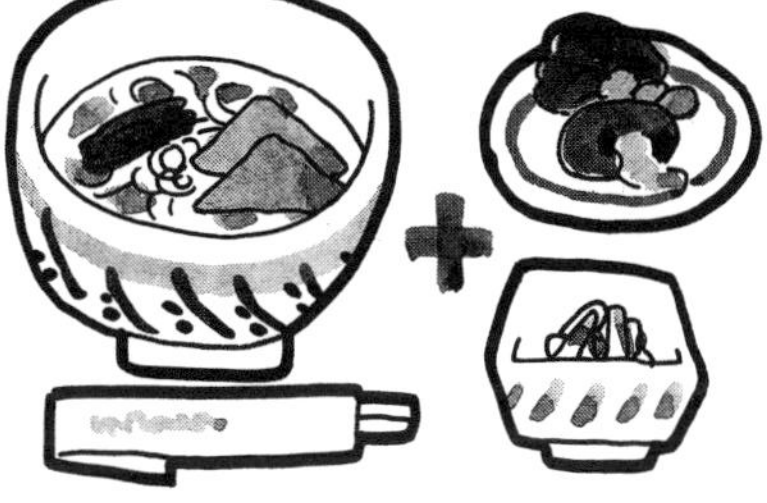

主食に偏りがちなので、ほかの料理で不足分を補う

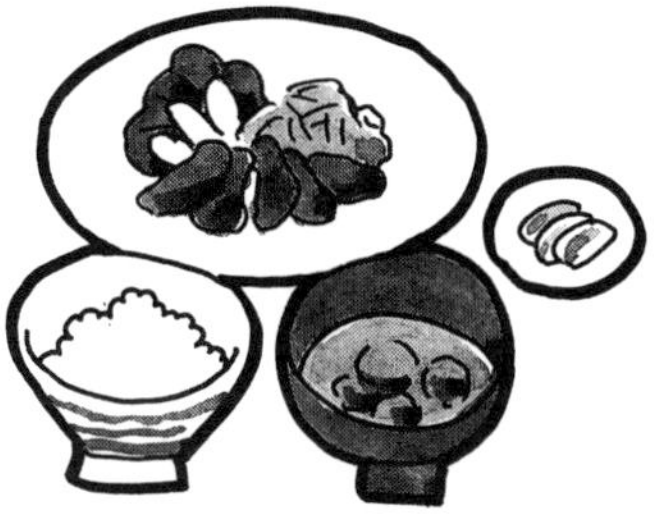

丼物や麺類よりも定食を

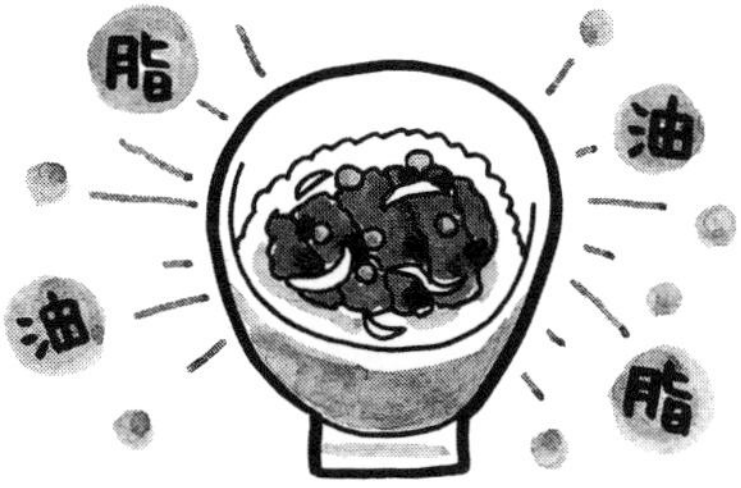

知らずに脂肪をたくさんとっていることがある

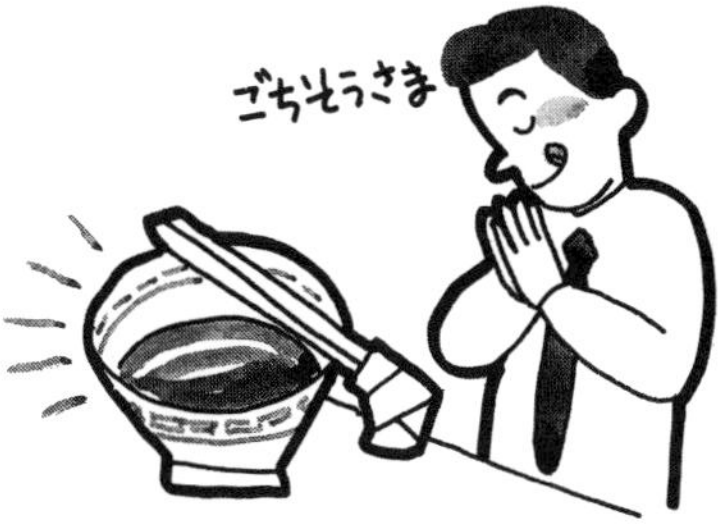

一般的に味つけが濃く、添加物も多いので、食べすぎないこと

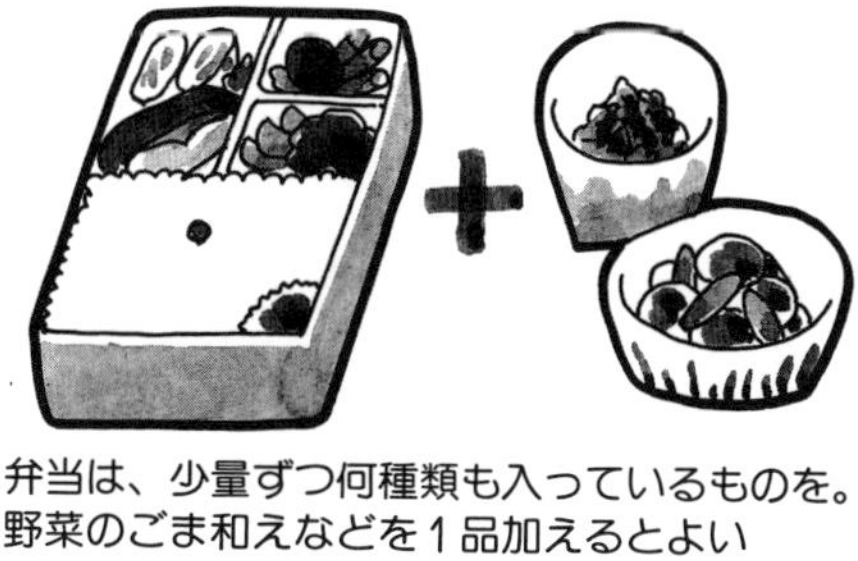

弁当は、少量ずつ何種類も入っているものを。野菜のごま和えなどを１品加えるとよい

少しの工夫でこれだけ減塩できる

① みそ汁１杯減らす→２ｇ減塩
② 梅干１個を減らす→2.2ｇ減塩
③ たくあん２切れを減らす→0.4ｇ減塩
④ 薄味にする→0.6ｇ減塩

食事を和食ばかりにしない、酢やレモンなどを利用する、なども減塩に役立ちます。

外食も、メニューの選び方でバランスのよい食事になる

外食も上手に利用すれば、栄養バランスのとれた食事が可能です。左図は、理想的な外食メニューの組み合わせ方です。

「いつも行く店ではこんなものを注文したらいいのだな」と頭の隅にとどめておいてください。

また、食後のコーヒーや紅茶の代わりに牛乳にすると、栄養のバランスがよくなります。

●洋風レストラン

単品料理よりも、野菜と肉・魚類がセットになった定食風のものを

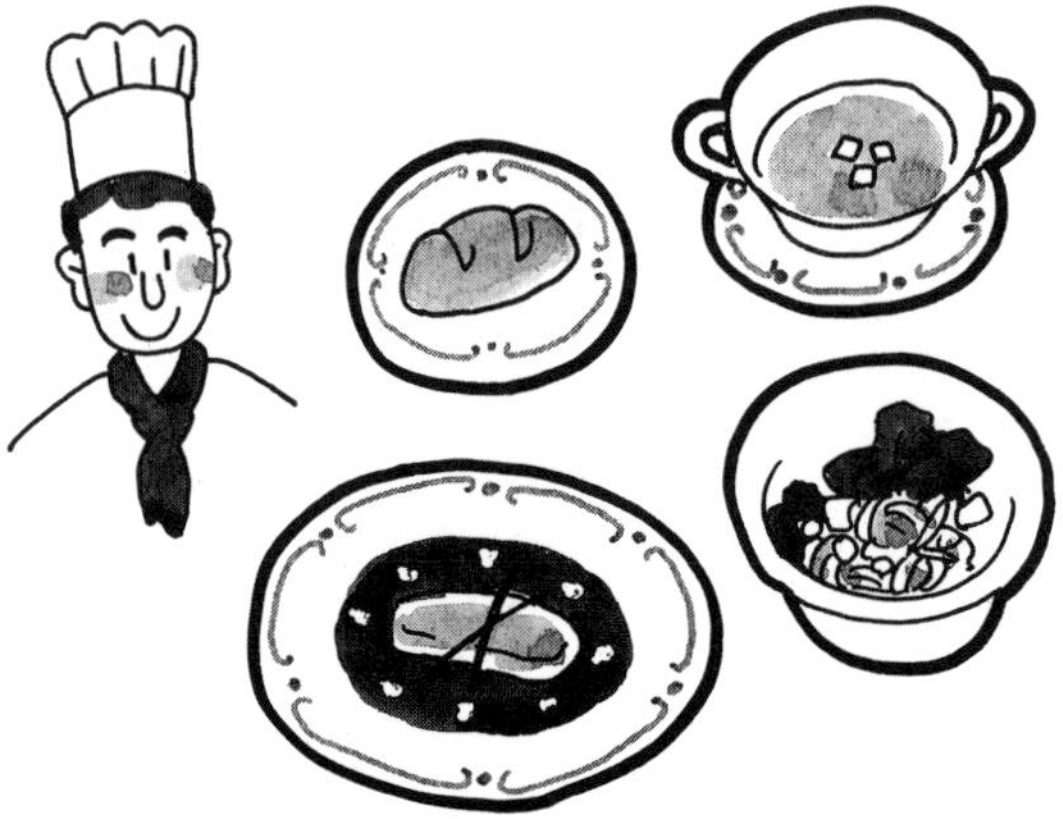

●中華料理店

レバニラ炒めライスや肉野菜炒めライスなどがお勧め。めん類も、比較的野菜の多いタンメンや五目ラーメンを

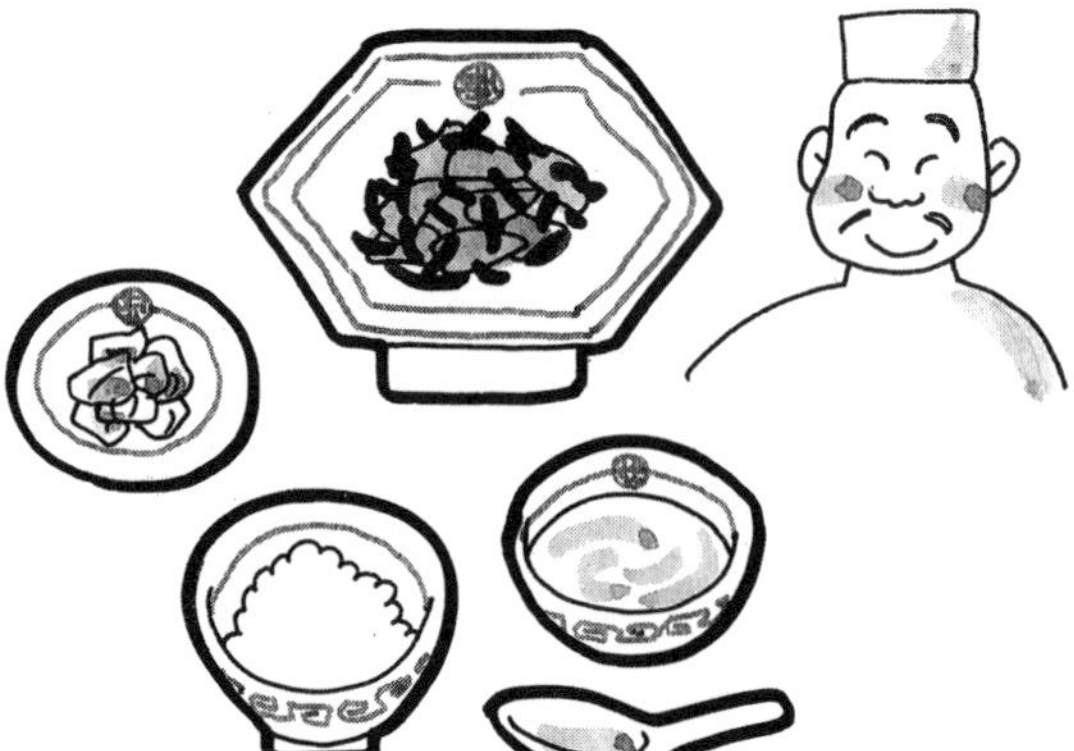

外食のメニュー選びは、これで完璧

●そば屋

鴨南蛮や親子丼、チャンポンなど、卵・肉・野菜などがたくさん入ったものを。丼物には塩分が１人前４～６ｇも入っているので、つゆは残す

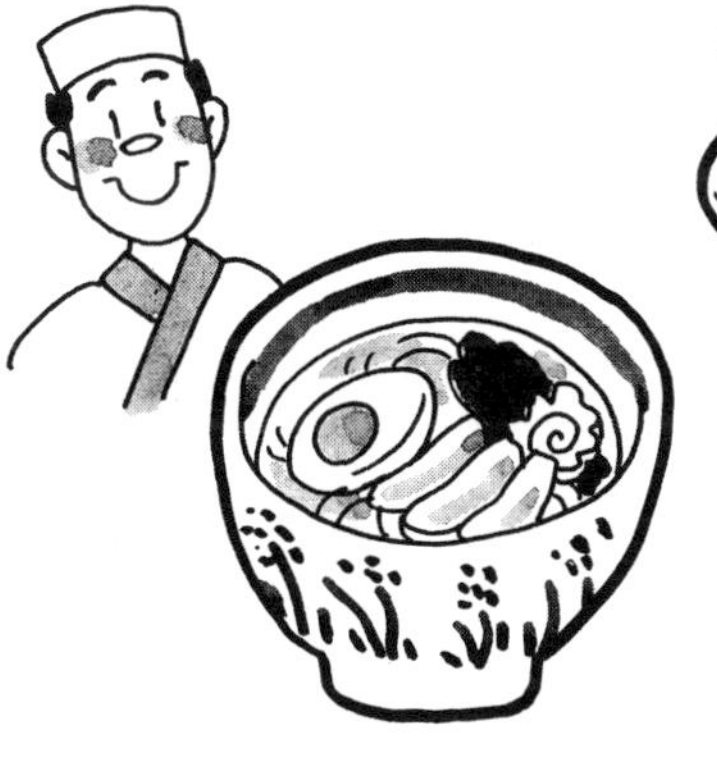

●和風食堂

定食がお勧め。野菜や豆腐、納豆などの１品料理を追加すると完璧に

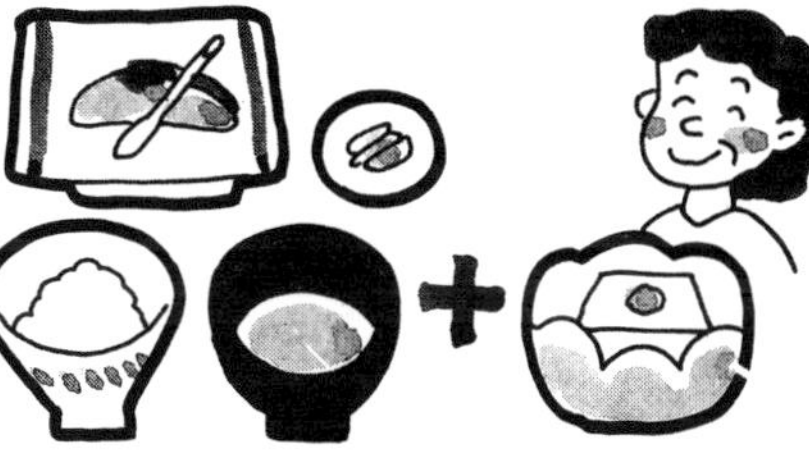

●ファーストフード

ハンバーガーにフライドポテト、ソフトドリンクでは、脂肪や糖質が多く、ビタミン、ミネラルが不足する。ハンバーガー＋サラダ＋牛乳という組み合わせに

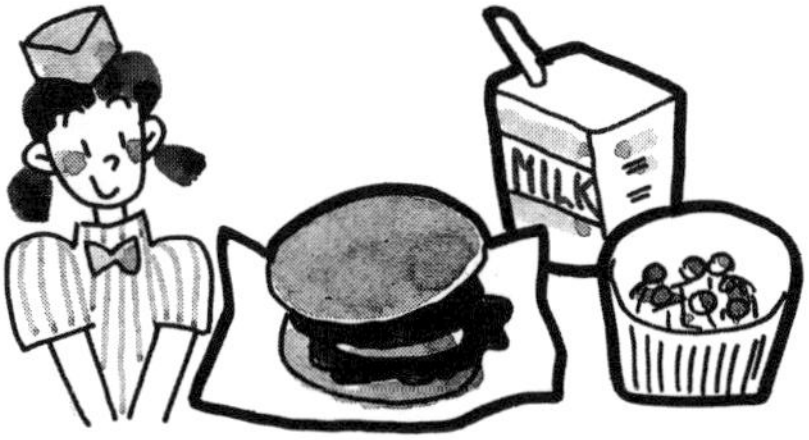

●すし屋

カロリーの高いトロ、ウニ、イクラなどの食べすぎには注意する。すしめしには0.4%の塩分が含まれているので、醤油は少しだけつける

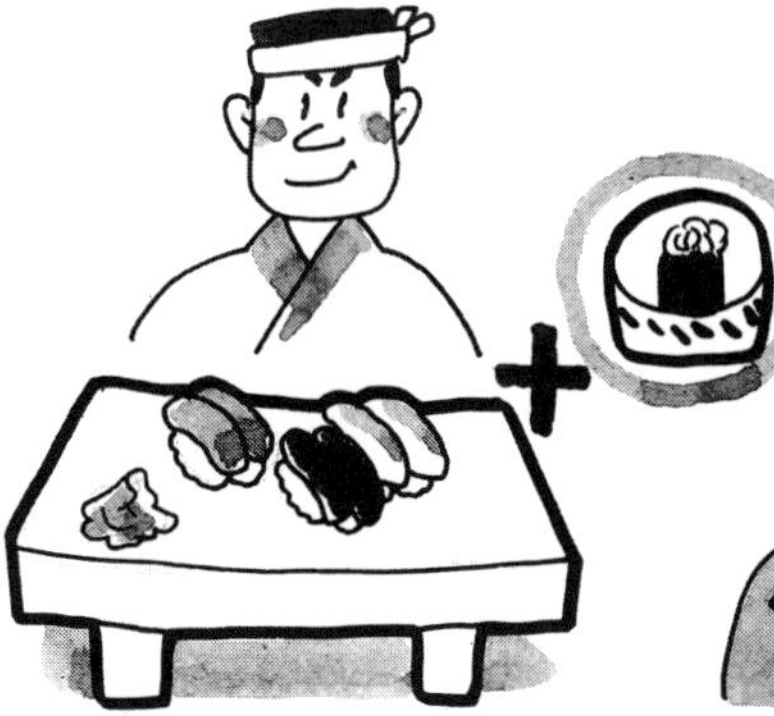

●焼き肉店

焼き肉には、野菜のナムルを追加。野菜焼きを追加すると栄養的に完璧になる

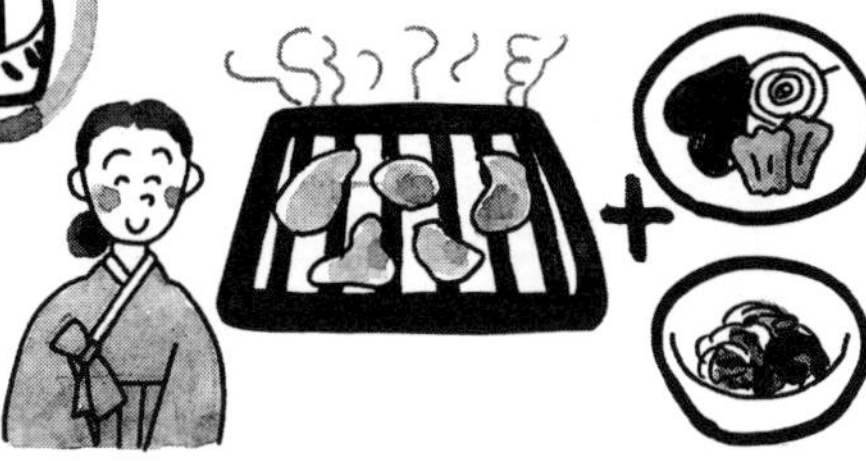

健康補助食品(サプリメント)を賢く活用しよう

近年、健康志向も相まって、健康補助食品(サプリメント)が注目されています。ときどき利用する程度ならよいですが、毎日とるのはよくありません。ふつうの食品からとる食事の大切さをよく知ったうえで、サプリメントを上手に活用しましょう。

どんな栄養が足りないかを自分なりに理解して使う

サプリメントを利用するときは、自分に不足している栄養素、必要な栄養素はなにかということを理解して利用しましょう。

なんとなく疲労感があるときにはビタミンB群やCを含むものをとる、便秘がちのときには、整腸作用があるオリゴ糖や食物繊維を含むものをとる、などがその例です。

中高年の人は、若い人より摂取カロリーを抑えなければならないのに、ビタミン・ミネラルなどの栄養素は若い人と同じくらい必要です。この場合もサプリメントを使うと不足しがちな栄養素を手軽に補えます。

健康補助食品の頼りすぎには注意

栄養素のなかには、とりすぎると人体に悪影響を及ぼすものもあります。そのような栄養素には、1日にとってよい摂取量の上限(許容上限摂取量)が決められています。

ふつうの食事では上限を超えることはまずありませんが、健康補助食品はその手軽さからつい上限をオーバーすることがあります。

また、サプリメントの栄養素は体内での吸収率がよいので、表示の「1日の摂取量」「摂取方法」「注意事項」などを必ず守りましょう。

また、ふつうの食品には、ビタミンやミネラルなどの主要な栄養素だけでなく、さまざまな未知の微量の栄養素が含まれていて、体の働きなどを調節しています。しかしサプリメントには、このような微量の栄養素は含まれていませんから、サプリメントに頼っていると、健康に影響を及ぼす可能性もあります。

必要な栄養はできるだけ食事からとって、サプリメントは補助的に使うようにしましょう。

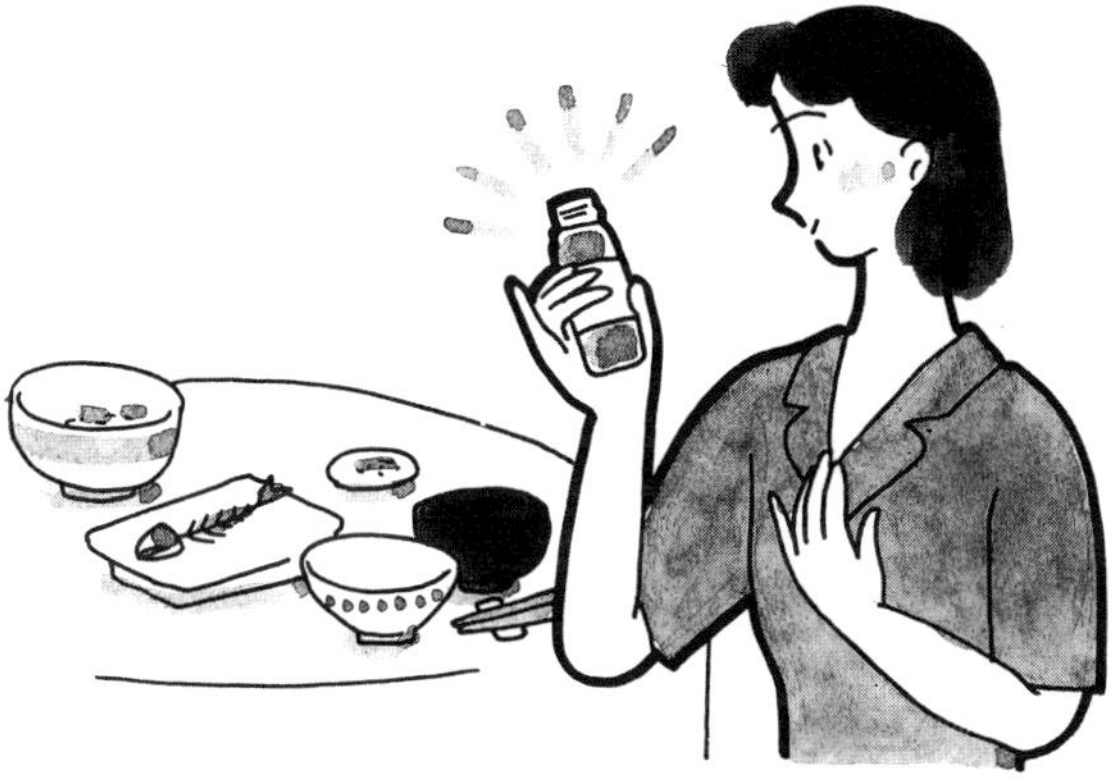

健康補助食品はふだんの食事を補う気持でとる。ビスケット状のバランス栄養食などに頼ると、脂溶性ビタミンやミネラルの過剰症のおそれもあるので、食事はきちんととる

コラム

健康補助食品の認可制度とは

健康補助食品が普及するにしたがい、さまざまなトラブルも起こるようになりました。そこで、(財)日本健康・栄養食品協会では、健康補助食品に規格基準を設定し、その規格に適合した食品に「JHFAマーク」の表示を許可しています。

その製品の安全性や衛生面、表示内容などが厳しく審査されているので、健康補助食品を安心して利用するためのひとつの目安になります。

コラム

お茶とハーブの香りでリラックス

お茶を飲むと、気持ちが落ち着いてきます。緑茶や紅茶などのツバキ科の植物に含まれるアミノ酸のテアニンは、ストレスによる心拍数や血圧の上昇を抑えて、リラックスを促す効果があることが報告されています。

ただ、お茶に含まれるカフェインは、眠る直前に飲むと、睡眠をさまたげることもあります。こんなときは、カフェインを含まないハーブのお茶がおすすめです。

ハーブはヨーロッパの中世では、薬として扱われていて、現在でも薬効が科学的に立証されているものがたくさんあります。神経の興奮を抑える、血圧を下げる、疲労を回復させる、頭痛を抑える、不眠を改善させるなど、ハーブにはいろいろな作用があります。

夜、おなかがすいて眠れないときなど、ハーブティーに牛乳を加えたり、赤ワインをごく少量たらして飲むと、摂取カロリーをあまり増やさないで空腹感が落ち着き、安眠効果が得られます。

心を落ち着かせて、ぐっすり眠れるハーブ

ハーブ名	効能
オレンジピール	リラックス効果、不眠改善
サフラワー	イライラの鎮静
セージ	鎮静作用
セントジョーンズワート	鎮静作用
タイム	神経性疲労改善
ハイビスカス	疲労回復
バジル	神経疲労、不眠の改善
ペパーミント	心身の疲労回復
ラベンダー	鎮静作用、自律神経失調症改善
レモンバーム	鎮静作用・不眠症改善
カモミール	鎮静作用

第7章

ストレスをなくして快適に過ごすために

●ストレスをなくして快適に過ごすために

仕事以外の生きがいを持っていますか

人間は、他の人とのかかわりの中で、自分の存在を絶えず確認しながら生きています。会社がどんなにおもしろくなくても、会社は自分の存在価値を見い出せる場所です。

しかし、もし会社の中で存在価値が見い出せなくなったらどうでしょうか。

存在価値の発揮できる場所を会社だけにとどめず、ほかにもそのような場所を作ることが大切です。娯楽、趣味、スポーツなどの場でも存在感は高まるものです。

まったく違った価値観を持つ仲間もできて、新しい自分を発見できるでしょう。

始めるときは他人の勧めより自分の意志で

趣味は、ある面では忘れられた自分を再発見するためのものです。

始めるときは「人に勧められて」するのではなく「これがやりたいからやる」と自分の意志で始めたいものです。自分の欲望や願望に素直になれる趣味を見つけることが大切です。

趣味にまでノルマを課すのは逆効果

自律神経失調傾向の人を見ていると、趣味にまで義務やノルマを課してしまって、かえってストレスをためてしまっている、というケースがよく見られます。

趣味の利点は、疲れていたり、気がすすまないときは、休んでも、だれにもとがめられないことです。無理をしないで、趣味とのよい「関係」を見つけてください。

趣味のよい点と注意点

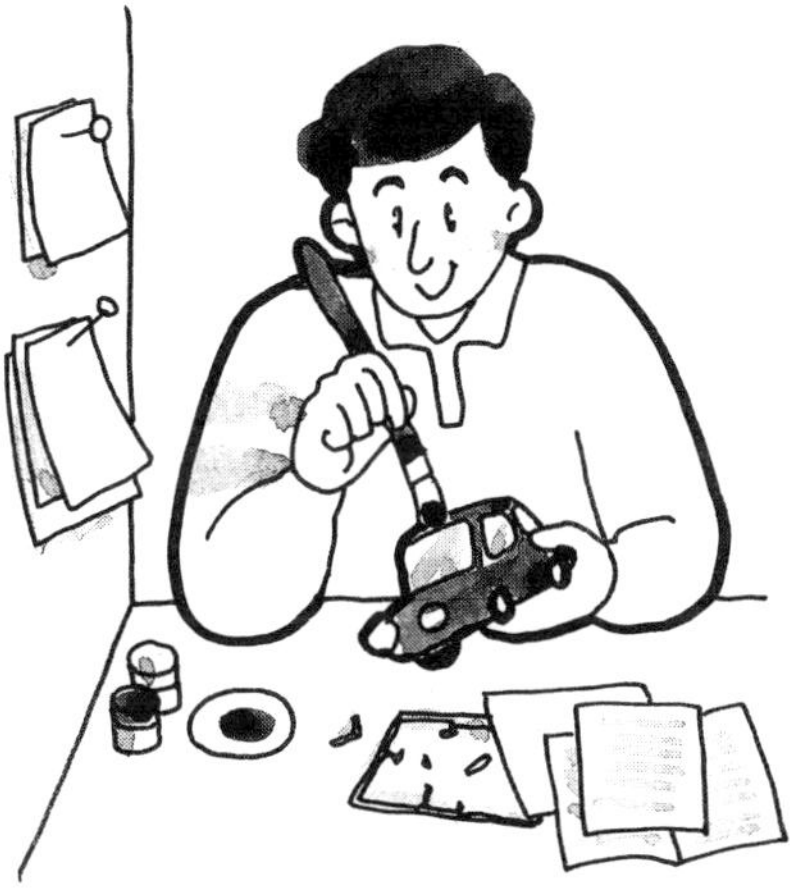

自分だけの時間と空間をもつことで、ストレスを忘れることができる

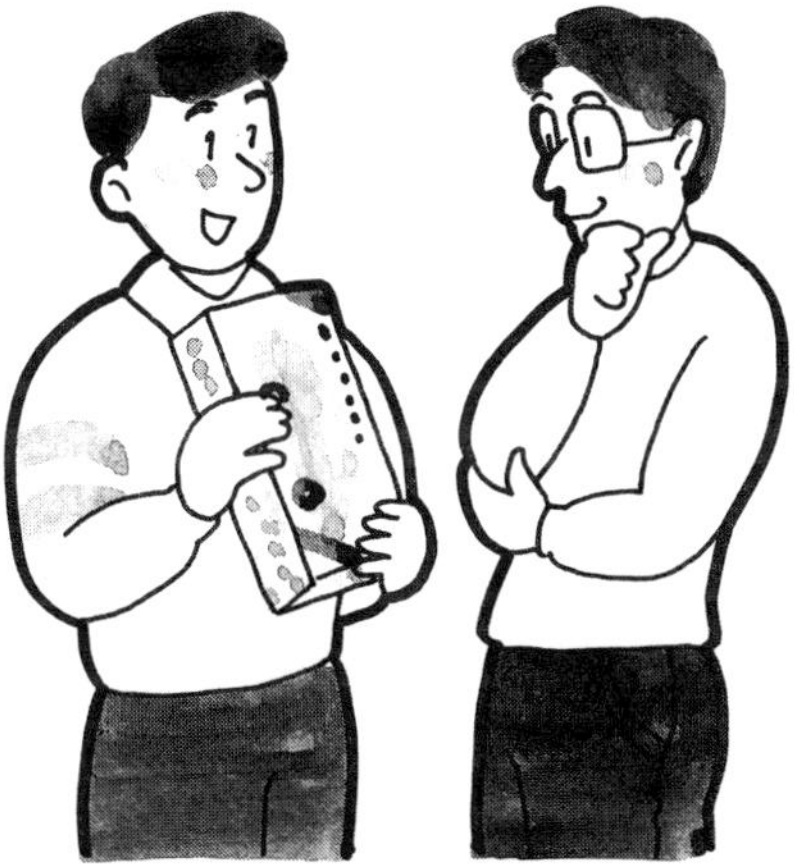

まったく違う価値観をもつ仲間ができる

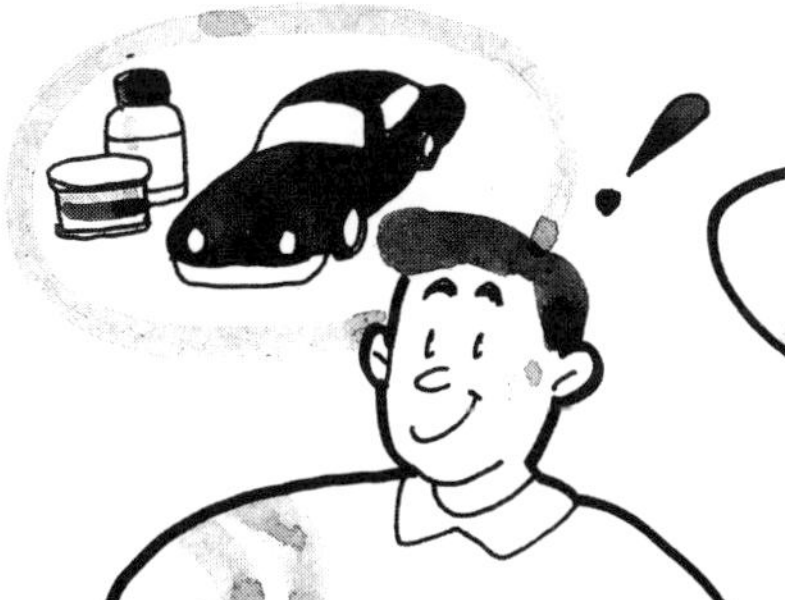

趣味を始めるときは「人に勧められてやる」のではなく、自分の意志で

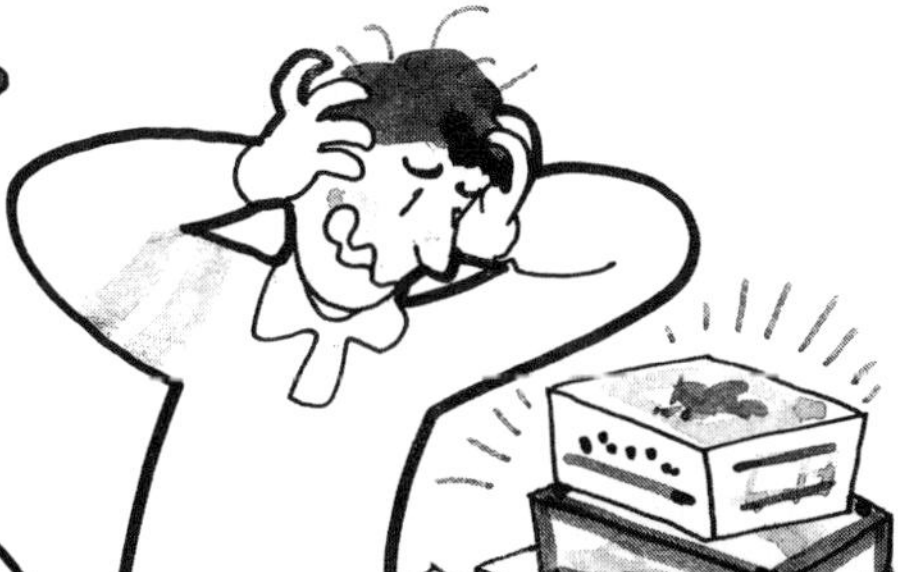

趣味にまで義務やノルマを課さないこと

趣味は問題解決のための有効な手段になる

どんなに「趣味をもつことがよい」と言っても、残された重要な問題を置き去りにしていれば、またその問題に悩まされることになります。

趣味はそれらから逃げるためのものではなく、行き詰まった心に風穴を開けて、問題解決に近づく手段だと考えられます。

未解決の問題に対しては、第4章で取り上げたカウンセリングや交流分析療法を使って、解決のための〝気づき〟を深めてください。

趣味とのよいつき合いは、日々の生活に充実感をもたらし、明日へのエネルギーを養います。自分だけの時間と空間をもっている人は、ストレスに強いという傾向もあります。趣味をもつことも、ストレスに強くなるための手段と言えるでしょう。

よい信仰は心の拠りどころになる

なかなか治らない病気をかかえている患者さんの中には、宗教に頼る人もいます。確かに信仰することで心の安らぎを得て、快方に向かうケースもあります。また、宗教は会社と違って、信じる人を見放すようなことはありません。

ただ、信仰に頼るあまり、適切な治療を受けずに手遅れになってしまう、ということもあります。

自律神経失調傾向の人は、日常生活にこだわりや、とらわれが強いこともあって、信仰に対しても、独りよがりの解釈をしてしまうことが多いようです。本来自分の精神を解き放つべきはずの信仰によって、かえって束縛されてしまう、ということにもなりかねません。

信仰を通してより自由な人生が開ければ、すばらしいことだと思います。

コラム

茶道は武士のリラクゼーション法？

今では茶道人口の大部分を女性が占めていますが、茶道を女性が多くたしなむようになったのは明治以降のこと。それ以前の数百年は、僧侶や武士、上流町人など、おもに男性がたしなんでいたのです。

安土・桃山時代には武将たちがこぞって茶をたしなみ、戦にも茶道具を携えて行きました。戦乱に明け暮れる武将たちにとって、心を癒すために茶道は重要だったのかもしれません。

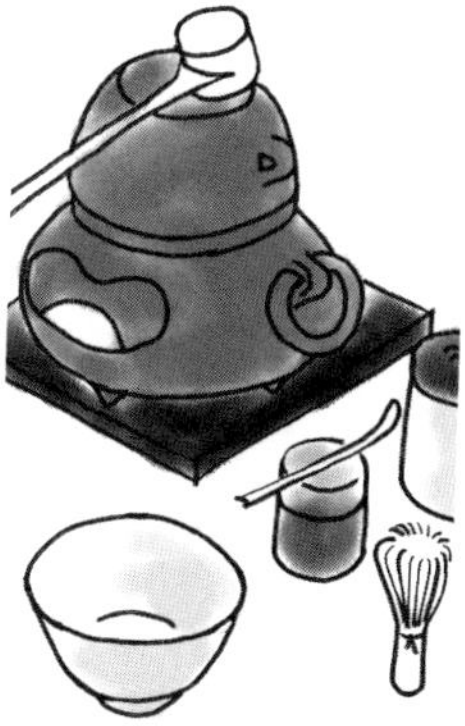

また、ほの暗い小部屋で、帯刀も許されなかった茶室は、暗殺と背中合わせの武将たちにとってリラックスできる場所だったのかもしれません。さらに、抹茶に含まれるアミノ酸のテアニンは、リラックスしているときや深い瞑想状態のときに出るα波という脳波を出すことでも知られています。

さらに、信長、秀吉、家康などの天下人や近代以降の財界人のように、飽くなき権力欲求を持ち、絶えず人と競争しているような人は、「タイプA」といわれ、心臓疾患にかかりやすいといわれています。茶道の「和」の教えは、タイプAの人の闘争心を和らげて、心を鎮める働きもします。

現代は、多くの女性が男性以上に社会の中で活躍していますが、それだけにストレスも多いもの。リラクゼーションという視点で、茶道を見直してみるのもよいのではないでしょうか。

●ストレスをなくして快適に過ごすために

ここちよい運動が心身のリラックスを促す

汗を流すと、体の出すシグナルがキャッチできる

適度の運動は、体を健康にし、ストレスの解消にもなります。

自律神経失調症の患者さんは、疲れや苦痛などの体の感覚をなくす「失体感症」に陥っているケースが多いものです。

そのような患者さんが、スポーツで筋肉の痛みを感じたり、汗をかいたりすることは、疲れや苦痛、快感など、体が出すシグナルを的確にキャッチするための訓練にもなります。

ゴルフ、水泳、ウォーキング、ジョギングなど、スポーツの種類は問いません。

〝やってみたい〟と思うものを少しずつ始めてみましょう。

運動に縁の薄い人は「ダンス療法」で心身ともに快適に

ふだんスポーツに縁のない人から、「どんな運動をしたらよいでしょう」という質問を受けます。そんな患者さんに対して、私は「ダンスをしてみては」と提案することがあります。

心身症の治療に、「ダンス療法」を行っている医師もいて、かなり効果があるようです。

ダンスには、次のような長所があります。

① リズムに乗って楽しく運動できる。
② 運動量が適当で、ふだん運動をしない人にも無理がない。
③ 異性と手をつないだり、ドレスアップして踊るため、気持ちがはなやぐ。
④ 適当な緊張感もあり、生活にめりはりがで

てくる。

⑤　サークルやカルチャースクールなど、教室が多く、経済的にも選択の幅が広い。

上手になるにつれて呼吸も楽になり、ふだんの体の動きも軽快になってきます。

体をいじめることが運動ではない

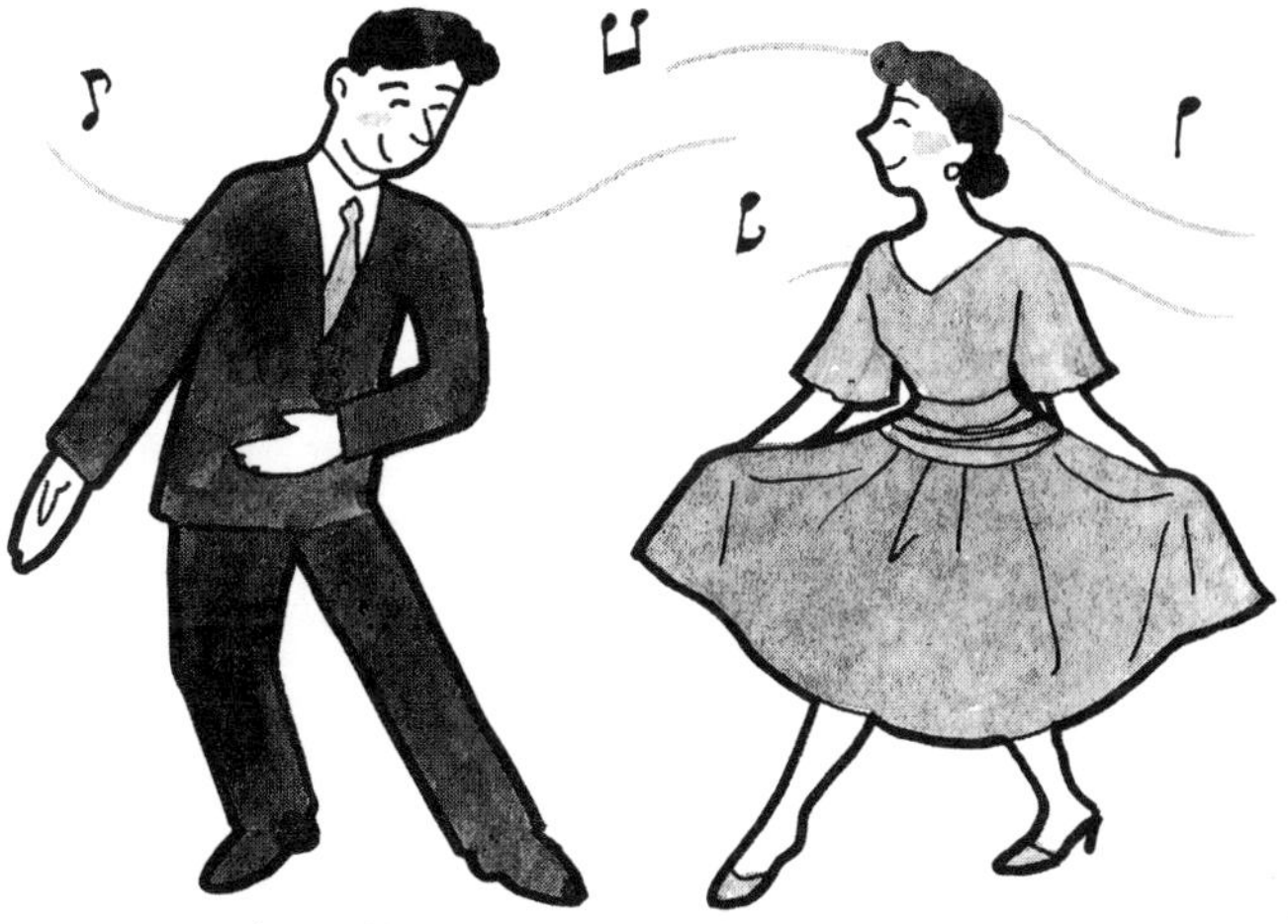

楽しく華やかなダンスで、運動不足も解消！

体によい運動の量は「ここちよい」と感じる程度

どんなに体によいからといっても、やりすぎは禁物です。超過密スケジュールで睡眠時間もろくにとれない人が、早朝にジョギングなどをしていると、体を悪くする原因になります。

運動はたくさんやればいいというものではなく、「週に2～3回程度の運動が健康にはよい」というデータもあります。

運動に限らず、自分の行動に〝無理〟や〝偏り〟がないか、に注意することが大切です。力一杯やるべきことと、少しは力を抜いてもよいこととを見極めて、自分の能力を上手に引き出すようにしましょう。運動は疲れを残さず、次の日の活力がわいてくる程度がよいのです。

●ストレスをなくして快適に過ごすために

愛情指圧・マッサージで心と体のこりをほぐす

肩こりや腰痛で悩んでいる人の多くは、心療内科を受診する以前に、必ずといっていいほど鍼《しん》灸《きゅう》、指圧、マッサージなどの治療院に通った経験をもっています。

快楽物質「β-エンドルフィン」が、ここちよさの秘密

鍼灸や指圧、マッサージを、ここちよいと感じるのはなぜでしょうか。

それは、鍼灸、指圧、マッサージの刺激によって、脳から快感を起こさせる麻薬様物質の「β-エンドルフィン」というホルモンが関係していると言われます。β-エンドルフィンは、お産やリハビリテーションの訓練中にも分泌されます。お産の激しい痛みに耐えられるのは、このホルモンが重要な役目を果たすからです。

β-エンドルフィンは、お産のように、未来に希望のあるときや、喜んで何かをやろうとするとき、積極的にそれを受け入れようとするときに分泌され、痛みを緩和させて快適感や快楽感を高めます。

いちばん効果的なのは家庭での愛情指圧とマッサージ

指圧やマッサージなどは、家族にしてもらっても、効果は十分にあるものです。妻（夫）や子どもだと、思いどおりに手が届きますし、家族とのスキンシップの効果もあります。

マッサージ中の、何げない会話も心をほぐします。

「私の夫（妻）はそんなこと、してくれません」とあきらめないで、初めは自分からしてあ

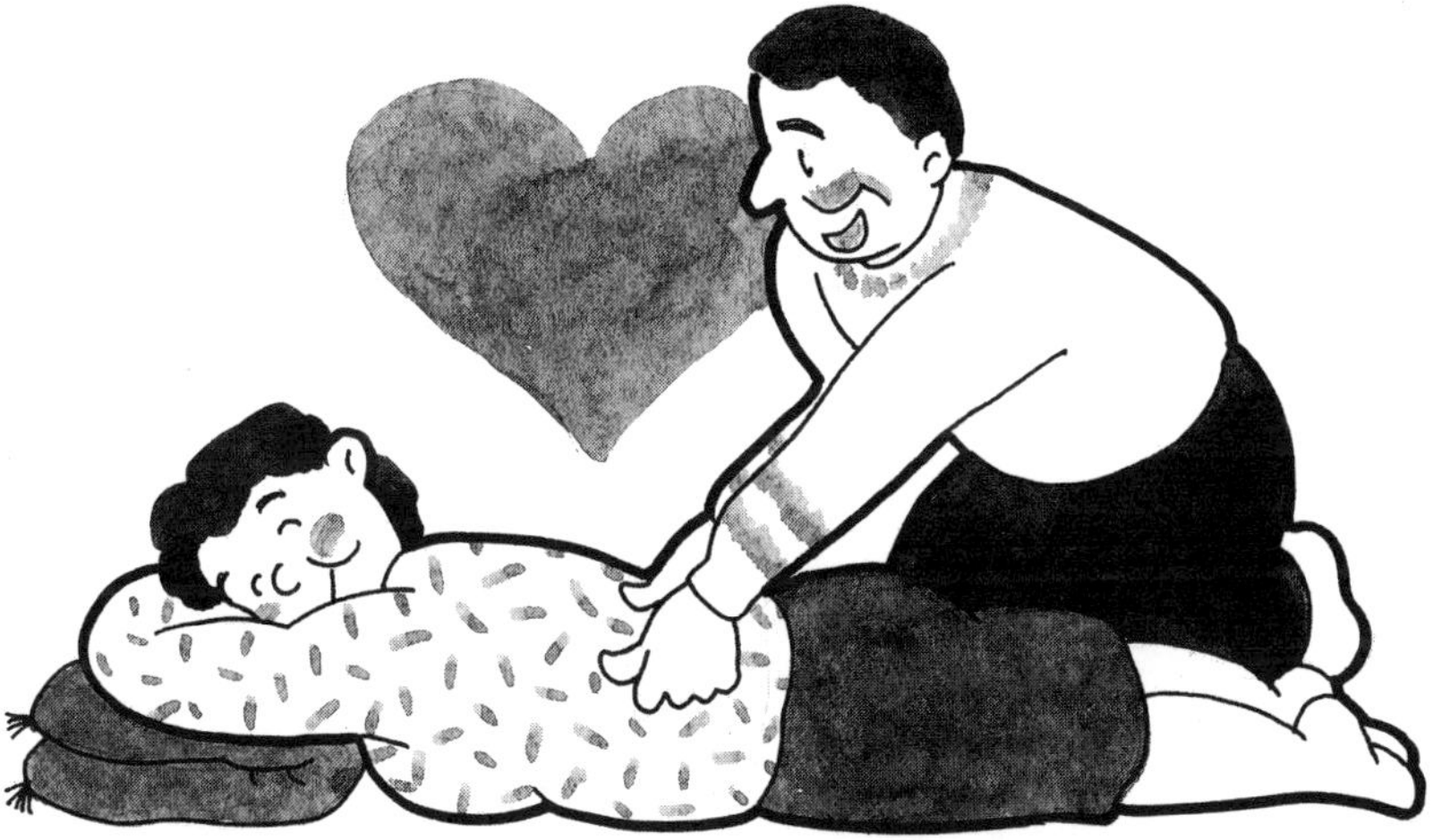

愛情指圧 & マッサージは、楽しい会話で“心のこり”もほぐしてくれる

げて、次に「私にもお願い」と水を向けてみましょう。手の感触を通して、気持ちよさと同時に、ふだんとは違ったコミュニケーションも生まれます。

「手当て」という言葉は、体の痛む部分に手を当てることからできた、と言われます。家族の手の温かみが、心と体の傷をやさしくいやしてくれるでしょう。

健康保険が適用される場合もある

免許がないと施術できない鍼《はり》はともかく、灸《きゅう》も素人ではやけどを作りやすいので、鍼灸に関しては、素人療法はお勧めできません。

病院での治療の対症療法や補助療法として、鍼灸、指圧、マッサージを受けるのが効果的と医師が判断した場合は、医師の証明書があれば、病院指定の治療院で行う施術に健康保険が適用されます。

家庭でできる指圧のコツ

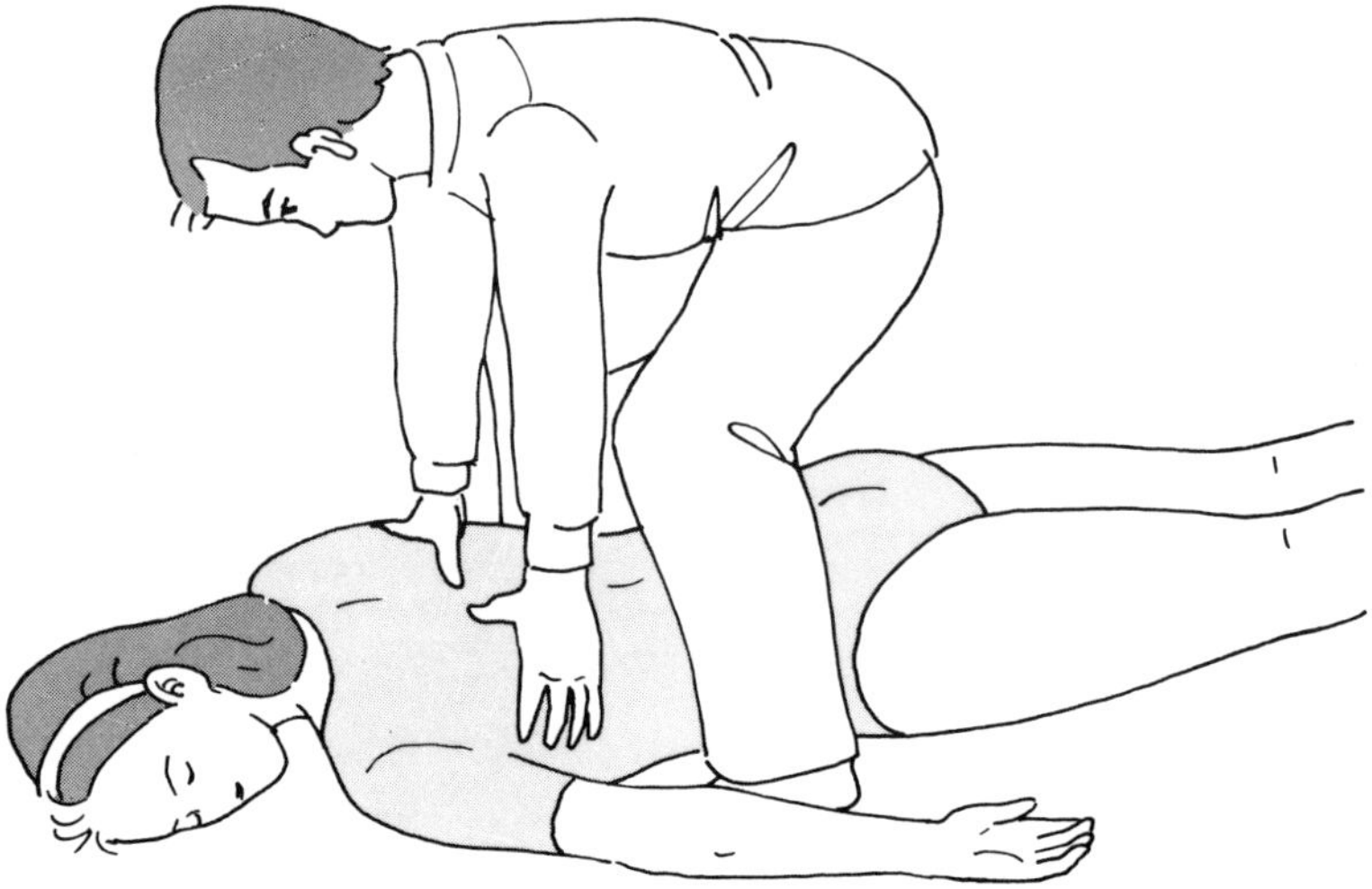

ひじをまっすぐ伸ばして体重をかける。同じ方向に頭を向ける

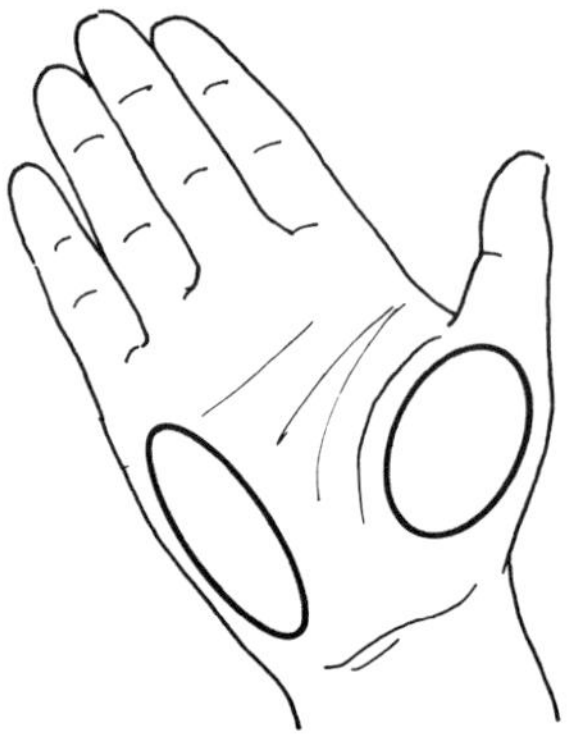

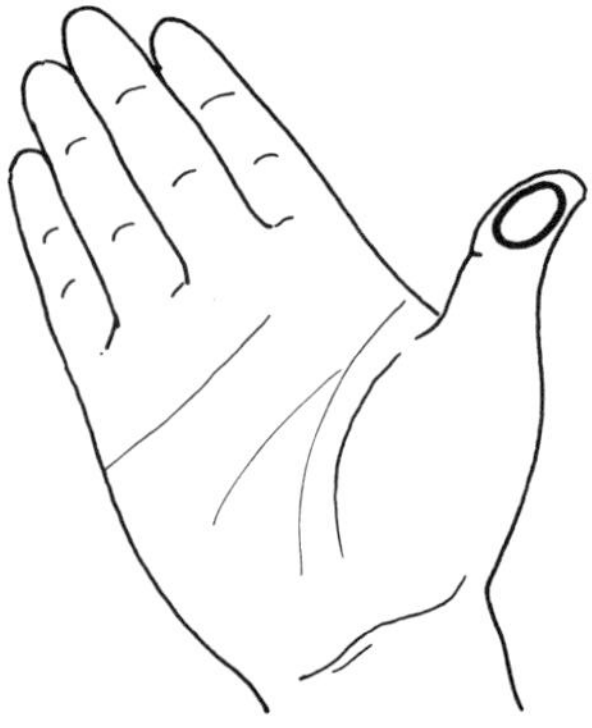

●掌圧法（手のひらで指圧する方法）
腹部などの広い部分に用いる。親指のつけ根を中心に押す母指球掌圧と、小指のつけ根を中心に押す小指球掌圧がある

●母指圧（親指で指圧する方法）
最もよく使われる方法で、指の指紋部でツボを押さえ、そこに全体重をかける。指の先や関節で押さないようにする

効果的なツボと指圧のコツ

ツボは、精神的ストレスによって反応が出やすいところ

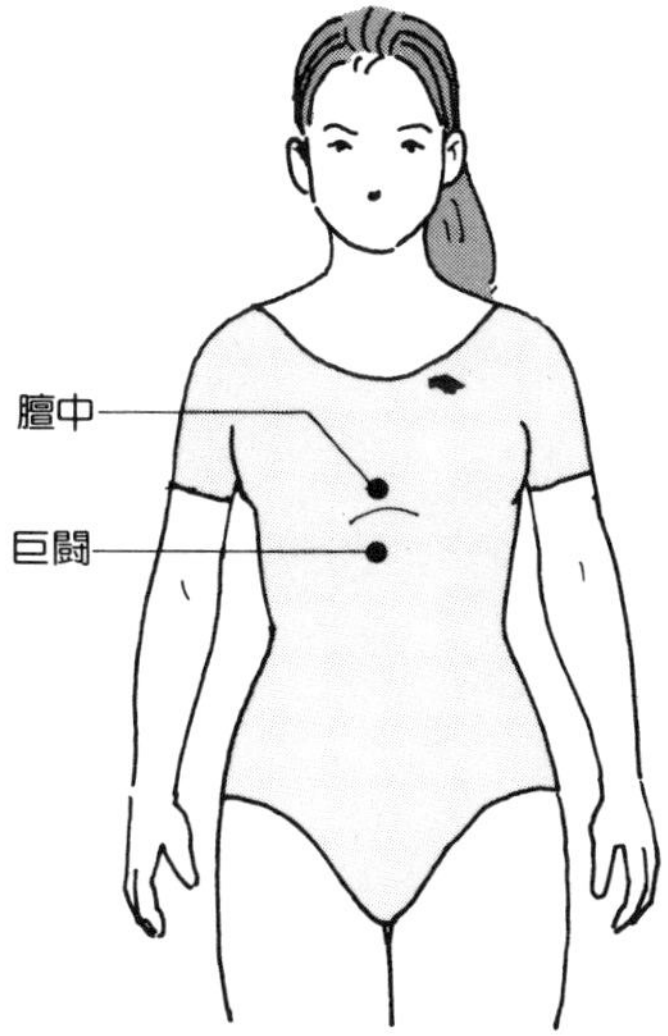

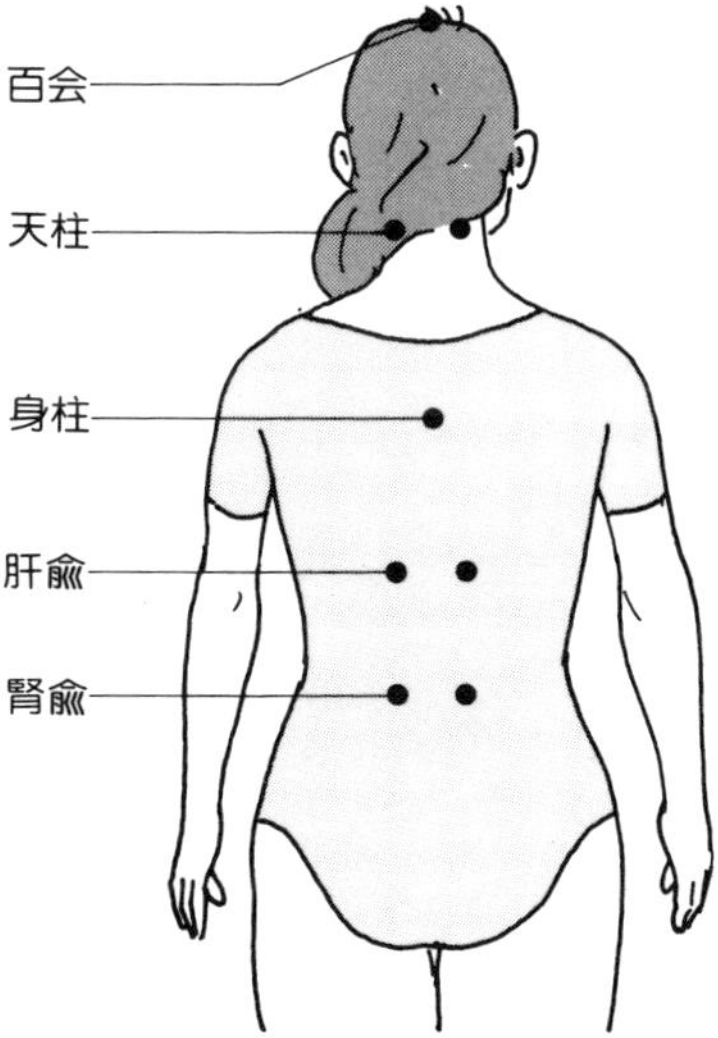

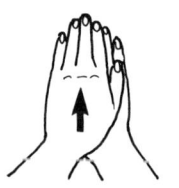

背中は、右手の甲に左手を重ねて押す

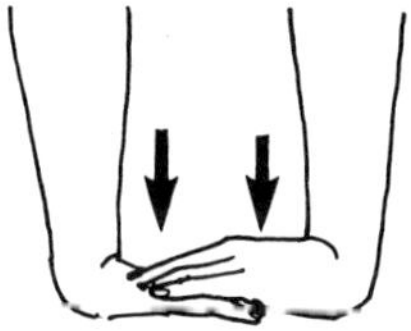

脊柱部は、両手を向かい合わせるように重ね、手首のあたりで同時に押す

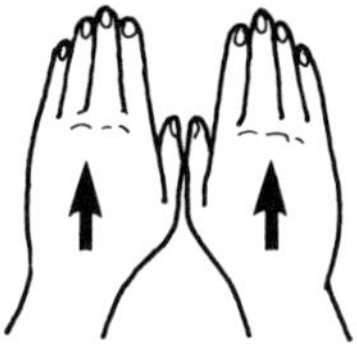

腹部は、左右の親指の外側をつけ、手のひらを並べて、全体で同時に押す

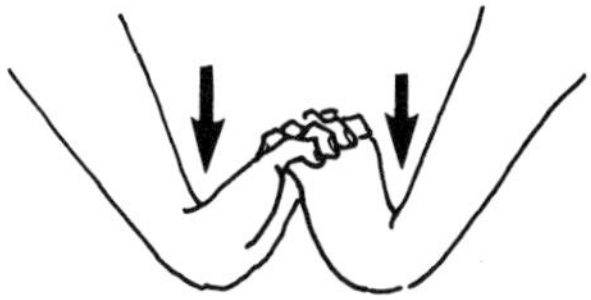

腎臓部は、両手の指をぴったり組み、手首のあたりで押すとよい

●ストレスをなくして快適に過ごすために

心身のリズムを調える呼吸法

古くから不安、恐怖、緊張の強いときには「息をのむ」「息を殺す」「息をつめる」などと表現されているように、呼吸と感情の動きとの間には密接な関係があります。

「呼吸」は、自律神経の働きと密接なかかわりがある

恐れや怒りの感情に支配されると、交感神経の緊張が過剰になり、全身の筋肉は収縮して、呼吸も荒くなります。

たとえば、10代の女性に多い〝過換気症候群〟は、思春期特有の不安定な精神状態に、不安や恐怖の感情が加わって交感神経の緊張が高まり、呼吸困難を起こす病気です。

一方、喜びや安心感に浸っているときや眠っているときは、副交感神経の働きによって全身の緊張もほぐれ、呼吸はゆったりと、穏やかになります。

このように、心と体と呼吸は、つねに密接にかかわり、一体となって変化するのです。

東洋で古くから行われていた呼吸法で心身を調える方法

ヨガや気功など、東洋で広まっている健康法には、「調身、調息、調心」（体を調え、呼吸を調えることによって、心を調えること）という3つの原則があります。

呼吸を調えることが、心身をコントロールするためにいかに重要であるかを、この原則は如実に示しています。

その「東洋の知恵」とも言える呼吸法を、紹介しましょう。

心身を調える2つの呼吸法

●気功の呼吸法

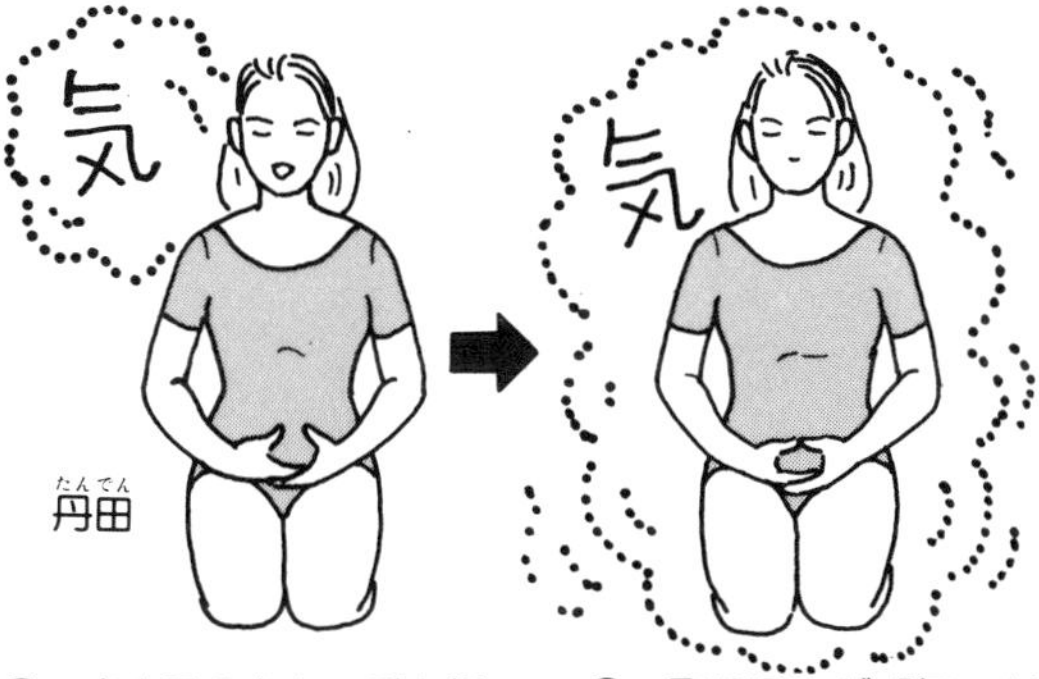

① 息を吸うとき、手を軽く開いてへそから直接「気」を取り込んでいるイメージで

② 取り込んだ「気」を逃がさないように、手を軽く閉じて息を吐く

取り込んだ「気」が全身に満ちているのをイメージして、リラックスする

●丹田式呼吸法

「三呼一吸」12回、「緩息」3回で1セッション。まず5セッション(約5分)から始め、慣れてきたら10セッション以上行う。初心者は、「緩息」だけを数多く行うのも効果がある

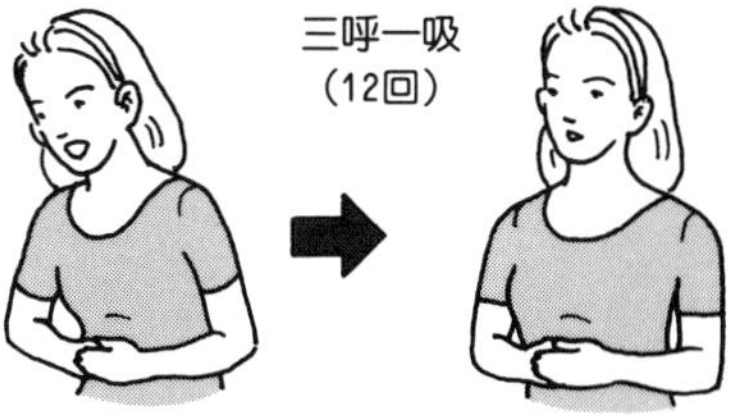

① みぞおち下のくびれを深くして、前に体を傾けて、「ハッ・ハアッ・ハァーッ」と3回息を吐く

② 上体をもとに戻すと自然に息が入る

緩息《かんそく》(3回)

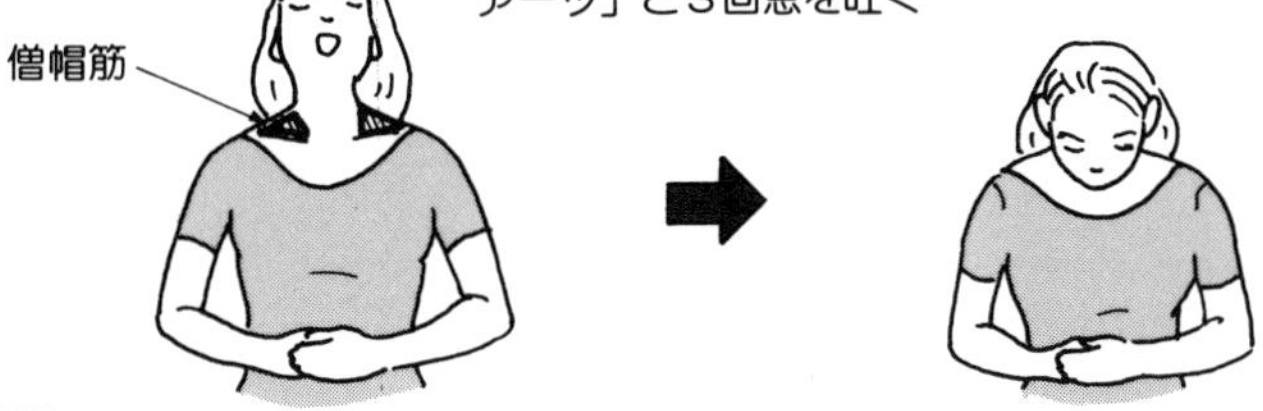

① 僧帽筋《そうぼうきん》を上に向け、背骨をしっかり伸ばして息を吸う

② 息を吐くときは、全身の筋肉をゆるめる気持ちでリラックス

●ストレスをなくして快適に過ごすために

ヨガで心身を一体化して自然のリズムを体得する

宇宙の生命を取り込むヨガの呼吸法

ヨガの根本には、自分自身を自然の流れの1つと見て、自然な自分であろうとする思想があります。

ヨガの呼吸には、「宇宙の生命を取り込む」という意味があり、100種類近い呼吸法があります。また、吐く息と吸う息の終わりに必ず保息（息を止めること）を入れることが決められています。

ヨガはストレスへの適応力を高める

ヨガは、自分の内面にストレスの原因を見つけ、自分の意識・無意識に働きかけて、自然な感じ方や行動ができる自分を育てていきます。

つまり、ヨガの目的は、自分の心も体も自然の一部であることを実感し、心身ともに深くリラックスすることです。

ヨガ療法を行っている病院もあり、次のようなプログラムで心身症・神経症などの治療に効果を上げています。

① 体位法（20分）ハタ・ヨガの体位を行う（次ページ）

② 呼吸法（10分）次の3つの呼吸法を行う。

・完全呼吸法……一種の腹式呼吸

・クムバカ呼吸法……左右の鼻孔を交互に使って呼吸する

・浄化呼吸法……吐く息と吸う息を速くリズミカルに交替させる

③ 瞑想（20分）

ストレスに強くなるヨガの代表的なポーズ

●コブラのポーズ

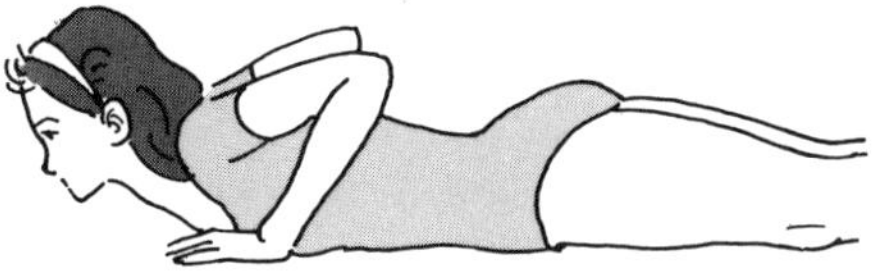

① あごを前に突き出して床に着け、手のひらを胸のわきの床に着けて、両脚をそろえる。鼻から大きく息を吸い、口から強く吐き出す

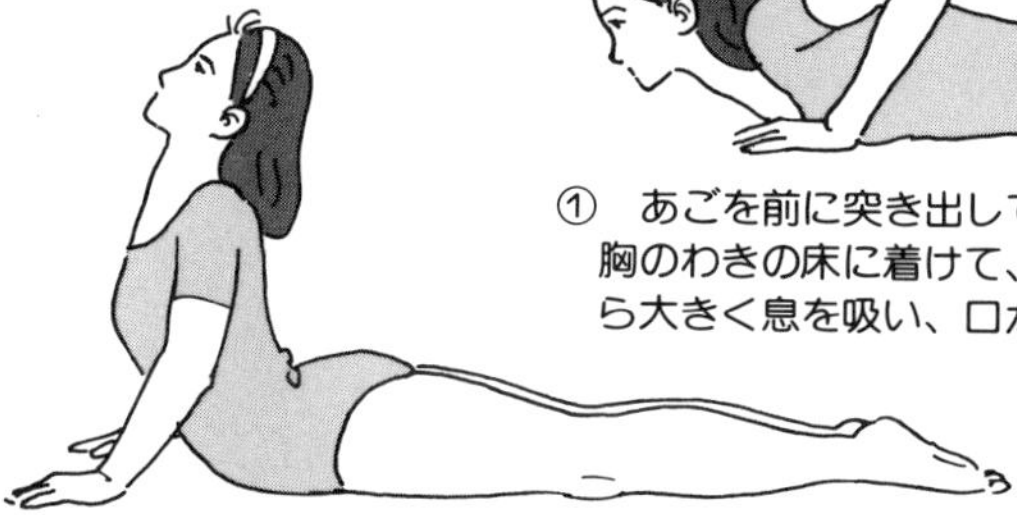

② ひじを体のわきにつけたまま、床を押すようにして半身を持ち上げる。へそは床から離さない

●背骨をねじるポーズ

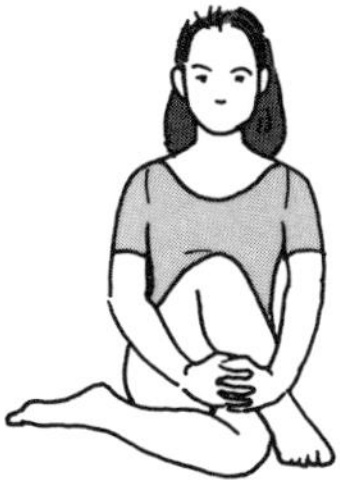

① 図のように脚を組み、正面を向いて背筋を伸ばし、鼻から大きく息を吸い、口から大きく吐く

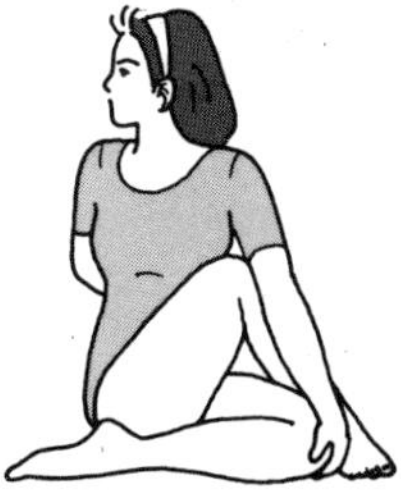

② 左手で左ひざをもち、右手は背中に回し、手の甲を背中につける。背骨を伸ばして上半身を右方向にゆっくりねじる

●死人のポーズ

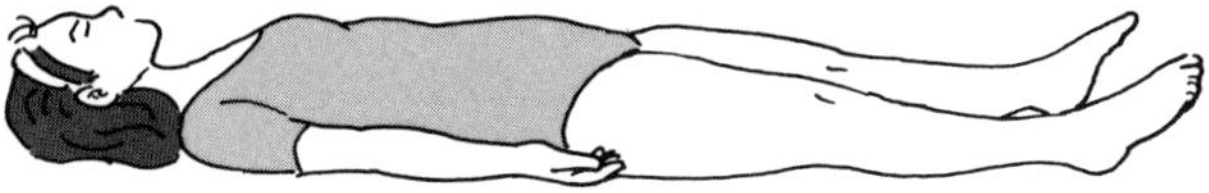

① 体をまっすぐにして寝て、鼻から大きく息を吸い、口から強く吐く
② 目を閉じ、両手両脚を少し開き、体中の力を抜くことに意識を集中する。呼吸はゆっくりと深く、自然な腹式呼吸で

●ストレスをなくして快適に過ごすために

坐禅で心も体もすっきりと

坐禅の心身への効果

坐禅は、姿勢を正しておだやかな時間の中で身体感覚を調え（調身）、ゆっくりと呼吸を調え（調息）、さらに身体や呼吸に意識を集中させることによって、心を平静へと調えます（調心）。ストレスの多い現代人の生活に、ぜひ取り入れてほしいものです。

坐禅の心身へのリラックス効果は医療の場でも注目され、坐禅を森田療法などの心理療法と組み合わせて治療に役立てている医師もいます。

坐禅中には、交感神経の興奮が抑えられて副交感神経がほどよく働き、リラックスモードになります。自律神経が安定するに伴って、血圧や脈拍数が安定したり、消化器の働きがよくなったりします。

実際に坐禅中の人の脳波を測定すると、坐禅に熟練した人は、リラックスしているときや睡眠中に見られるα波が坐禅中に現れることがわかっています。

アメリカのエモリー大学での研究では、禅修行を3年以上行った人は、文字を読んで反応してから脳活動が鎮まるまでの時間が短いことがわかり、坐禅によって心の動き（雑念）を制御する能力が高まる可能性が考えられています。

まずは楽な気持で、近所の禅寺の坐禅会に参加してみましょう。初心者は足の組み方や呼吸法の指導もしてもらえます。

図のような坐禅のほかに、椅子に座って行う「椅子禅」、立って行う「立禅」などもあります。

坐禅のポイント

1回に20分くらいの長さから始める

最も大切なのは呼吸。おへその下を意識してゆっくりと息を吐き、体の中の空気を出しきったら、息を吸う。吐くとき「ひとー」吸うとき「つ」と数え、「ひとーつ」「ふたーつ」……「とおー」まで数えたら、また「ひとーつ」と繰り返す

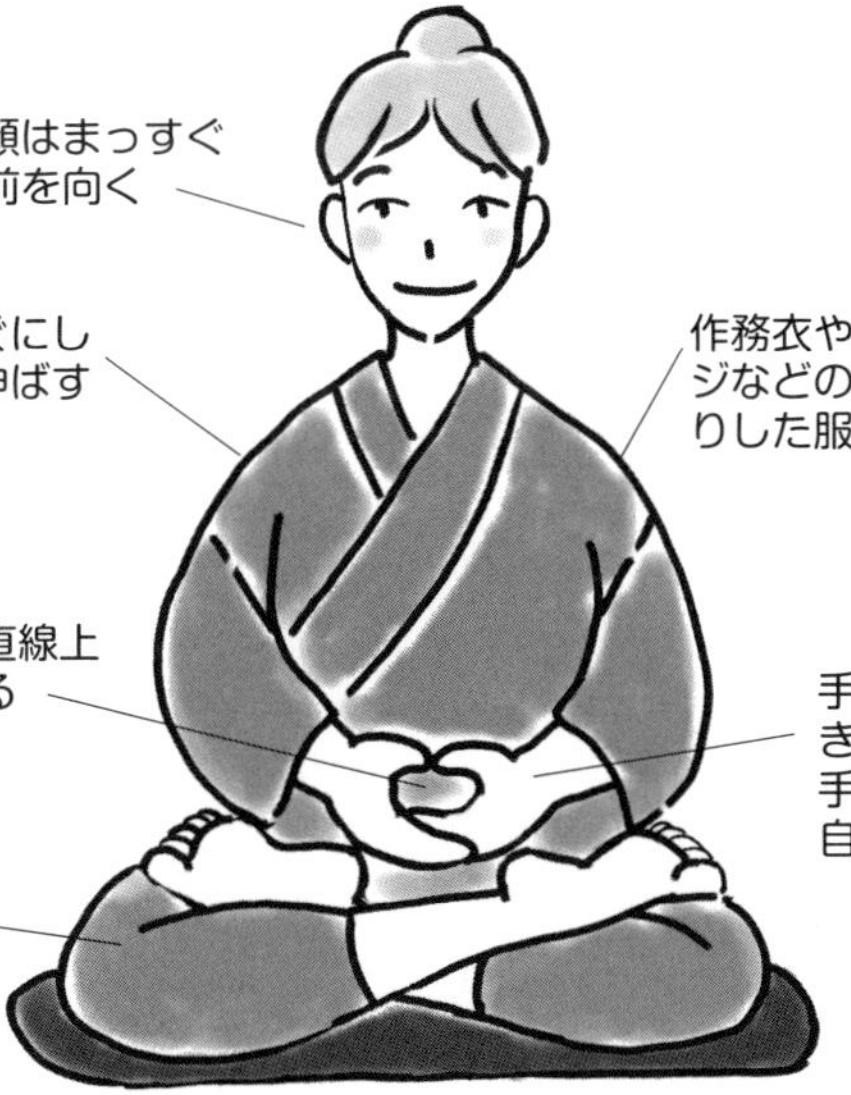

顔はまっすぐ前を向く
体をまっすぐにして、背筋を伸ばす
作務衣やジャージなどのゆったりした服装
鼻とおへそが一直線上にくるようにする
手はへその上に置き、右手の上に左手をのせて親指を自然に合わせる
左足を左ふとももにのせ、左足を右のももにのせる（結跏趺坐）。できないときは、片足だけ（半跏趺坐）でかまわない

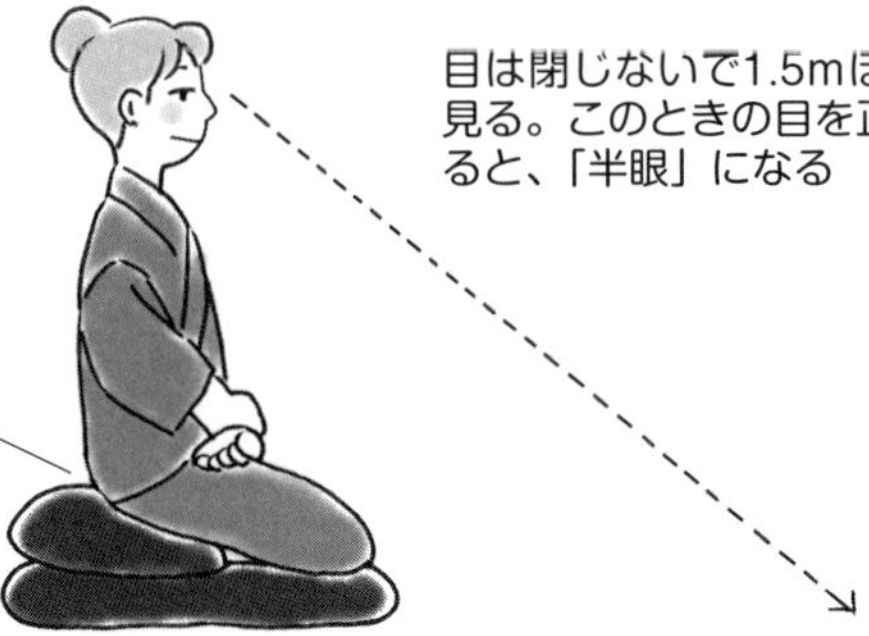

目は閉じないで1.5mほど前方を見る。このときの目を正面から見ると、「半眼」になる
座蒲（または座布団を2つ折にしたもの）にお尻をのせて、両ひざとお尻の3点で体重を支える

●ストレスをなくして快適に過ごすために

音楽にのってリラクゼーションを

音楽は、感性を呼び起こし、心を豊かにするものです。同時に、感動を表す手段でもあります。音楽を聞くことで人間の精神は安らぎ、ストレス状態から解放されます。

音楽療法は、呪術師が治療の際に歌ったり踊ったりしたことが起源だと言われ、古代ローマやルネッサンスの時代には、すでに精神病の治療に使われていました。

現在の音楽療法は、心の治療だけでなく、歯科治療や外科手術のBGMとしても使われるようになっています。

好きな曲を、気分に合わせて

リラックスを得るためには、自分の好きな曲を選ぶことです。ワルツのような明朗な曲では明るさが、悲壮な曲では悲しみが強くなります。自分の心の状態を判断して、気持ちが求める雰囲気の曲を選んでください。

気の合う友人と、好みの違う音楽に耳を傾けてみるのも楽しいものです。新しい気分を体験するきっかけにもなるでしょう。

なじみ深いメロディーは元気な気分にさせる

中年やお年寄りの中には、決まって昔の軍歌や童謡、演歌を懐かしそうに口ずさむ人がいます。それらの歌には、青春時代のほろ苦い思い出や栄光が詰まっているのでしょう。

落ち込んだ気持ちを鼓舞させたり、新しい意欲を喚起させたりするのに、それらのなじみ深いメロディーは役に立ちます。

リラックス効果を高める音楽療法

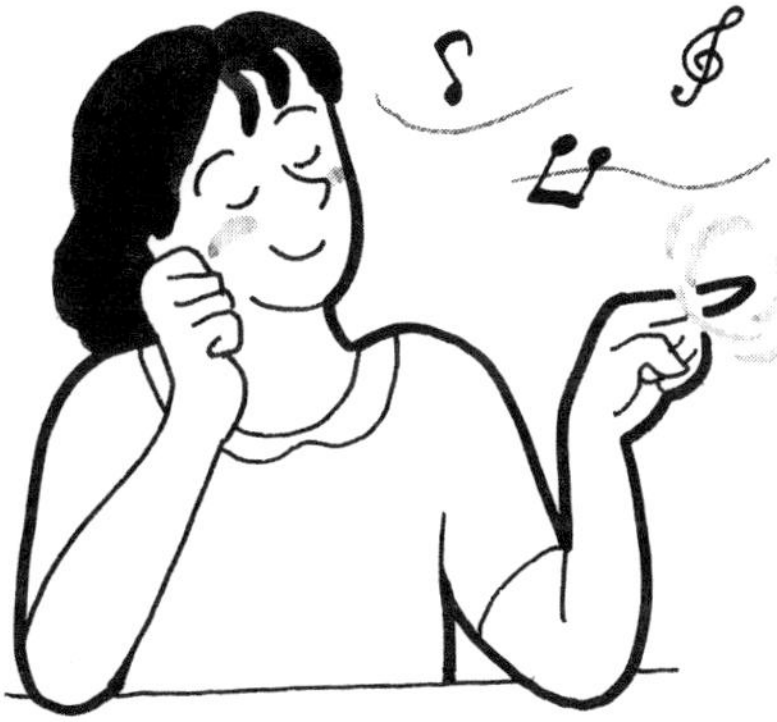

曲は、自分の好きなものを選ぶ。なじみの深い童謡、演歌などでもよい

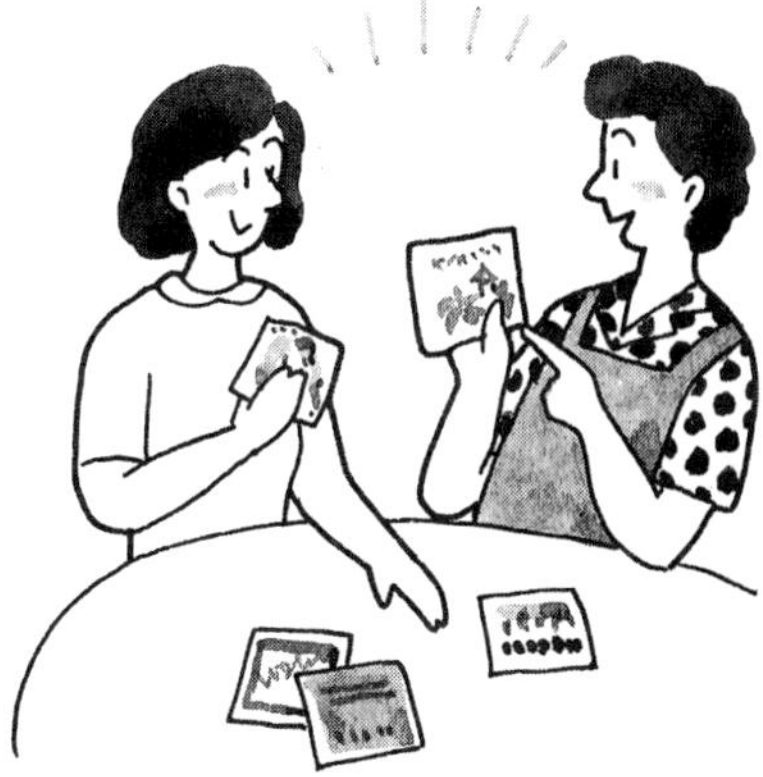

気の合う友達と、好みの違う音楽に耳を傾けてみるのもよい

音楽療法は、決してある特定の音楽を押しつけるのではなく、本人の気分がいちばん落ち着き、リラックスできる音楽を聞くことが最適だと言えるでしょう。

自律訓練法・筋弛緩法との併用で効果抜群

医師が、音楽療法と同時に、カウンセリングや自律訓練法を行うことがあります。家庭でも、自律訓練法や筋弛緩法をしながら音楽を聞くのは効果的です。

音楽療法には、音楽を「聞く」方法と、「歌う」方法との2つがあります。

おなかから声を出して歌を歌うと、全身が振動し、また腹式で呼吸をするため、血液の循環もよくなります。精神面では、カタルシス（解放現象）の効果があり、心身ともによい効果を得られます。好きな歌を情感豊かに、全身をふるわせるようにして歌ってみましょう。

●ストレスをなくして快適に過ごすために

香りのリラックス効果でストレスを解消する

森の中を散策していると、すがすがしい気分になり、活力もわいてきます。

これは、植物がフィトンチッドという芳香物質を出して空気をきれいにし、生体の組織を活性化するためだと言われています。

森林で、のんびり休養する時間もない現代人の〝息抜き〟の1つとして、近年注目されているのが、この香りのリラックス効果です。

香りが免疫力を高め、体のぐあいを調える

「香りによってかぜやガンにかかりにくくなる」と聞くと、驚く人も多いでしょう。

しかし、ラベンダーやテルペン系の香りには、白血球の働きを高めて、体を感染から守る免疫を作る効果がある、という報告もあります。

動物実験の結果、嗅脳《きゅうのう》を破壊すると体の防御機能が下がることもわかっています。

香りには、体調を調整する効果もあり、ショウブ湯で使われるショウブには、血圧を下げる効果が、樟脳《しょうのう》には強心作用があります。

ハーブやスパイスが消化液の分泌を促進させることは、よく知られています。

ストレス解消に役立つ香り

香りは、鼻の粘膜の嗅細胞で感知され、嗅脳に情報が伝えられて、情動や本能の中枢である大脳辺縁系を通って心や体に作用します。

ジャスミンの香りは脳を刺激して、頭をすっきりさせます。また、ラベンダーやすずらんなどの香りは、リラックス効果を高めます。

心身への香りの効果

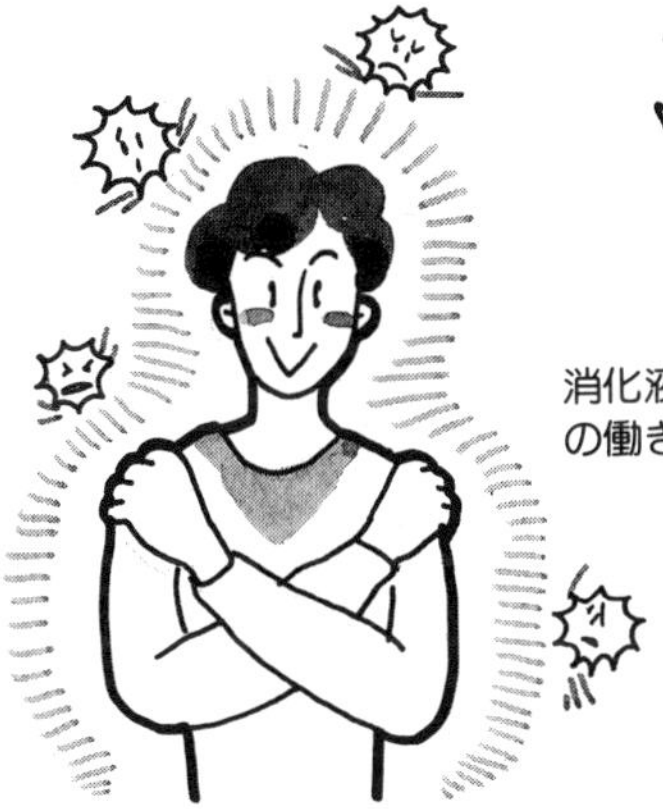

免疫の働きを高めて、体を感染から守る

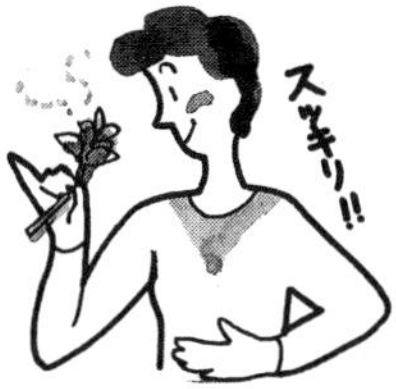

消化液の分泌、血圧や心臓の働きなどを調節する

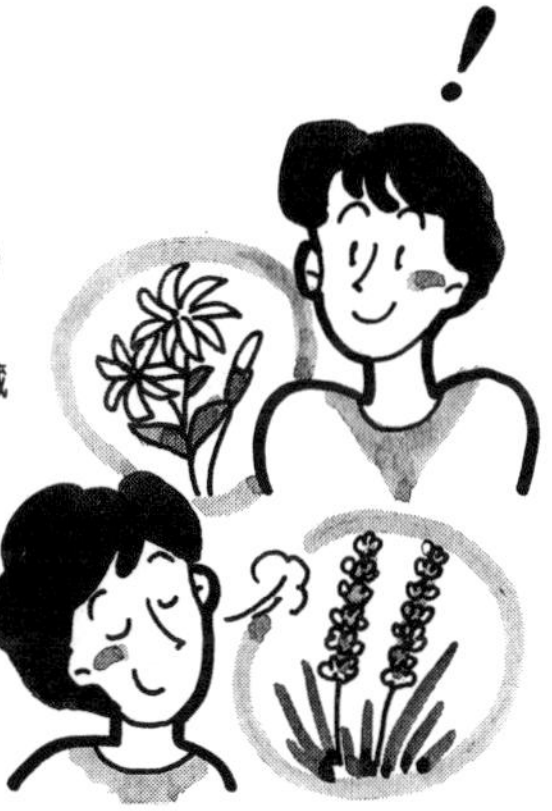

ジャスミンの香りは覚醒、ラベンダーは鎮静効果がある

香りの作業能率への影響を、ある建設会社がキーパンチャーのミス率で調べたところ、ふだんのミス率100に対して、ラベンダー系79・2、ジャスミン系66・8、レモン系45・8という結果になり、レモンの香りが最もミスの少ないことがわかりました。

生活の中に〝香り〟を取り入れよう

ストレス社会の中で、香りの心身への影響が注目されるに従って、オフィスやホテル、マンションにも香りが取り入れられています。

香りの効果を科学的に実証して治療に利用する、アロマテラピー（芳香療法）やアロマコロジー（芳香心理学）なども注目されています。

生活の中に上手に香りを取り入れて、リラックス効果を高めましょう。ただし、強すぎる香りは、リラックスどころか不快な気分しか生みませんから、注意が必要です。

●ストレスをなくして快適に過ごすために

大自然の中で自分の心と体を解き放つ

自由な時間と空間をもつ人はストレスにも強い

あなたの周りに、超人的と思えるほど仕事をしていても、またどんなに心理的に打撃を受けることがあっても、精力的に生活を続けている人がいると思います。そういう人たちが、ストレスに負けない秘訣は、たいていの場合、独りになれる空間・時間をもっていることです。

独りで山に登ったり、釣りをしたり、ハイキングをしたりして、自然と対話をする人もいれば、部屋にこもって自分の内面と対話をする人もいます。外に出るか、内にこもるかの手段にかかわりなく、そういう時間・空間は、自分を客観的に見る「もう1人の自分」を育てることにつながるのです。

自然との対話がリラックスを生む

山の頂上でふもとを見渡したときの、自然の偉大さに対する感動と、その中の自分の小ささの発見は、何とも言えないものです。「今までなんてつまらないことにクヨクヨしていたのだろう」「どうしてカッとなったり、イライラしたりしたのだろう」と、ふだんの煩雑な人間関係がうそのように忘れられます。

素直に自然のすばらしさに感動し、自然の中に溶け込んでいく感覚は、リラックスしているときに近いものです。

それは、ゆったりとした時間の中で、自分と外界との境界線もあいまいになったような、そして何か新しい生命が芽吹いてくるような感覚

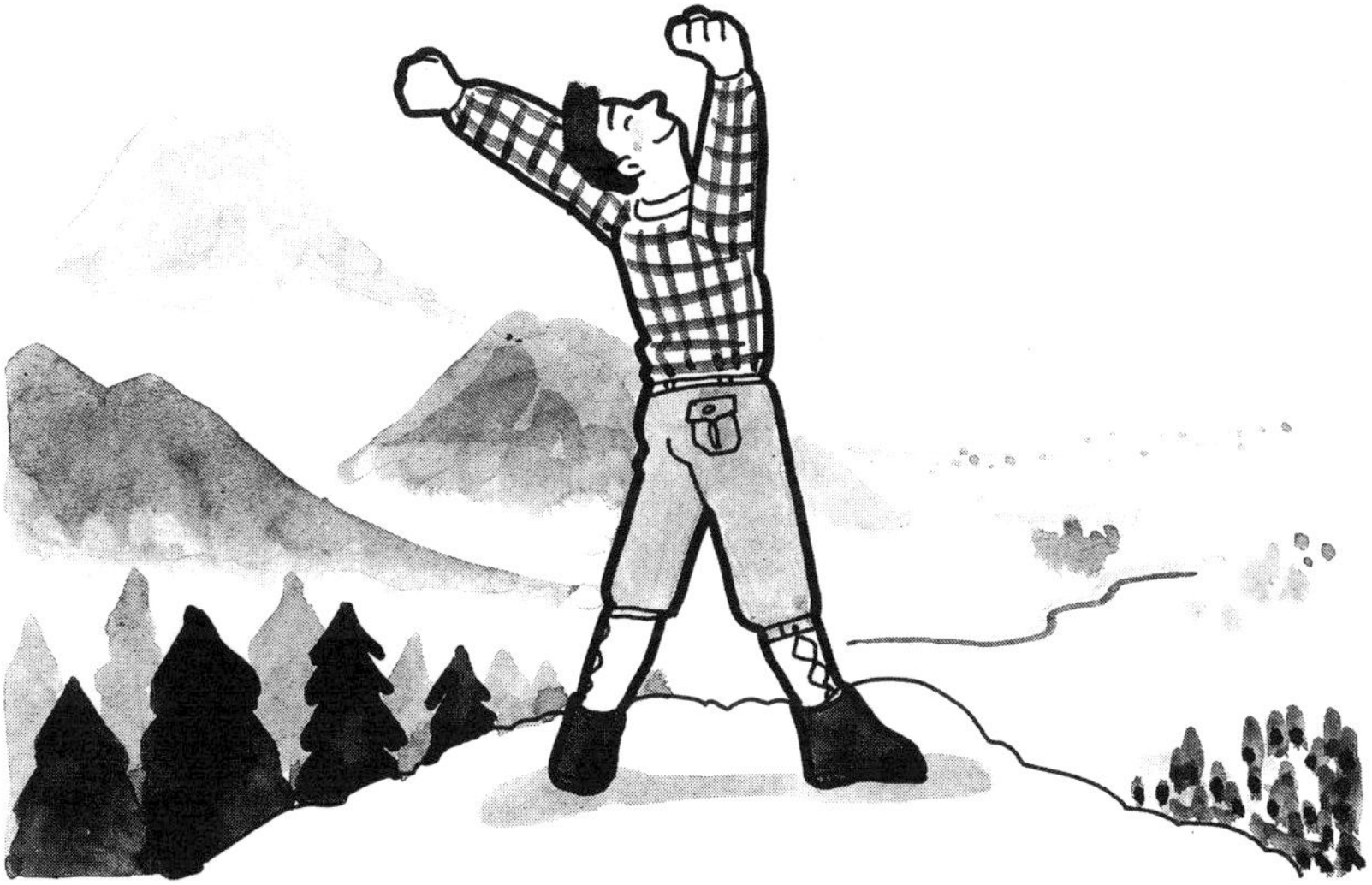

広大な自然と親しめば、小さな悩みは吹き飛ぶ

です。

広大な自然の中で生かされている自分を発見する

自然に感動し、溶け込むことは、「(宇宙の中で)生かされている自分を発見する」という東洋思想にもつながります。

自然に心身をゆだねることが、生きる意欲を高め、明日への活力を生みます。

第4章で紹介した心の治療法にも、この思想と共通するものがあります。たとえば自律訓練法(↓113ページ)は、「自分のホメオ(命)に気づく」ことで、リラックス効果を得ることが目的です。

また、交流分析(↓84ページ)にも、「3つの私」の自我状態の全体を見ている「私」がいる、という考え方があります。

広大な自然を、自分を写す鏡にして、現在と明日の自分を発見しましょう。

●ストレスをなくして快適に過ごすために

「笑い」はストレスに耐える力を強くする

明るく楽しい笑いは人生を豊かにします。交流分析の創始者のエリック・バーンは、「自由への道は笑いを通じて入手できる。そしてそれを学ぶまでは、人間は奴隷のままだろう」と書いています。

最近の研究では、笑いが心身ともに健康によい影響を及ぼし、病気の予防にも役立つということが、科学的にも実証されています。

笑うとストレスが緩和される

大阪府立健康科学センターでは、「健康落語道場」を定期的に行って、笑いとストレスホルモンの変化を調べています。

落語鑑賞の前後にストレスホルモンのコルチゾールとクロモグラニンA（ノルアドレナリンに近い物質）の唾液中の数値を調べました。すると、落語鑑賞後、半数以上の人はコルチゾールが減少し、4分の3近くの人はクロモグラニンAが減少し、多くの人が落語鑑賞によってストレスが和らいでいました。

特に男性よりも女性が、また普段からよく落語を聞いている人や、いつも声を出して笑っている人の方が顕著で、毎日の暮しの中でよく笑う人ほど笑いの効果が大きいということも、わかっています。

脳が活性化するとともに、リラックスも得られる

群馬県の中央群馬脳神経外科病院では、脳のリハビリを兼ねて月に一度「病院寄席」を開いています。理事長の中島英雄さんは脳疾患の患

者さんに協力してもらって、落語の鑑賞前後の脳の血流量を調べました。実験の結果、落語をおもしろいと感じてよく笑った64％の患者さんは血流量が増加し、笑わなかったりつまらないと感じた23％の患者さんの血流量は減少していました。

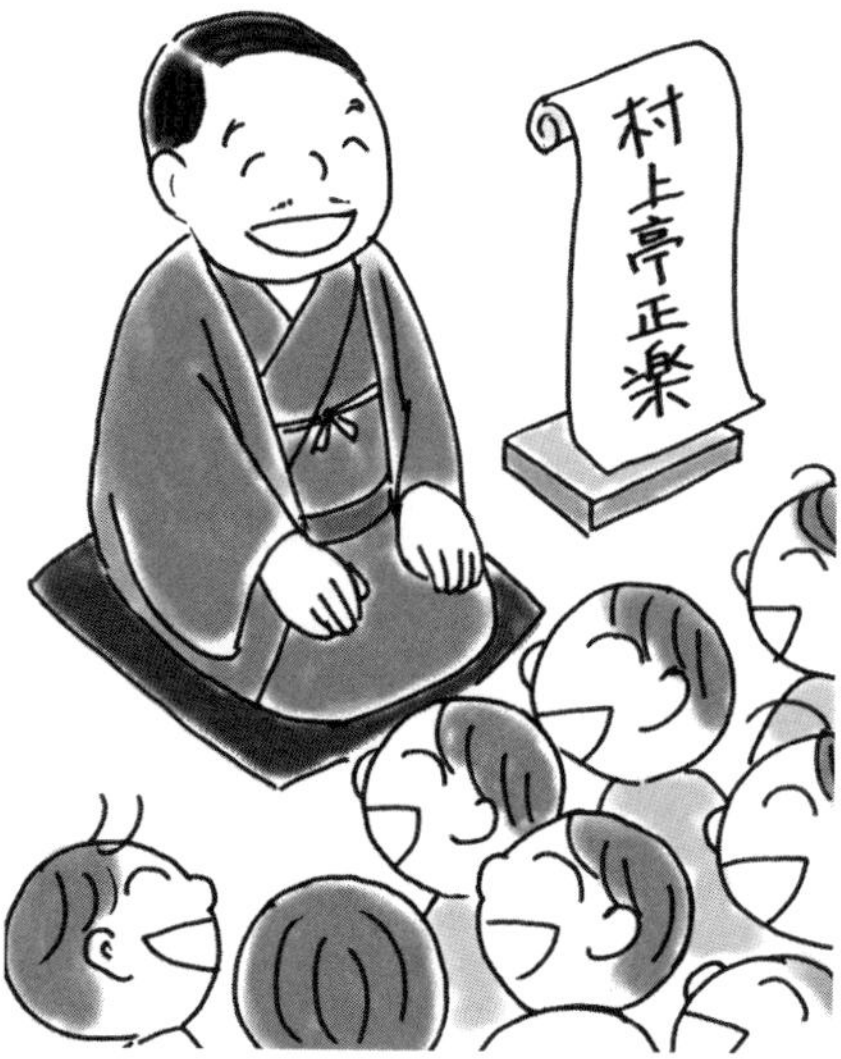

さらに患者さんの脳波を調べると、落語鑑賞後は、リラックスしているときに現れるα波と一緒に、考え事などで脳がよく働いているときに現れるβ波も出ており、笑いは脳の活動によい影響を及ぼすことがわかりました。

「笑い」はガンや糖尿病などの予防にも効果がある

その他、「笑い」は、体の中でガン細胞を退治するナチュラルキラー細胞の活性を促したり、関節リウマチの痛みを改善したり、血糖値の上昇を抑制したりすることもわかっています。

本当に笑わなくても、作り笑いをするだけでも効果があります。まずは口の端を上げて、笑い顔を作ってみましょう。

口に割りばしを横に挟んで落語を聴いたりお笑い番組を見たりすると、さらに「笑い」が出やすくなるといわれていますから、一度試してみては？

「今・ここ」で、行動してみることが自己成長につながる

自分のイメージに合った生き方を手本とする

「私の人生はこんなはずじゃなかった」「今さら何をしても手遅れかもしれない」――そんなふうに思って、むなしく過ごしている人は多いものです。

でも「これではいけない」と思い始めたことで、自己成長への一歩を踏み出しているのです。後は、それを発展させたらよいのです。

行動療法の考え方に、「シェイピング（形造る）」または「モデリング（手本をまねる）」という方法があります。まず自分のまわりに、自分のイメージに合った生き方をしている人はいないか探してみます。そして、その人の生活のしかたや考え方に共感できるところを手本として、行動してみてください。

「今・ここ」を大切に生きて、「そうありたい」自分に近づく

手本とする人がいない場合は、自分がこうありたいと思う姿をイメージして、それに向かって具体的な行動計画を立てます。そして、1日のうち30分でも1時間でも自分がイメージする姿に近づくために努力してみます。気分がのらない日でも、とりあえずはやってみましょう。

過去を振り返って「あのときこうしていれば」と後悔したり、未来を予想して「こんなことをやっても無駄かも」と心配する必要はありません。「今・ここ」を大切にして行動することが、「そうありたい」自分に近づくための一歩になるのです。

「日日是好日《にちにちこれこうじつ》」という言葉がありますが、これはけっして「毎日が楽しくてよい日」という意味ではありません。たとえつらい日だったとしても、するべきことをすることによって、その日が「好日」になるのです。まずは行動してみましょう。

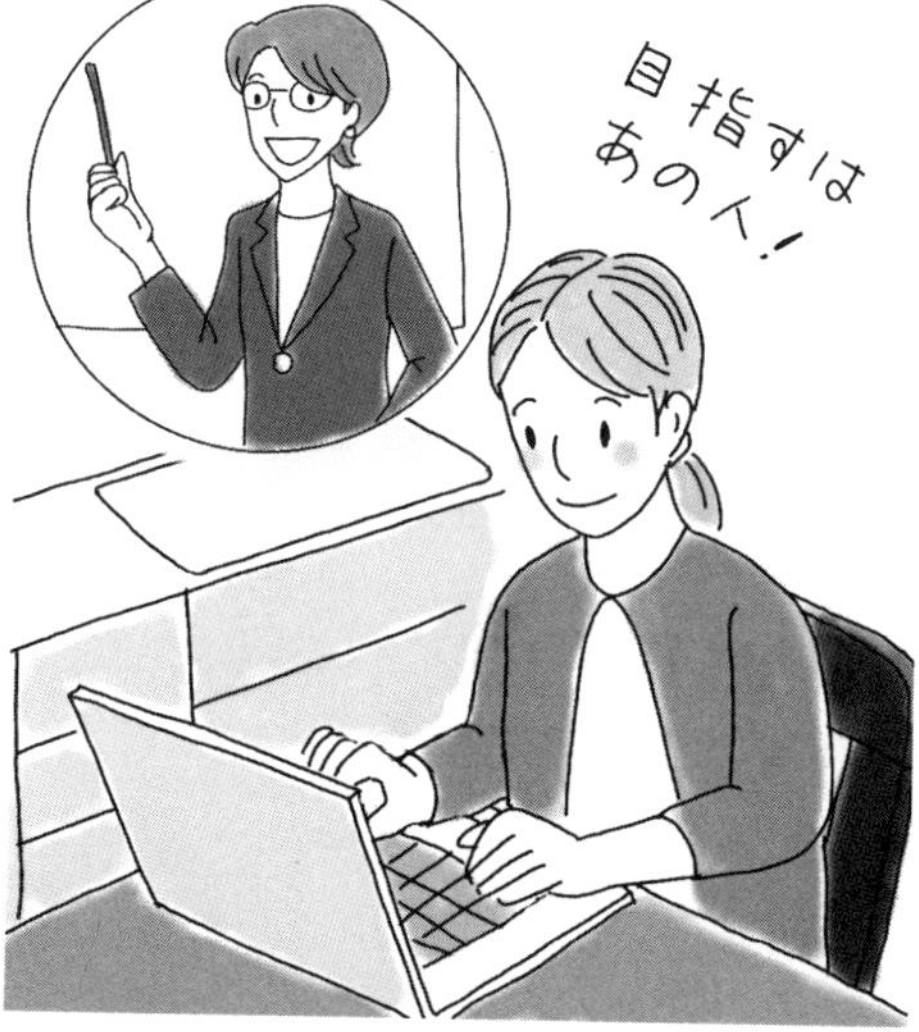

コラム

「見返り」を期待しないでやってみることが自己成長のカギになる

報酬を与えたり、罰を科したりする行為を「外的動機づけ」といいます。外的動機づけは能力を伸ばしたり、違反を防止するために有効ですが、強すぎると心から納得する「内的動機づけ」が妨げられます。

たとえばこんな実験があります。退屈な課題の後「課題はおもしろかった」と嘘をついてもらって、謝礼を支払います。謝礼の額は、1ドルの人と、20ドルの人とがいます。すると、20ドルもらった人よりも、1ドルしかもらわなかった人の方が、「確かにおもしろかった」という気持ちに変わりやすかったのです。「やっても得にならない」と思って何もしないのは間違いです。まずは目標に向けて行動してみることが、自己成長につながるのです。

■ 著者プロフィール

村上正人（むらかみまさと）

日本大学板橋病院心療内科科長、日本大学医学部内科学系教授。医学博士。1976年、日本大学医学部卒業。1982年、米国クリーブランドクリニック免疫部門に留学。診療の傍ら、早稲田大学講師（非常勤）、日本心療内科学会理事、日本交流分析学会理事、日本自律訓練学会理事等を務めるなど、活動も多彩。一般向け著書に『ストレス対策で病気を防ぐ、治す本』『ストレスに勝つ人負ける人』『心療内科からのアドバイス』などがある。

則岡孝子（のりおかたかこ）

女子栄養大学栄養学部卒業。管理栄養士。京浜女子大学助教授ののち、東京農業大学でビタミン研究に従事。現在、横浜創英短期大学教授。グッドスリープクリニック管理栄養士。著書・共著書に『体脂肪を減らす本』『中性脂肪を減らす食事と生活』『健康寿命をのばす食事と生活』『あなたに必要な栄養成分と食べ物』など多数。

●カバーデザイン／斉藤よしのぶ　●カバーイラスト／いのうえさきこ
●本文イラスト／ヤスダイクコ　井原眞司　小貫けんたろう　山脇 善
●執筆協力／山脇 善　●編集協力／㈱文研ユニオン
●編集担当／尾崎泰則

こころの健康シリーズ

最新版 自律神経失調症の治し方がわかる本

著　者　村上正人　則岡孝子
発行者　倉次辰男
印刷所　太陽印刷工業株式会社
製本所　株式会社 若林製本工場
発行所　株式会社 主婦と生活社
〒104-8357　東京都中央区京橋３－５－７
電話　03-3563-5121(販売部)　03-3563-5129(編集部)　03-3563-5125(生産部)
振替　00100-0-36364

ISBN978-4-391-14045-3　©M.Murakami & T.Norioka　2011　Printed in Japan　F
万一、落丁、乱丁がありましたら、お買い上げになった書店か小社生産部へお申し出ください。
お取り替えいたします。